Thomas Damms, Bernd Guzek

Kurzlehrbuch Augenheilkunde

Thomas Damms, Bernd Guzek

Kurzlehrbuch Augenheilkunde

1. Auflage

Mit 95 Abbildungen und 19 Tabellen

ELSEVIER
URBAN & FISCHER

URBAN & FISCHER München

Zuschriften an:
Elsevier GmbH, Urban & Fischer Verlag, Hackerbrücke 6, 80335 München

Wichtiger Hinweis für den Benutzer
Die Erkenntnisse in der Medizin unterliegen laufendem Wandel durch Forschung und klinische Erfahrungen. Die Autoren dieses Werkes haben große Sorgfalt darauf verwendet, dass die in diesem Werk gemachten therapeutischen Angaben (insbesondere hinsichtlich Indikation, Dosierung und unerwünschter Wirkungen) dem derzeitigen Wissensstand entsprechen. Das entbindet den Nutzer dieses Werkes aber nicht von der Verpflichtung, anhand weiterer schriftlicher Informationsquellen zu überprüfen, ob die dort gemachten Angaben von denen in diesem Werk abweichen und seine Verordnung in eigener Verantwortung zu treffen.
Für die Vollständigkeit und Auswahl der aufgeführten Medikamente übernimmt der Verlag keine Gewähr.
Geschützte Warennamen (Warenzeichen) werden in der Regel besonders kenntlich gemacht (®). Aus dem Fehlen eines solchen Hinweises kann jedoch nicht automatisch geschlossen werden, dass es sich um einen freien Warennamen handelt.

Bibliografische Information der Deutschen Nationalbibliothek
Die Deutsche Nationalbibliothek verzeichnet diese Publikation in der Deutschen Nationalbibliografie; detaillierte bibliografische Daten sind im Internet über http://www.d-nb.de/ abrufbar.

1. Auflage 2014

Der Urban & Fischer Verlag ist ein Imprint der Elsevier GmbH.

14 15 16 17 18 5 4 3 2 1

Um den Textfluss nicht zu stören, wurde bei Berufsbezeichnungen die grammatikalisch maskuline Form gewählt. Selbstverständlich sind in diesen Fällen immer Frauen und Männer gemeint.

Planung: Veronika Rojacher
Lektorat: Alexander Gattnarzik
Redaktion: Isabella de la Rosée, Höhenkirchen-Siegertsbrunn
Herstellung: Cornelia von Saint Paul
Zeichnungen: siehe Abbildungsnachweis
Satz: abavo GmbH, Buchloe/Deutschland; TnQ, Chennai/Indien
Druck und Bindung: Printer Trento, Trento/Italien
Umschlaggestaltung: SpieszDesign, Neu-Ulm

ISBN Print 978-3-437-42193-8
ISBN e-Book 978-3-437-29324-5

Aktuelle Informationen finden Sie im Internet unter **www.elsevier.de** und **www.elsevier.com**

Vorwort

Liebe Leserinnen, liebe Leser,
wir freuen uns, Ihnen dieses neue Kurzlehrbuch der Augenheilkunde vorstellen zu dürfen.

Die Augenheilkunde steht als eines der kleineren operativen Fächer oft nicht im Mittelpunkt des medizinischen Interesses. Gleichwohl werden Ärzte aller Fachrichtungen in ihrer täglichen Praxis oft mit augenärztlichen Befunden, Fragestellungen und Symptomen konfrontiert. Gleichzeitig hat die Augenheilkunde in den letzten zwei Jahrzehnten in vielen Bereichen einen grundlegenden Wandel erlebt. Durch den Einzug z. B. der Mikrochirurgie und der Immuntherapie vaskulärer Erkrankungen haben sich Behandlungskonzepte grundlegend geändert.

Das vorliegende Buch basiert ursprünglich auf dem Abschnitt „Augenheilkunde" im bewährten „Viererband kleine operative Fächer". Dieser Abschnitt wurde grundlegend überarbeitet und aktualisiert und steht nun als eigenständiges Kurzlehrbuch mit neuem didaktischen Konzept zur Verfügung. Es verschafft einen schnellen Überblick über das Fach Augenheilkunde und vermittelt zum einen dem Medizinstudenten das nötige Wissen für die tägliche Arbeit im Praktischen Jahr und bei der Vorbereitung auf das Staatsexamen. Zum anderen verschafft es aber auch Ärztinnen und Ärzten, deren Berufsziel nicht die Augenheilkunde ist, schnell und prägnant die wichtigsten Grundlagen dieses Fachs für die tägliche Praxis.

Wir bedanken uns bei unserem gemeinsamen Lehrer und Mentor Herrn Prof. Dr. Matthias Böhnke. Er hat unser beider Werdegang wesentlich mitbestimmt, und ohne ihn hätten sich unsere Wege vermutlich nie gekreuzt.

Januar 2014
Dr. med. Thomas Damms und
Dr. med. Bernd Guzek

Autoren

Dr. med. Thomas Damms
Studium der Medizin an der Universität Hamburg; Facharztausbildung UKE-Augenklinik. 1993–1998 Oberarzt an der Medizinischen Hochschule Hannover; 1994–1996 Fellowship Duke University Eye Center, Durham, North Carolina USA; seit 1999 Gründungspartner des Augenzentrums Lüneburg und der Augentagesklinik Lüneburger Heide, eines Netzwerks mit vier Standorten und zwei OP-Zentren in Niedersachsen. Das Team dieses überregionalen Verbunds betreut ca. 40.000 Patienten im Jahr und führt über 4.000 ambulante und stationäre Operationen mit den Schwerpunkten refraktive und Katarakt-Chirurgie sowie Makula-Diagnostik und -Therapie durch.

Dr. med. Bernd Guzek
Nach Ausbildung zum exam. Krankenpfleger Medizinstudium an der Universität Hamburg mit PJ in der UKE-Augenklinik. Nach Staatsexamen, AiP und Approbation tätig als Fachjournalist und Unternehmer. Gründer des Promedico-Verlages und der Ärztenachrichtendienst AG mit dem Ärztenetzwerk „Hippokranet.com". Fachbuchautor u. a. des Abschnitts „Augenheilkunde" im „Fünferband kleine operative Fächer", 1. Auflage im Jungjohann Verlag 1992, später „Viererband kleine operative Fächer".

Abbildungsnachweis

E282 Kanski, J.: Clinical Ophthalmology – A Systematic Approach, 5th ed. 2003, ISBN: 978-0-750-65541-5, Butterworth-Heinemann

E387 Zitelli, B. J.; Davis, H. W.: Atlas of Pediatric Physical Diagnosis, 5th ed. 2007, ISBN: 978-0-323-04878-1, Elsevier Mosby

E391 Palay, D.; Krachmer, J.: Primary Care Ophthalmoloy, 2nd ed. 2005, ISBN: 978-0-323-03316-9, Elsevier Mosby

E394 Yanoff, M.; Duker, J. S.: Ophthalmology, 3rd ed. 2009, ISBN: 978-0-323-04332-8, Elsevier Mosby

E426 Kanski, J.: Clinical Diagnosis in Ophthalmology, 1st ed. 2006, ISBN: 978-0-323-03761-7, Elsevier Mosby

E508 Swartz, M.: Textbook of Physical Diagnosis: History and Examination, 5th ed. 2006, ISBN: 978-1-416-00307-6, Elsevier Saunders

E811 Webb, L.: Manual of Eye Emergencies, Diagnosis and Management, 2nd ed. 2004, ISBN: 978-0-750-65219-3, Butterworth-Heinemann

E848 Vander, J. F.; Gault, J.: Ophthalmology Secrets in Color, 3rd ed. 2007, ISBN: 978-0-323-03469-2, Elsevier Mosby

E940 Kanski, J; Bowling, B.: Clinical Ophthalmology – A Systematic Approach, 7th ed. 2011, ISBN: 978-0-702-04093-1, Elsevier Saunders

E942 Nerad, J. A.: Techniques in Ophthalmic Plastic Surgery, 1st ed. 2009, ISBN: 978-1-437-70008-4, Elsevier Saunders

G019 Dryzmkowski, J. W. et al.: Essentials of Human Diseases and Conditions, 3rd ed. 2004, ISBN: 978-0-721-60256-1, Elsevier Saunders

G020 McGee, S.: Evidence-based Physical Diagnosis, 2nd ed. 2007, ISBN: 978-1-416-02898-7, Elsevier Saunders

G021 Montés-Micó, R.: Optometría. Principios básicos y aplicación clínica, 1st ed. 2011, ISBN: 978-8-480-86822-8, Elsevier España

L106 Henriette Rintelen, Velbert

L134 Holger Keller, Freiburg

L141 Stefan Elsberger, Planegg

L157 Susanne Adler, Lübeck

L190 Gerda Raichle, Ulm

L217 Esther Schenk-Panic, München

L231 Stefan Dangl, München

M637 Dr. med. Bernd Guzek, Nea Epivates, Griechenland

M638 Dr. med. Thomas Damms, Lüneburg

O903 Dr. med. Susanne Felshart, Uelzen

S007-3-23 Paulsen, F.; Waschke, J.: Sobotta Atlas der Anatomie des Menschen, Band 3, 23. A. 2010, ISBN: 978-3-437-44073-1

T407 Institut für medizinische und pharmazeutische Prüfungsfragen (IMPP)

T609 PD Dr. med. Ulrich Schaudig, Hamburg

Abkürzungen

A.	Arteria
AMD	altersabhängige Makuladegeneration
AT	Augentropfen
BSG	Blutkörperchensenkungsgeschwindigkeit
c. c.	cum correctione
DNA	Desoxyribonukleinsäure
dpt	Dioptrien
EIA	Enzymimmunoassay
EOP	endokrine Ophthalmopathie
GDX	GDX-Scanning-Laser-Polarimetrie
HKT	Hämatokrit
HLA	humanes Leukozyten-Antigen
HRT	Heidelberg Retina-Tomografie
ICE-Syndrom	Iridokorneoendotheliales Syndrom
IOL	Intraokularlinsen
LA	linkes Auge
Lig.	Ligamentum
Ligg.	Ligamenta
Lj.	Lebensjahr
M.	Musculus
MdE	Minderung der Erwerbstätigkeit
MGD	Meibomian Gland Dysfunction
MIOL	multifokale Intraokularlinsen
N.	Nervus
Nn.	Nervi
OCT	Optische Kohärenztomografie
PCR	Polymerase Chain Reaction, Polymerase-Kettenreaktion
PHPV	persistierender hyperplastischer primärer Glaskörper
PMMA	Polymethylmethacrylat
PPV	Pars-Plana-Vitrektomie
RA	rechtes Auge
RCS	Retinopathia centralis serosa
ROP	Retinopathia praematurorum
RPE	retinales Pigmentepithel
s	Sekunde
s. c.	sine correctione
V.	Vena
VEGF	Vascular Endothelial Growth Factor
Vv.	Venae
z. A.	zum Ausschluss

Lesen, verstehen, bestehen – die Kurzlehrbücher

Auf die Frage, was ein perfektes Kurzlehrbuch ausmacht, nennen Studenten immer wieder die gleichen Stichworte:

- effektive Vorbereitung auf Semesterprüfungen und Staatsexamen
- Beschränkung auf das Wesentliche, klare Trennung von Wichtigem und Unwichtigem
- didaktisch klar aufbereitetes Wissen und gut strukturierte Texte von Autoren, die verständlich erklären können.

Die neue Kurzlehrbuchreihe ist genau auf diese Bedürfnisse zugeschnitten. Autoren mit viel Erfahrung in der Lehre setzen sich im Vorfeld intensiv mit den bisherigen Examensfragen des IMPP auseinander und gestalten ihre Texte anschließend so, dass sie den Studierenden optimal semesterbegleitend und prüfungsvorbereitend durch den Stoff leiten. Die Texte setzen sinnvolle Schwerpunkte, Prüfungsrelevantes ist deutlich gekennzeichnet, Lerntipps helfen bei der Prüfungsvorbereitung.

Darüber hinaus bietet dieses Kurzlehrbuch einen zeitlich begrenzten Online-Zugang zu allen IMPP-Fragen zum Fach.

Die didaktischen Elemente im Überblick

Auf einen Blick relevantes Wissen filtern dank hervorgehobener Textpassagen. Die Kennzeichnungen im Einzelnen:

Prüfungsrelevanz auf einen Blick: Für die Prüfung besonders wichtige Absätze sind – wie dieser Abschnitt – markiert. Ermittelt wurde die Prüfungsrelevanz aufgrund der Häufigkeit der zu dem jeweiligen Thema gestellten Fragen der letzten zehn Examina. Wer diesen Stoff lernt, kann optimal punkten.

IMPP-Hits

Wo liegen die Schwerpunkte und was bringt Punkte im schriftlichen Examen? Diese Kästen zu Beginn jedes Kapitels geben einen Überblick über die bisherigen „Lieblingsthemen“ des IMPP.

Lerntipp

Insider-Know-how von Studenten für Studenten: In diesen Kästen finden sich Eselsbrücken, Merkhilfen, Tipps und Tricks. So sind Sie bestens gewappnet für typische IMPP-Formulierungen und mündliche Prüfungen.

Merke

In diesen Kästen finden Sie für das Verständnis, die Prüfung oder die Klinik besonders wichtige Zusammenhänge, die es sich einzuprägen lohnt.

Cave

Vorsicht, so können Fehler vermieden werden: Die Cave-Kästen machen auf typische Stolperfallen in der Klinik oder in der Prüfungssituation aufmerksam.

Praxistipp

Und wie sieht der klinische Alltag aus? Diese Kästen enthalten praxisrelevantes Wissen, verraten z. B. Tricks und Kniffe bei der Untersuchung u. v. m.

Klinischer Fall

Anhand von kurzen Fallbeispielen mit charakteristischer Symptomatik können Sie das Gelernte wiederholen und Wissen überprüfen. Diese Kästen weisen dabei u. a. gezielt auf typische Signalwörter des IMPP hin, die auf das jeweilige Krankheitsbild schließen lassen.

Inhaltsverzeichnis

01

Lider

IMPP-Hits

In den letzten zehn Examina wurden vom IMPP folgende Themen abgefragt:

- Entropium
- Konjunktivitis durch Mollusca contagiosa
- Belastungsabhängige Ptose bei Myasthenie

1.1 Anatomische Grundkenntnisse

1.1.1 Aufbau

Die Lider sind das Visier des Auges. Unter der zarten Lidhaut liegt das fettarme Unterhautgewebe, dessen reichlich vorhandene Gefäße bei Lidödemen eine Rolle spielen. Es folgen die quer verlaufenden Fasern des ringförmigen **M. orbicularis oculi,** der für den Lidschluss sorgt und vom N. facialis innerviert wird.

Darunter liegt als Gerüst des Lides die aus festem kollagenem Gewebe aufgebaute Lidplatte, der **Tarsus** (▸ Abb. 1.1). In ihr sind die **Meibom-Drüsen** (Glandulae tarsales) eingelagert, deren lange Ausführungsgänge auf dem Lidrand münden. Weiter nach innen folgt die Bindehaut des Lides, die **Conjunctiva tarsi.**

Der **Lidrand** bildet die Grenze zwischen dem kutanen und dem konjunktivalen Teil des Lides. Am vorderen Lidrand ragen die Wimpern (Zilien) hervor – oben rund 150, unten ungefähr 75. Ihre Lebensdauer beträgt ca. sechs Monate.

Am Lidrand finden sich die Ausführungsgänge der Meibom-Drüsen, eine Reihe kleiner, hellgrauer Punkte. Ihr Sekret ist ein wesentlicher Bestandteil der Lipidphase des Tränenfilms.

Ein Sekretstau mit nachfolgender Infektion in der Tiefe des Lides führt zu einer chronisch-granulomatösen Entzündung, dem **Chalazion (Hagelkorn,** ▸ Kap. 1.6.2).

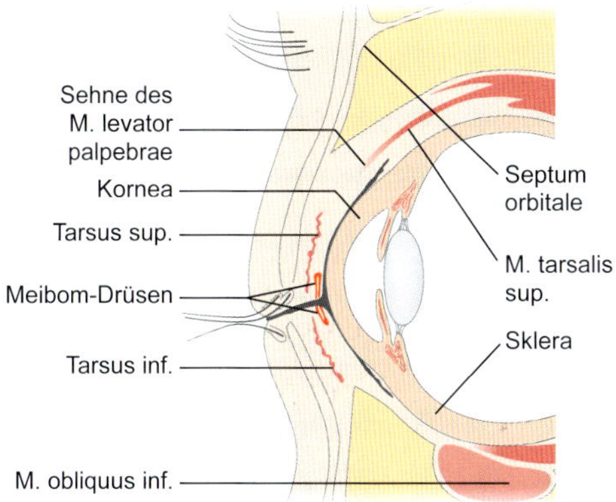

Abb. 1.1 Aufbau des Auges [L231]

Vor den Zilien liegen auf der kutanen Seite des Lides die serösen **Moll-Drüsen.** Hinter den Wimpern finden sich die kleinen alveolären **Zeis-Drüsen,** deren Funktion nicht sicher bekannt ist. Entzündungen dieser Drüsen führen zum **Hordeolum externum (Gerstenkorn,** ▸ Kap. 1.6.1).
Die Tarsi von Ober- und Unterlid sind mit den **Ligg. palpebralia** an der vorderen Orbitakante aufgehängt.
Zusätzlich spannt sich von den Orbitarändern je ein dünnes Bindegewebsblatt zu den Lidplatten von Ober- und Unterlid, das **Septum orbitale.** Am Unterlid setzt an der Tarsus-Unterkante außer dem Septum orbitale noch die glatte Muskulatur des **M. tarsalis inferior** an, der sympathisch innerviert wird (▸ Abb. 14.1).

1.1.2 Muskulatur

Am Unterlid gibt es keinen Öffnungsmuskel, es öffnet sich allein durch Tonusverminderung des M. orbicularis oculi (▸ Tab. 1.1). Am Oberlid hingegen zieht vom Tarsus der quergestreifte **M. levator palpebrae** über den M. rectus superior hinweg zum Anulus tendineus an der Orbitaspitze.
Die Funktion des vom N. oculomotorius innervierten Muskels ist die Anhebung des Lides, sein Ausfall verursacht eine Ptosis. Ebenfalls am Tarsus des Oberlides inserieren die glatten Fasern des M. tarsalis superior, auch **Müller-Lidheber** genannt. Er wird sympathisch innerviert. Bei einer Läsion der sympathischen Fasern fällt der Muskel aus und es kommt zur Ptosis (z. B. beim Horner-Syndrom).

Tab. 1.1 Übersicht über die Muskulatur der Lider, ihre Innervation und Funktion

Muskel	Nerv	Funktion
M. orbicularis oculi	N. facialis	Lidschluss und Lidschlag
M. levator palpebrae	N. oculomotorius	Lidheber
M. tarsalis superior und inferior, Müller-Muskel	N. sympathicus	Offenhalten der Lidspalte

Da sympathische Nervenfasern aus dem Rückenmark über das Ganglion cervicale superius verlaufen, können Schäden an diesem Ganglion ebenfalls zur Ptosis führen.
Die beiden Mm. tarsales bestimmen die Ruhelage des Lides – ein Tonusverlust sorgt für das unaufhaltsame Zuklappen der Augen bei großer Müdigkeit (▸ Abb. 14.1).

1.1.3 Innervation

Die sensible Versorgung des Oberlides übernimmt der erste Trigeminusast, der **N. ophthalmicus.** Das Unterlid hingegen wird vom **N. maxillaris** innerviert, dem zweiten Ast des N. trigeminus.

1.1.4 Funktion

Die Funktion der Lider besteht im **Schutz des Auges vor äußeren Einflüssen durch reflektorischen Lidschluss.** Bei thermischer, mechanischer oder chemischer Reizung löst der Kornealreflex den blitzschnellen Lidschluss aus. Ferner sorgt der ständige Lidschlag alle 5–10 Sekunden für die **Erneuerung des Tränenfilms** auf der Hornhaut.
Die **Wimpern** halten Fremdkörper und Schweißtropfen vom Auge fern. Auf die Bindehaut gelangte Staubpartikel oder überschüssige Tränenflüssigkeit transportiert die nach medial gerichtete Bewegung der Lider beim Lidschlag zum Tränensack.

1.2 Untersuchung

Die Lider sind leicht zu inspizieren. Der Normalbefund besteht in beidseits gleich breiten Lidspalten und Lidern mit regelmäßigen, geraden Wimpern in einer Reihe.

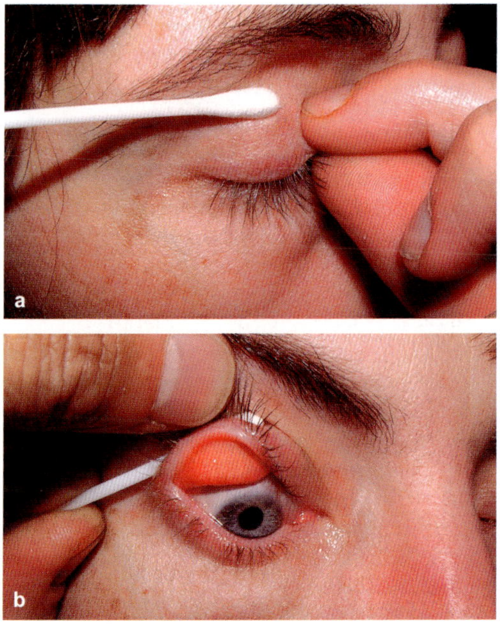

Abb. 1.2 a, b Ektropionieren des Oberlides [E811]

Die **Conjunctiva tarsi** beurteilt man nach Ektropionieren des jeweiligen Lides: Das Unterlid wird mit einem Finger nach unten gezogen, das Oberlid hingegen um einen Gegenstand nach oben gewendet, um die Lidbindehaut beurteilen zu können. Der Untersucher fasst dazu die Wimpern mit der einen Hand und legt mit der anderen einen Desmarre-Lidhalter, einen Glasstab oder notfalls auch ein Streichholz oder Wattestäbchen auf das Oberlid (► Abb. 1.2a, b). Mit einer schnellen Bewegung wird das Lid um den Gegenstand gewendet. Beim doppelten Ektropionieren wird der Desmarre-Lidhalter zusätzlich umgeklappt.

Praxistipp

Beim Ektropionieren ist es besonders wichtig, dass man den Patienten dazu auffordert, die Augen nicht zu schließen, sondern beide (!) Augen offen zu lassen und auf die Füße nach unten zu schauen. Nur so kann man eine Entspannung des M. orbicularis oculi sicherstellen, der sonst das Ektropionieren verhindert.

Untersucht wird auch, ob die Lider dem Augapfel regulär anliegen oder ob sie nach innen gewendet sind (**Entropium,** ► Kap. 1.4.1) bzw. nach außen umklappen (**Ektropium,** ► Kap. 1.4.2). Ferner sollte der Untersucher beurteilen, ob das Lid auf beiden Seiten vollständig geöffnet werden kann (die maximale Öffnung beträgt ungefähr 12 mm), ob ein **Epikanthus** besteht (Mongolenfalte) oder ob **Lidödeme** vorhanden sind (► Tab. 1.2). Mit dem Zusammenkneifen der Lider gegen den Finger des Untersuchers wird geprüft, ob der vollständige Lidschluss möglich ist oder nicht, wie etwa bei der Fazialisparese.

Tab. 1.2 Befunde am Lid und ihre Bedeutung

Befund	Mögliche Ursachen
Lidspalt beidseits erweitert	beidseitiger Exophthalmus z. B. bei Morbus Basedow
Lidspalt einseitig erweitert	einseitiger Exophthalmus, z. B. bei raumfordernden Prozessen in der Orbita, Morbus Basedow (häufigste Ursache, auch bei Einseitigkeit)
Lidspalt beidseitig verengt	z. B. Enophthalmus, Mikrophthalmus (zu kleiner Augapfel)
Lidspalt einseitig verengt	Enophthalmus, z. B. bei Orbitabodenfraktur; Ptosis unterschiedlicher Genese; einseitige Entzündungen des Lides
Lider können nur unvollständig geöffnet werden	Ausfall des N. oculomotorius; Myasthenia gravis; Unterentwicklung des M. levator palpebrae
Lider nach innen gewendet	Entropium, z. B. im Alter, durch Narben oder als Folge des Trachoms (► Kap. 3.3.2.4)
Lider nach außen geklappt	Ektropium, z. B. Ektropium senile oder durch Narben
Lidödeme	lokale Entzündungen, Infektionskrankheiten, allergische Reaktionen, Nieren- oder Herzerkrankungen, Stoffwechselkrankheiten, Myxödem, Intoxikationen

1.3 Angeborene Fehlbildungen

1.3.1 Ptosis congenita

Die kongenitale Ptosis kann einseitig oder, häufiger, beidseitig auftreten. Mögliche Ursachen sind ein Ausfall der Kerngebiete des N. oculomotorius oder eine Unterentwicklung des Lidhebers. Typisch ist das **Herabhängen der Oberlider bei**

gleichzeitigem Fehlen der Deckfalte. Ist die Pupille nicht dauerhaft frei, so muss möglichst frühzeitig operiert werden, um der Ausbildung einer **Deprivationsamblyopie** vorzubeugen (Levator-Faltung oder -Resektion, Levator-Suspension, Operation nach Friedenwald oder Crawford). Amblyopie bedeutet Schwachsichtigkeit (▸ Kap. 16.5.2). Wird die Pupille nicht verdeckt, kann mit der Operation abgewartet werden.

Merke

Die zwingendste Indikation zur frühzeitigen Operation ist die Verdeckung einer Pupille auch unter Okklusion des anderen Auges.

1.3.2 Kolobom

Das Kolobom ist eine angeborene **Spaltbildung der Lider,** die beim Schluss des embryonalen Augenbechers entsteht. Die meist nasal gelegenen Kolobome sollten noch im Säuglingsalter operativ verschlossen werden.

1.3.3 Distichiasis

Bei der Distichiasis **(doppelte Wimpernreihe)** reibt eine zweite Wimpernreihe auf der Hornhaut. Abhilfe durch Epilation.

1.3.4 Epikanthus

Der Epikanthus, auch **Mongolenfalte** genannt, erstreckt sich im nasalen Lidwinkel. Er kann zur Facies embryopathica alcoholica gehören. Wenn er mit einer Ptosis kombiniert ist, kann das Auge oft nicht richtig geöffnet werden. Die Korrektur der Ptosis erfolgt operativ.

1.3.5 Ankyloblepharon

Bei dieser ein- oder zweiseitig vorkommenden Fehlbildung sind **Ober- und Unterlid z. T. miteinander verwachsen.** Therapie ist die operative Trennung der Lider.

1.3.6 Schrägstellung der Lidspalten

Wird beobachtet beim **Down-Syndrom** und tritt häufig zusammen mit Epikanthus (▸ Kap. 1.3.4), Katarakt (▸ Kap. 6.3) und Keratokonus (▸ Kap. 4.3.3) auf.

1.4 Erworbene Stellungsanomalien

1.4.1 Entropium

Ätiologie

Das Entropium ist das **Einwärtsklappen eines Lides** (▸ Abb. 1.3). Nach der Ursache werden zwei Formen unterschieden: das **Altersentropium (E. senile)** und das **Narbenentropium (E. cicatriceum)** nach Narbenbildung.

Das **Altersentropium** entsteht durch Erschlaffung des Lidbindegewebes (Lockerung der Lidbändchen nasal oder temporal, Lockerung der Unterlidretraktoren, allgemeiner Lidüberschuss, Lockerung des Bindegewebes, das den M. orbicularis auf der Tarsus-Vorderfläche fixiert). Es betrifft vornehmlich das Unterlid.

Das **Narbenentropium** entsteht nach Verletzungen, Verätzungen und schweren Entzündungen sowie beim Trachom und beim okulären Pemphigoid (benignes Schleimhautpemphigoid, ▸ Kap. 3.3.2.11).

Klinik

Als Folge der eingeklappten Lidränder scheuern die Wimpern auf der Hornhaut (**Trichiasis,** mit schmerzhafter Reizung der Hornhaut). Auch Epitheldefekte, Hornhautulzerationen und -vaskularisationen sind möglich.

Therapie

Therapie der Wahl ist für beide Formen die **Operation.** Beim Altersentropium werden je nach Ursache die gelockerten Lidbänder oder Retraktoren des Lides gestrafft, das Lid insgesamt durch eine Keilexzision gekürzt oder ein Teil des M. orbicularis oculi reseziert. Hierbei besteht die Gefahr einer Überkorrektur und eines sekundären Ektropiums.

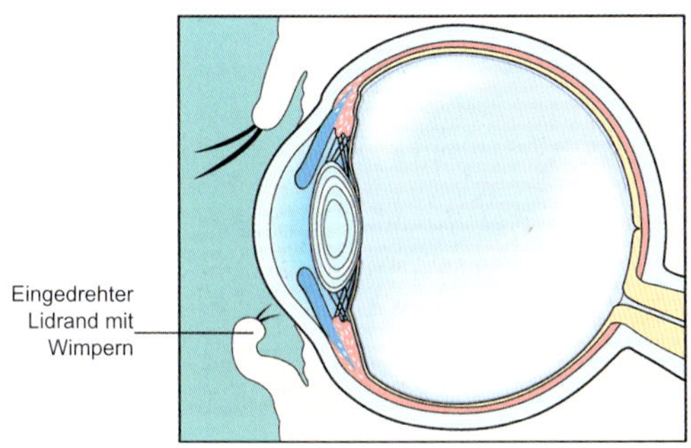

Abb. 1.3 Entropium [G019]

Die operative Korrektur des Narbenentropiums ist deutlich schwieriger.

1.4.2 Ektropium

paralytisch, spastisch, involutiv, Narbe, angeboren

Das **Auswärtskippen des Unterlides** heißt Ektropium (► Abb. 1.4). Im Alter ist ein Tonusverlust des M. orbicularis oculi Auslöser für das **Ektropium senile** (► Abb. 1.5), aber auch Narben können ein Ektropium verursachen.

Als Folge des nach außen gedrehten Tränenpünktchens kommt es zur **Epiphora** (= Tränenträufeln) und zu konjunktivalen Reizungen sowie Entzündungen. Binde- und Hornhaut trocknen aus. Die **Therapie** des senilen Ektropiums besteht in einer keilförmigen Exzision aus dem tarsalen Bindegewebe mit nachfolgender Naht, einer Verkürzung des Lides durch eine Keilexzision oder einer gezielten Straffung einzelner Lidbänder.

Laterale Zügelplastik, Bick-Verfahren

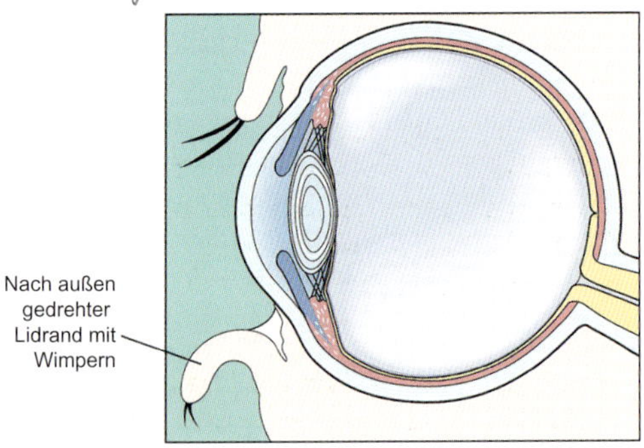

Abb. 1.4 Ektropium [G019]

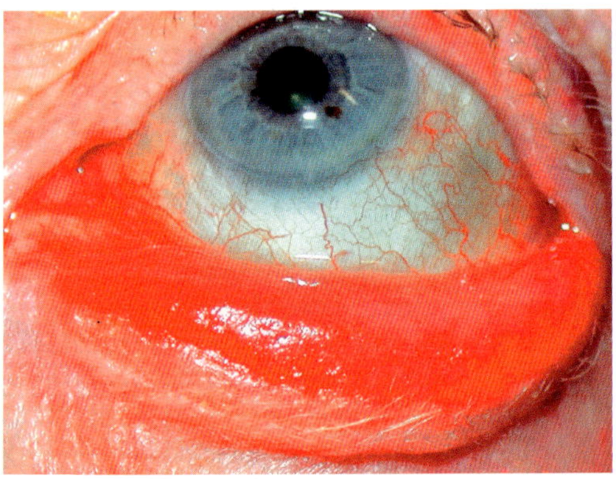

Abb. 1.5 Lange bestehendes seniles Ektropium [E940]

1.4.3 Stellungs- und Innervationsanomalien

1.4.3.1 Lagophthalmus und Fazialisparese

Ätiologie und Klinik

Der inkomplette Lidschluss infolge einer Lähmung des N. facialis heißt **Lagophthalmus** (Hasenauge). Der Bulbus dreht beim versuchten Lidschluss nach oben **(Bell-Phänomen,** ► Abb. 1.6a), das Oberlid lässt den unteren Teil der Kornea frei. Grund dafür ist die Funktionsminderung oder sogar der völlige Ausfall des M. orbicularis oculi, der vom N. facialis innerviert wird. Gleichzeitig bildet sich ein **paralytisches Ektropium** (Ektropium paralyticum, ► Abb. 1.6b) aus. Auch bei sehr ausgeprägter endokriner Orbitopathie kann es zum Lagophthalmus kommen.

Durch den unvollständigen Lidschluss reißt der Tränenfilm ab, insbesondere nachts trocknet die Hornhaut speziell im unteren Bereich aus. Dadurch kommt es zuerst hier zur **Keratitis e lagophthalmo** (► Kap. 4.4.6), die sich über verschiedene Abstufungen der Hornhautentzündung bis hin zum Ulkus der Kornea entwickeln kann.

Therapie

Therapeutisch kommt als **konservative Maßnahme** die Anwendung antibiotischer und blander Augensalben in Betracht. Durch Aufkleben eines Uhrglasverbandes kann die Austrocknung der Hornhaut verhindert werden (feuchte Kammer). **Operativ** kommt die **temporäre Blepharorrhaphie,** der teilweise oder völlige Verschluss der Lider infrage (auch **Tarsorrhaphie** genannt; ► Abb. 1.7), beim paralytischen Lagophthalmus auch die Implantation von Goldgewichten in das Oberlid oder bei der endokrinen Orbitopathie eine **Orbita-Dekompression.**

1.4.3.2 Parese des N. oculomotorius

Das betroffene Auge weist eine **Ptosis paralytica** auf, da der Lidheber ausfällt.

Cave

Bei Säuglingen und Kleinkindern: Amblyopiegefahr!

Wegen des Übergewichts der nicht vom N. oculomotorius innervierten Muskeln steht der Augapfel nach außen und unten, wenn man das gelähmte

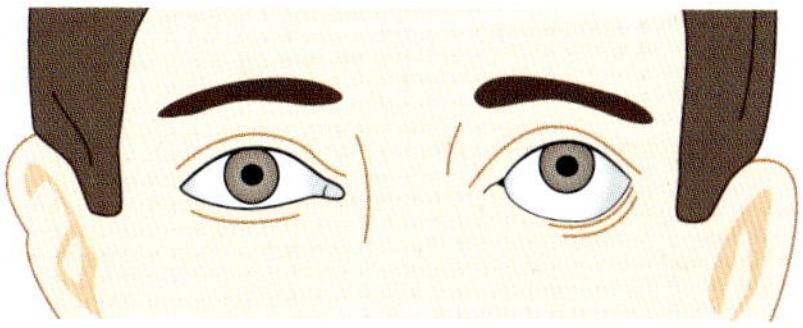

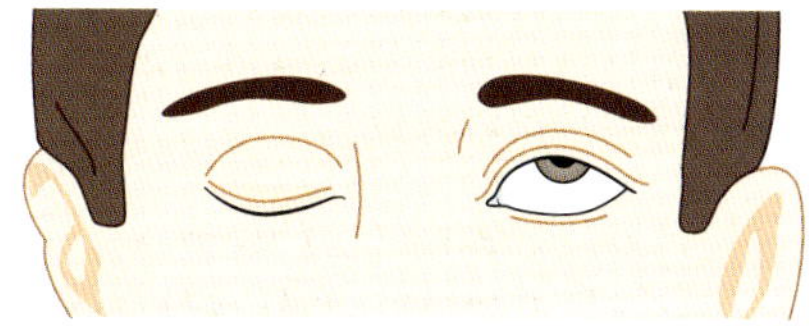

Abb. 1.6 **a** Periphere Fazialisparese links, fehlender Lidschluss (Lagophthalmus mit Bell-Phänomen) [L231]
b Periphere Fazialisparese links mit Ektropium paralyticum [L231]

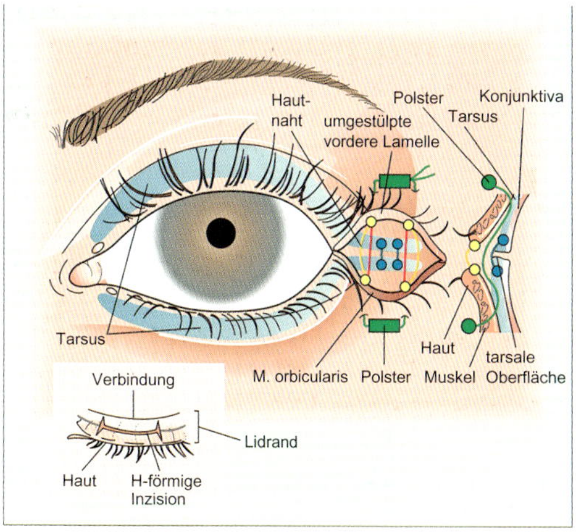

Abb. 1.7 Temporäre Blepharorrhaphie [E394]

Lid anhebt. Unterschieden wird zwischen folgenden Formen:

- **Ophthalmoplegia externa,** bei der die Fasern zu den äußeren Augenmuskeln betroffen sind, die Pupille jedoch in der Regel normal reagiert. Hier liegt die Läsion im Kerngebiet des N. oculomotorius.
- Bei der **Ophthalmoplegia externa et interna** ist der Nerv betroffen; Ergebnis ist eine weite und lichtstarre Pupille durch Ausfall der pupillomotorischen Fasern.
- Die **Ophthalmoplegia interna** betrifft nur den parasympathischen Anteil des N. oculomotorius (Ursache z. B. Infarkt im parasympathischen Nucleus Edinger-Westphal). Folge sind Mydriasis und Akkommodationsstörungen.

1.4.3.3 Störungen der sympathischen Innervation

► Kap. 14.4.2

1.4.3.4 Auswirkungen der Myasthenie

♀ > ♂

Die **Myasthenia gravis** betrifft oft die äußere Augenmuskulatur und ruft eine **beidseitige Ptosis** hervor, die morgens gering ist und im Laufe des Tages zunimmt. Gleichzeitig können Lagophthalmus, Ektropium und Entropium beobachtet werden. Sie kann diagnostisch durch Cholinesterase-Hemmer wie z. B. Tensilon (Edrophoniumhydrochlorid) in Minutenschnelle gebessert werden. Doppelbilder! Steroide, Immunsuppressiva

1.4.3.5 Blepharospasmus (Lidkrampf)

Der krampfhafte Lidschluss ist meist als **Abwehrtrias** verbunden mit Lichtscheu und Tränenfluss und kann verschiedene Ursachen haben, wie z. B. starke Blendung, Tetanie und psychische Ursachen, aber auch durch Bindehaut- oder Hornhautentzündungen sowie Traumen und Verätzungen des Auges entstehen.

Bei einem anfallsweisen Blepharospasmus kommt es zu einem unwillkürlichen Krampf des vom N. facialis innervierten M. orbicularis oculi. Ursächlich können Erkrankungen des vorderen Augenabschnitts (Entzündung, Reizung) oder des extrapyramidalen Systems sein. Botulinumtoxin-Injektionen können erfolgreich sein, ansonsten Therapie nach Grundkrankheit.

1.4.3.6 Floppy-Eyelid-Syndrom (Syndrom des schlaffen Lides)

Das Floppy-Eyelid-Syndrom (Syndrom des schlaffen Lides) ist ein seltenes uni- oder bilaterales Leiden. Es betrifft typischerweise adipöse Männer mittleren Alters, die vornehmlich auf dem Bauch schlafen. Dabei werden die Lider durch das Kissen evertiert; der daraus resultierende schlechte Kontakt zwischen schlaffem Lid und Bulbus führt zu Tränenfilmanomalitäten und somit zu einer Keratokonjunktivitis. Begleiterkrankungen sind häufig Schlafapnoe sowie Keratokonus.

1.5 Erkrankungen der Lidhaut

1.5.1 Infektiöse Prozesse

1.5.1.1 Blepharitis

Klinik

Die Blepharitis ist eine **Entzündung der Lidränder.** Im Vordergrund stehen Brennen und Jucken der Augen. Die Lidränder sind morgens verklebt.

Man unterscheidet zwischen der **seborrhoischen Blepharitis** (wächsern-glänzender Lidrand mit fettigen, verklebten Wimpern, Schuppen und Krusten auf dem ganzen Lidrand, nach Entfernung kein blutendes Ulkus) und der **Staphylokokken-Blepharitis** (**Meibomitis;** harte, brüchige Schuppen an der Wimpernbasis, nach Entfernung kleines blutendes Ulkus).

Therapie

Häufig ist ein chronischer Verlauf. Der regelmäßigen Lidreinigung (warme, feuchte Kompressen, Lidrandmassage, Entfernung des Sekrets) kommt besondere Bedeutung zu. Bei der reinen Staphylokokken-Blepharitis Antibiotika, gelegentlich auch systemisch, besonders bei Kindern. Behandlung der Grunderkrankung, Kortison nur kurzzeitig.

1.5.1.2 Zoster ophthalmicus

Ätiologie

Die Erkrankung wird durch Reaktivierung des im Ganglion Gasseri persistierenden Varicella-Virus hervorgerufen; insbesondere Immungeschwächte erkranken.

Klinik

Durch **Sensibilitätsstörungen** und **heftige Schmerzen** im Bereich des betroffenen Nerven (N. ophthalmicus) kündigt sie sich schon vor Auftreten der **Effloreszenzen** an. Diese sind blasig, mit eitrigem Hof. Typisch ist der einseitige Befall mit scharfer Begrenzung in der Mittellinie. Die Bläschen schmelzen eitrig ein, trocknen und verkrusten. Die Schmerzen können noch Wochen und Monate nach Verschwinden der Hauterscheinungen anhalten. Mit einer intraokularen Beteiligung ist insbesondere zu rechnen bei Beteiligung des N. nasociliaris mit Befall der Nasenspitze.

Komplikationen

Komplizierend kann es zur Beteiligung der Hornhaut in Form einer **Keratitis disciformis** kommen, aus der sich ein korneales Ulkus und Hornhauttrübungen entwickeln können. Als Folge kann eine Iritis zusammen mit einem Sekundärglaukom auftreten. **Augenmuskellähmungen** und eine **Optikus-Neuritis** mit erheblichen Funktionsausfällen sind ebenfalls möglich, wodurch auch die Pupillenmotorik gestört wird.

Therapie

Therapeutisch kommen Aciclovir, Valaciclovir oder Famciclovir lokal und/oder systemisch zur Anwendung, außerdem Analgetika, Indometacin und Vitamin B in hohen Dosen.

1.5.1.3 Filzlausbefall der Wimpern

Beim Filzlausbefall der Wimpern finden sich kleine ovale Nissen und leere Hüllen als ovale, opaleszente Perlen im Bereich der Zilien. Sie lösen eine Lidrandentzündung mit ausgeprägtem Juckreiz aus. Selten tritt eine Begleitkonjunktivitis auf.

Eine Infektion der Wimpern findet sich vor allem bei Kindern aus schlechten hygienischen Verhältnissen. Die Therapie besteht in einer mechanischen Entfernung im Bereich der Wimpern sowie einer lokalen Applikation von gelbem 1-prozentigen Quecksilberoxid oder Vaseline.

1.5.2 Allergische Prozesse

Mit starkem Anschwellen, dem **Quincke-Ödem,** können die Lider schnell auf allergische Reize reagieren, so auch bei Medikamentenallergien. Bei chronischen Reizen entwickelt sich anstelle des Ödems eher ein **Lidekzem.**

1.6 Erkrankungen der Liddrüsen

1.6.1 Hordeolum (Gerstenkorn)

Ätiologie

Ein Gerstenkorn ist eine akute, begrenzte, eitrige Entzündung. Diese sitzt als **Hordeolum externum** in den Haarbälgen der Wimpern oder den Moll- bzw. Zeis-Drüsen. Ein Befall der Meibom-Drüsen führt zum **Hordeolum internum.**

Erreger sind meist **Staphylokokken.**

Klinik

Dem Schmerz, der Rötung und der Lidschwellung bis zur Beteiligung der Bindehaut folgt ein lokal abgegrenzter, schmerzhafter **Abszess.** Dieser perforiert meist spontan, beim H. internum allerdings seltener. Hierbei findet sich die Schwellung an der Unterseite des Lides.

Differenzialdiagnose und Komplikationen

Differenzialdiagnostisch kommen ein Erysipel, eine allergische Lidschwellung oder eine Orbitalphlegmone infrage. Letztere kann auch als Komplikation auftreten. Ständige Rezidive **(Hordeolosis)** können ein Hinweis auf Diabetes mellitus sein.

Therapie

Als Behandlung kommen **milde Wärme, antibiotische Salben** und (selten) eine **Stichinzision** infrage, wenn das Hordeolum nicht spontan perforiert.

1.6.2 Chalazion (Hagelkorn)

Ätiologie und Klinik

Ein Chalazion ist eine **tumorartige Läsion der Augenlider.** Ursache ist in der Regel ein **chronischer Sekretstau in den Meibom-Drüsen.** Dementsprechend entwickelt sich die Symptomatik langsamer als beim Gerstenkorn, es bildet sich im Lidtarsus eine etwas von der Lidkante entfernte, **indolente Lidschwellung** als typische Folge der chronischen, epitheloidzellig-granulomatösen Entzündung. Sie kann über Wochen bis Monate bestehen. Histologisch finden sich eine lipogranulomatöse Entzündung der Talgdrüsen mit Epitheloid- und Riesenzellen sowie Lymphozyten, aber ohne Nekrosen.

Therapie

Spontane Rückbildungen werden selten beobachtet. Im Anfangsstadium können **antibiotische Salben** versucht werden.

Sehr oft helfen diese jedoch nicht und es bleibt meist nur die **operative Entfernung,** bei der in Lokalanästhesie von der Tarsusseite im rechten Winkel zum Lid eine Inzision vorgenommen wird.

Differenzialdiagnose

Bricht ein Hagelkorn spontan nach außen auf die Lidhaut **(Chalazion externum)** durch, kommen differenzialdiagnostisch auch ein **Basaliom** oder ein **Meibom-Talgdrüsenkarzinom** (selten) infrage.

1.7 Tumoren

1.7.1 Benigne Tumoren

1.7.1.1 Xanthelasma

Xanthelasmen sind gelbliche **Lipideinlagerungen** in der Lidhaut, die besonders bei Diabetikern und

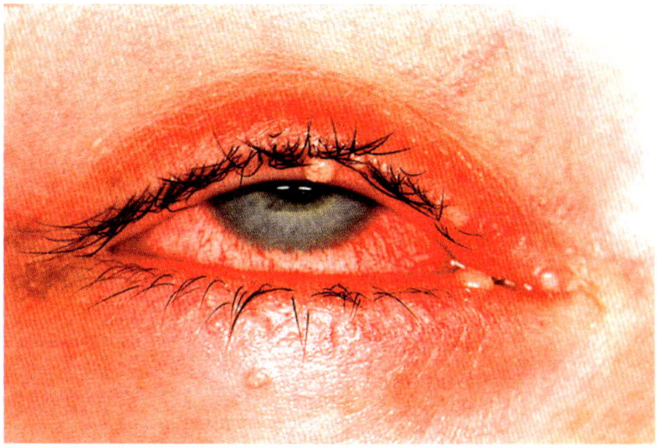

Abb. 1.8 Mollusca contagiosa: stecknadelkopfgroße Papeln mit einer zentralen Delle verstreut im Bereich des Ober- und Unterlides [T407]

Patienten mit Fettstoffwechselstörungen zu beobachten sind. Eine Exzision aus kosmetischen Gründen ist selten notwendig.

1.7.1.2 Warzen

Auch an den Lidern finden sich mitunter Hautwarzen. Die verrukösen, verhornten Gebilde können exzidiert werden, wenn sie stören.

1.7.1.3 Molluscum contagiosum

Das Molluscum contagiosum wird durch ein DNA-Virus aus der Gruppe der Pockenviren hervorgerufen. Es findet sich bei Kindern und Jugendlichen im Gesichts- und Halsbereich, bei Erwachsenen in der Anogenitalregion und imponiert durch Knötchen mit einem Durchmesser von maximal einigen Millimetern. An den Lidern erscheinen sie als **kleine, solide Tumoren mit zentraler Eindellung** (► Abb. 1.8). Die Mollusca contagiosa der Augenlider können zu einer Konjunktivitis führen.

1.7.1.4 Haemangioma cavernosum

Hierbei finden sich bereits kongenital meist scharf begrenzte **Blutschwämmchen.** Da sie sich häufig spontan zurückbilden, sollte mit der Therapie abgewartet werden. Bleibt die Remission aus oder ist das Hämangiom sehr groß, kann eine Kryotherapie, eine selektive Embolisation oder eine hoch dosierte Kortisonbehandlung helfen. Operation und Bestrahlung führen zu hässlichen Narben.

1.7.1.5 Sturge-Weber-Syndrom

Zusätzlich zu **kavernösen Hämangiomen am Lid** finden sich bei dieser Erkrankung Hämangiome im

Ziliarkörper, in der Gesichtshaut (hier tritt auch der Naevus sebaceus auf) sowie im Gehirn. Die Beteiligung des Ziliarkörpers kann ein kongenitales Glaukom zur Folge haben.

1.7.1.6 Haemangioma racemosum

Diese Hämangiome sind ebenfalls angeboren, die Begrenzung weniger scharf als beim H. cavernosum. Die in der Lidhaut liegenden, verschlungenen Gefäßbündel vergrößern sich bei Kopftieflage und lassen die Lider anschwellen.
Eine Operation sollte vermieden werden, da diese Hämangiome sehr tief in die Orbita reichen und deshalb stark bluten können. Eine spontane Rückbildung kann sogar noch bei Erwachsenen beobachtet werden.

1.7.1.7 Dermoidzysten

Dermoidzysten sind **angeborene, prallelastische Geschwülste unter der Lidhaut.** Sie müssen frühzeitig entfernt werden, da sie sich vergrößern können und dabei wichtige Strukturen gefährden.

1.7.2 Maligne Tumoren

1.7.2.1 Basaliom

Ätiologie und Symptome

Das Basaliom an den Lidern tritt meist bei älteren Menschen auf. **Sonnenexposition** vergrößert das Risiko. Es kann als derber, schmerzloser Knoten in der Nähe des Lidrandes imponieren, aber auch eine zentrale Ulzeration aufweisen (► Abb. 1.9).

→ Zilienverlust
→ Teleangiektasien
→ Erhabener Randsaum

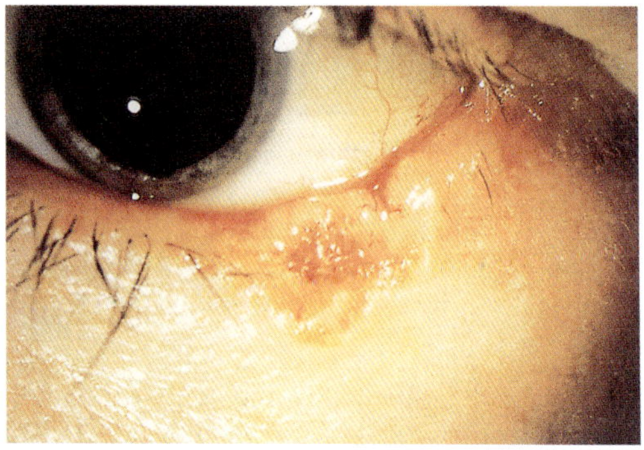

Abb. 1.9 Basaliom [T407]

Differenzialdiagnose

Verwechslung mit einem Chalazion (► Kap. 1.6.2) ist möglich, Warzen (► Kap. 1.7.1.2) kommen differenzialdiagnostisch ebenfalls in Betracht.

Therapie zweizeitige Exzision

Wegen der Gefährdung der Lidfunktion möglichst **frühzeitige Exzision** im Gesunden, ggf. auch unter Verlust von Strukturen wie Tränenkanal oder Tarsus. In solchen Fällen sind plastische Operationen zur Defektdeckung notwendig. Auch die **Kryotherapie** wird angewendet.

1.7.2.2 Plattenepithelkarzinom

Ein Plattenepithelkarzinom am Lid kann die gleiche Symptomatik wie ein Basaliom aufweisen, wächst im Gegensatz zu diesem jedoch infiltrierend und metastasiert. Die Abklärung erfolgt histologisch, Therapie ist die operative Entfernung.

Plastische Deckung: – Direktadaptation
– Tenzel-Bogen
– Hughes-Plastik: Tarsus + Bindehaut von oben
↳ Einsatz nach unten

Simpson-Test,
Eis-Test, Twitch-sign,
Tensilon-Test,
Sero: Auto Ak gg Ach-R (50 %) bei isoliert Oku[illegible]
Röntgen

myogen: Myopathie des Levators: Myasthenia gravis,
kongenital (uni-/bilateral)
=> fehlende Deckfalte, schlechte Levatorfkt.

Ptosis

neurogen: fehlerhafte Innervation
- Oculomot. parese
- Horner-Syndrom
- Marcus-Gunn-Syndrom

aponeurotisch: Dehiszenz / Dehnung / Desinsertion der Levatoraponeurose
=> ↑ Deckfalte, gute Levatorfkt.

mechanisch
- Tumor
- Narbe
- Dermatochalasis

→ Lidspaltenweite: Norm: 9 mm

→ Levatorfunktion – schlecht < 4 mm, gut > 12 mm

→ Lidfalte

→ Motilität: Okulomotoriusparese?

→ Pupille

OP-Methoden
Fasanella-Servat
Anteriore Levator-Resektion + Frontalissuspension

02

Tränenorgane

IMPP-Hits

Das IMPP hat in den letzten zehn Examina nur das Sjögren-Syndrom (Bengalrosa-Diagnostik) abgeprüft.

2.1 Anatomische Grundkenntnisse

2.1.1 Tränendrüse

Die Tränendrüse liegt temporal oberhalb des Bulbus, sie ist unter normalen Umständen von außen nicht zu tasten (▶ Abb. 2.1). Etwa zehn Ausführungsgänge leiten die Tränen in die obere Umschlagsfalte der Bindehaut, den **Fornix conjunctivae,** ab. Die Tränen benetzen das Auge. Die nach medial gerichtete Lidbewegung beim Lidschlag befördert die Tränen zum medialen Augenwinkel, wo sie von den Tränenpünktchen über die kleinen **Canaliculi lacrimales** in den Tränensack abgesaugt werden. Von hier gelangen sie in den **Ductus nasolacrimalis,** der in der unteren Nasenmuschel endet – was beim Weinen die verstopfte Nase verursacht. Die azinöse Tränendrüse (überwiegend ekkrine Sekretion) wird vom **N. lacrimalis** innerviert.

Dieser erhält seine parasympathischen Fasern auf verschlungenen Pfaden: Sie gelangen über den

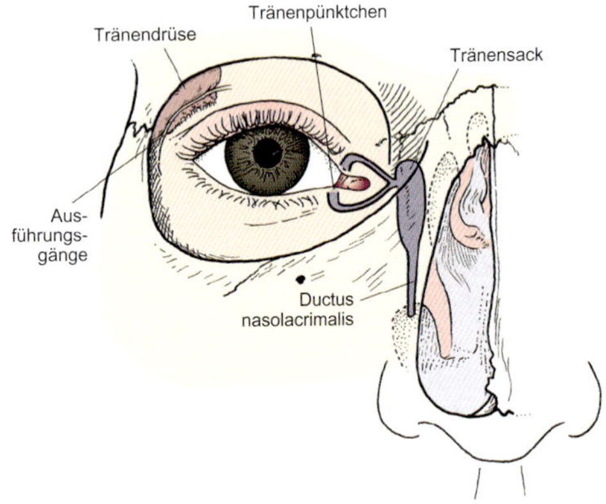

Abb. 2.1 Anatomie der Tränenabflusswege [E942]

N. intermedius bis zum Fazialisknie, von dort als N. petrosus superficialis major zum Ganglion pterygopalatinum. Hier werden sie umgeschaltet und ziehen mit dem N. zygomaticus weiter. Von diesem zweigen sie wiederum als Ramus communicans ab und erreichen so den N. lacrimalis. Sympathische Nervenfasern ziehen mit den Gefäßen vom Ganglion cervicale zur Tränendrüse.

2.1.2 Tränenflüssigkeit

Die Tränenflüssigkeit besteht aus einer **Vielzahl von Substanzen.** Diese werden nicht nur in der Tränendrüse, sondern auch in Bindehautzellen und in den Lidranddrüsen produziert. Der Tränenfilm besteht aus mehreren Phasen: Die **Muzinphase** liegt der hydrophilen Hornhautoberfläche an, die **Lipidschicht** liegt außen zur Luft hin. Zwischen beiden befindet sich eine Schicht mit niedermolekularen Substanzen und Proteinen.

Die Muzinphase wird von den konjunktivalen Becherzellen und der Tränendrüse gebildet, die Lipidschicht von den Meibom-Drüsen.

Die **Funktionen der Tränen** sind vielfältig: Sie sorgen für eine optisch hochwertige Oberfläche, indem sie eine glatte Abgrenzung zur Luft schaffen und sogar kleine Unebenheiten der Kornea ausgleichen. Sie spielen bei der Ernährung der Hornhaut eine große Rolle, schwemmen kleine Fremdkörper aus und wirken, insbesondere durch ihren Lysozymgehalt, bakteriostatisch bis bakterizid.

Bei der augenärztlichen Untersuchung wird der Tränenfilm durch Anfärben mit 0,5-prozentiger Fluoresceinlösung dargestellt.

2.2 Untersuchung

2.2.1 Messung der Tränensekretion

2.2.1.1 Schirmer-Test

Die Tränenproduktion wird mit dem Schirmer-Test gemessen bzw. die beider Augen miteinander verglichen. Dazu wird ein Streifen Lackmuspapier nasal hinter das Unterlid eingelegt. Gemessen wird die Länge der befeuchteten Strecke nach 5 Minuten (► Abb. 2.2). 10 mm müssen mindestens erreicht werden, weniger als 5 mm sind pathologisch. Unterschieden wird außerdem noch nach Basis- und Reflexsekretion. Letztere erhält man, wenn der Streifen ohne Lokalanästhetikum eingelegt wird; die Basissekretion hingegen wird nach vorheriger Tropfanästhesie gemessen.

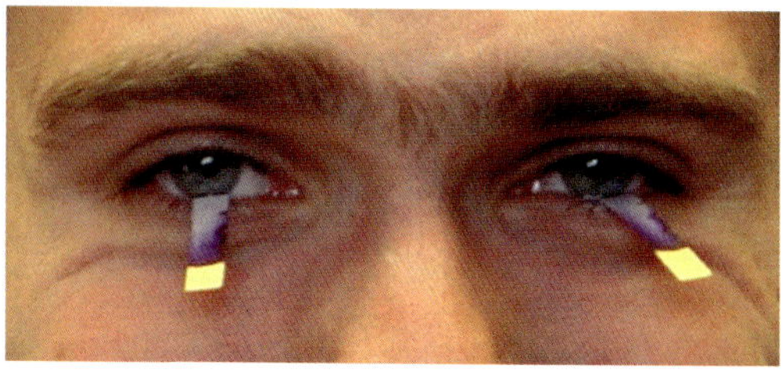

Abb. 2.2 Schirmer-Test bei einem gesunden Probanden. Beide Streifen zeigen bereits nach 2 Minuten eine deutliche violette Verfärbung des gelben Schirmer-Streifens. Nach 5 Minuten ist er komplett verfärbt. [S007-3-23]

2.2.1.2 Tränenfilmaufrisszeit

Dazu bringt der Untersucher eine kleine Menge Fluorescein auf das Auge und lässt den Patienten dann mehrfach blinzeln. Gemessen wird die Zeit bis zum Erscheinen der ersten trockenen Flecken auf der Kornea, wenn der Patient den Lidschlag unterdrückt. Ein Wert unter 10 s gilt als pathologisch.

2.2.2 Ableitende Tränenwege

In einem verstopften Saccus lacrimalis können sich eine Vielzahl unterschiedlicher Keime ansiedeln. Ein einfacher Test besteht darin, Fluoresceinlösung in den Bindehautsack zu träufeln und zu warten, bis der Farbstoff beim Schnäuzen das Taschentuch gelb färbt. Fällt dieser Test negativ aus, so spült man nach Tropfanästhesie mit einer speziellen, stumpfen Tränenwegskanüle, bis der Patient angibt, die Spülflüssigkeit in der Nase zu bemerken.

Wie andere Körperhohlräume lässt sich auch der Tränensack mit **Röntgenkontrastmitteln** darstellen: Injektion über das Tränenpünktchen, bei mangelnder Durchgängigkeit sammelt sich die Flüssigkeit im Tränensack an.

2.3 Funktionsstörungen

2.3.1 Hypersekretion (Epiphora)

Übermäßige Tränenproduktion oder mangelnde Abflussmöglichkeiten führen zum **Tränenträufeln,** in der Sprache der Ophthalmologen Epiphora genannt. Tränen laufen über die Wange, es entsteht der Eindruck eines feuchten Auges. Dazu kann eine Reihe von Faktoren führen (► Tab. 2.1). Sind externe Noxen für das Tränenträufeln ausgeschlossen, muss die Durchgängigkeit der Tränenwege untersucht werden.

Tab. 2.1 Ursachen für Tränenträufeln

Äußere Reize	Traumen, Verätzung, Kälte, Reizgase, UV-Keratitis
Psychische Reize	Freude, Schreck, Trauer (im Volksmund heißt Epiphora in diesem Fall auch ganz schlicht „Weinen")
Entzündliche Reize	akute Entzündungen, z. B. Dakryozystitis, Dakryoadenitis, aber auch manche Konjunktivitis und eine Iritis
Mechanische Reize → Trigeminus-Reize	Fremdkörper in Binde- oder Hornhaut, Trichiasis bei Entropium oder ein Ektropium, Kontaktlinse
Verlegung der Tränenwege	Canaliculitis, Dakryozystitis, Stenosen, Atresie

Praxistipp

Die häufigste Ursache des Tränens ist paradoxerweise das trockene Auge!
Auch beim tränenden Auge ist es immer einen Versuch wert, mit künstlichen Tränen zu behandeln! Eine qualitative Störung der Tränenfilmqualität führt oft zur Epiphora und kann vor allem mit lipidhaltigen Augentropfen behandelt werden (Artelac® Lipids AT).

2.3.2 Keratopathia sicca (Trockenes Auge)

Ätiologie und Klinik

Symptome des trockenen Auges sind Augenbrennen, Fremdkörpergefühl („Sandkorngefühl") und erschwerte Lidöffnung. Durch Reibung des Oberlides auf der Hornhaut entstehen Epitheldefekte in Form einer Keratitis punctata superficialis. Die unzureichende Ernährung der Kornea verstärkt den Effekt. Es besteht eine mäßige Rötung der Bindehaut.

Das trockene Auge wird heute vor allem als **entzündlicher Prozess** interpretiert. Ätiologisch unterscheidet man zwischen einem **hyposekretorischen** und einem **evaporativen** trockenen Auge. Im ersten Fall ist tatsächlich die Tränensekretionsmenge reduziert. Viel häufiger ist jedoch die qualitative Tränenfilmstörung beim evaporativen trockenen Auge. Entweder verdunstet hier der Tränenfilm zu schnell (Lipidmangel), oder das Auge wird schlecht benetzt (Muzinmangel).

Eine der Hauptursachen des trockenen Auges ist die „Meibomian Gland Dysfunktion" oder Blepharitis (▸ Kap. 1.5.1.1), die zu einer Störung der Fettschicht des Tränenfilms führt.

Das trockene Auge wird bei **Systemerkrankungen** wie dem Sjögren-Syndrom (▸ Kap. 2.4.3), dem vernarbenden Schleimhautpemphigoid (▸ Kap. 3.3.2.11), dem Trachom (▸ Kap. 3.3.2.4), dem Mikulicz-Syndrom (▸ Kap. 2.4.4) oder bei Retikulosen beobachtet.

Aber auch eine senile Involution der Tränendrüse oder Vitamin-A-Mangel können die Keratopathia sicca hervorrufen. Umweltfaktoren wie Luftverschmutzung sowie Klimaanlagen werden ebenfalls als Ursache vermutet. Häufig wird das Krankheitsbild isoliert ohne Begleiterkrankung beobachtet.

Im Wesentlichen lassen sich zwei Störungen unterscheiden:

- **Mängel im wässrigen Anteil,** deren Ursache eher im Bereich der Tränendrüse zu suchen ist
- **Störungen der Muzinproduktion** der Becherzellen.

Der Schirmer-Test (▸ Kap. 2.2.1.1) kann pathologisch werden, aber auch in leichten Fällen über 15 mm erreichen. Mehr Aufschluss bietet die **Messung der Tränenfilmaufrisszeit** (▸ Kap. 2.2.1.2), die pathologisch verkürzt ist. Die bulbäre Bindehaut bzw. Hornhaut lässt sich mit Bengalrosa anfärben.

Therapie

Therapeutisch kommen in **leichten Fällen** infrage: künstliche Tränen (Polyvinylalkohol, z. B. Liquifilm®, Protagent®), Methylzellulose (z. B. in Oculotect®-Augentropfen mit Retinolpalmitat kombiniert, da lokal appliziertes Vitamin A nach neueren Untersuchungen auch dann helfen kann, wenn kein systemischer Mangel vorliegt) oder Polyvinylpyrrolidon (z. B. Vidisept®).

In **schweren Fällen** sollte stets nach einer rheumatischen Erkrankung gefahndet werden. Therapeutisch kommt hier neben einer kurzfristigen lokalen bolusartigen Steroidmedikation z. B. makromolekulare Hyaluronsäure zum Einsatz. Die unkritische Medikation mit Adstringenzien ist obsolet. Der Verschluss der Tränenwege durch Silikon- oder Gel-Stöpsel kann den Abfluss der Rest-Tränen und der künstlichen Tränen verhindern und Erleichterung bringen. Eine Behandlung mit Eigenserum-Augentropfen wird in besonders hartnäckigen Fällen durchgeführt. In manchen Ländern wird sehr

erfolgreich eine lokale Anwendung von Ciclosporin AT (Restasis®) angewendet.
Bei **Blepharitis** (► Kap. 1.5.1.1) helfen warme Umschläge sowie eine Lidrandmassage mit Lidrandreinigung. Antibiotika (z. B. Tetrazykline) dienen der Normalisierung der Keimflora, Steroide dämpfen die überschießende Entzündungsreaktion. Eine kurzzeitige systemische Therapie mit Azithromycin kann ebenfalls durchgeführt werden und wirkt sowohl antientzündlich als auch antibakteriell.

2.4 Entzündungen der Tränendrüse (Dakryoadenitis)

2.4.1 Akute Dakryoadenitis

Ätiologie
Die akute Entzündung der Tränendrüse tritt **vor allem in Verbindung mit Allgemeininfekten meist einseitig** auf. Auslösend können Scharlach, Masern, Mumps, grippale Infekte, Streptokokkeninfekte und auch bakterielle Absiedelungen bei Typhus oder Gonnorhö sein.

Symptome
Symptome sind **Druckschmerz** kranial des temporalen Teils des Tarsus palpebrae superioris sowie **Schwellung und Rötung** am temporalen Teil des Oberlids mit Ödem bis hin zur Chemosis. Typisch ist die **paragraphenförmige Verformung der Lidspalte** (► Abb. 2.3). Die präaurikulären Lymhknoten schwellen an, der Patient hat Fieber.

Komplikationen und Therapie
Komplikationen können Abszedierung und Orbitaphlegmone (► Kap. 14.3.1.1) sein.

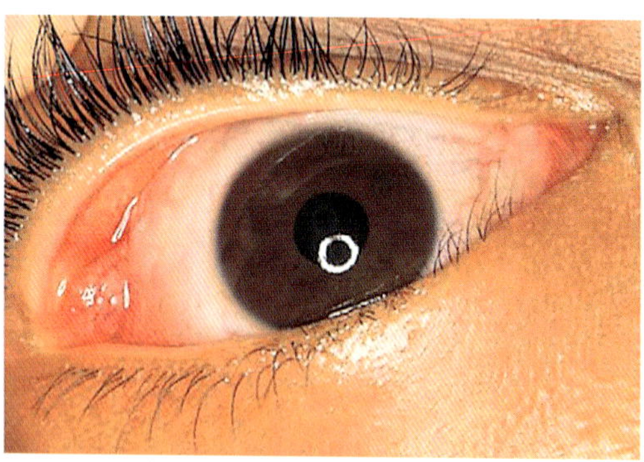

Abb. 2.3 Dakryoadenitis [E387]

Die Therapie ist abhängig von der Grunderkrankung, im **Anfangsstadium** milde Wärme, evtl. systemische Antibiotikatherapie. Im **akuten Stadium** wird nicht gespült, um eine Keimverschleppung möglichst zu vermeiden. Bei Abszedierung Stichinzison zur Abszessentleerung.

2.4.2 Chronische Dakryoadenitis

Chronische Entzündungen der Tränendrüse treten relativ selten auf bei Infektions- oder Systemerkrankungen wie Trachom, Tuberkulose, Lues, Morbus Hodgkin, Sarkoidose (► Kap. 2.4.5), rheumatischen Erkrankungen wie z. B. Mikulicz-Syndrom (► Kap. 2.4.4) oder bei Tumoren wie dem Lymphosarkom. Ein- oder beidseitig entwickelt sich eine **derb tastbare Tränendrüse.** Die **Schwellung ist verschieblich** und **nicht druckschmerzhaft.**
Die **Therapie** richtet sich nach der Grundkrankheit. **Spätfolge** kann eine Hyposekretion der Tränendrüse sein.

2.4.3 Sjögren-Syndrom

Ätiologie
Das Sjögren-Syndrom ist durch die **Austrocknung der Augen** (Xerophthalmie, Keratopathia sicca), **Austrocknung der Mundhöhle** (Xerostomie) und eine meist **primär chronische Polyarthritis der kleinen Gelenke** gekennzeichnet.

Lerntipp
Dreimal dry – dry eyes, dry mouth, dry synovia.

90 % der Erkrankten sind Frauen. Die trockenen Augen werden durch eine fibrosierende Dakryoadenitis hervorgerufen und können auch das einzige Anzeichen der Erkrankung sein. Die Erkrankung wird gelegentlich auch **Sicca-Syndrom** genannt.

Symptome und Diagnose
Symptome am Auge sind Brennen und Fremdkörpergefühl. Es finden sich fakultativ BSG-Erhöhung, Leukopenie, Anämie und Thrombozytopenie, oft auch positive Rheumafaktoren.
Die Diagnose der Xerophthalmie erfolgt mit dem Schirmer-Test (► Kap. 2.2.1.1).

Eine Vitalfärbung z. B. mit Bengalrosa färbt v. a. abgestorbene Epithelzellen und Muzin der Augenoberfläche an und ist somit zum Nachweis eines trockenen Auges geeignet.

Therapie

Bei alleinigem Auftreten am Auge erfolgt eine symptomatische Therapie mit künstlichen Tränen, ansonsten kommt die Behandlung der Grundkrankheit hinzu.

2.4.4 Mikulicz-Syndrom

Eine symmetrische und schmerzlose Schwellung der Mundspeichel- und Tränendrüsen fällt beim Mikulicz-Syndrom auf, das paraneoplastisch bei malignen Lymphomen auftreten kann. Es wird oft von einer Iridozyklitis (▸ Kap. 7.4.1) begleitet und führt am Auge zum Sicca-Syndrom (▸ Kap. 2.4.3).

2.4.5 Sarkoidose (Morbus Boeck)

Symptome der Sarkoidose am Auge können sein: Bindehaut-Granulome, Keratokonjunktivitis sicca, Vaskulitis der Retina, Iridozyklitis (▸ Kap. 7.4.1) und Chorioretinitis (▸ Kap. 7.4.4) sowie eine Protusio bulbi bei Infiltration der Orbita.

2.5 Tumoren und Pseudotumoren der Tränendrüse

Klinik

Tränendrüsentumoren machen sich als **schmerzlose, durch das Oberlid tastbare Knoten** bemerkbar. Sie verdrängen den Augapfel typischerweise nach nasal und unten.

In späteren Stadien kommt es zur **Pseudoptose,** dem scheinbaren Herabhängen des Lides, der **Paragraphenform des Oberlides** und zur **Bulbusverdrängung** nach nasal unten und vorn mit Behinderung der Motilität und des Lidschlusses. Das Sehen von Doppelbildern kann ebenfalls zu diesem Stadium gehören.

Benigne Tumoren der Tränendrüse sind Adenome, Lymphangiome oder Dakryops (Retentionszysten der Tränenflüssigkeit). Zu den **malignen Tumoren** zählen die Tränendrüsenmischtumoren, die eher langsam wachsen und schwer im Gesunden zu exzidieren sind, da sie weit in die Orbita vordringen. Sie stellen den größten Anteil der malignen Geschwülste; seltener werden die schnell wachsenden Sarkome oder Karzinome beobachtet.

Differenzialdiagnose

Eine Vergrößerung der Tränendrüse kann verursacht sein durch Leukämie, Sarkoidose oder Morbus Hodgkin. Differenzialdiagnostisch kommt auch Mumps in Betracht.

Therapie

Je nach Tumor, im Idealfall Exstirpation.

2.6 Tränenwegsstenose

2.6.1 Dakryostenose

2.6.1.1 Angeborene Tränenwegsstenose

Ätiologie und Klinik

95 % verschwinden wieder

Ursache der **Dacryostenosis connata** ist meist ein **Verschluss der Hasner-Klappe** an der Einmündung des Tränen-Nasen-Gangs in die untere Nasenmuschel, seltener eine Atresie der Tränenpünktchen. Symptome sind tränende Augen mit mäßigem konjunktivalen Reizzustand.

Die Kinder haben **morgens eitriges Sekret auf den Lidrändern** und eine **chronische Entzündung des Tränensacks,** die jedoch auch in eine akute Entzündung übergehen kann. Tränenträufeln kurz nach der Geburt sollte immer an diese Erkrankung denken lassen.

Therapie

4x täglich Massage

In der Regel ist eine Therapie bis zum 6. Lebensmonat nur bei Auftreten vom Komplikationen (z. B. Dakryozystitis, ▸ Kap. 2.6.2) erforderlich, da sich durch das normale Gesichtswachstum der Tränen-Nasen-Gang meist von selber öffnet. Unterstützend kann die stillende oder fütternde Mutter durch rhythmischen Druck auf den Tränensack im medialen Lidwinkel versuchen, den Druck in den ableitenden Tränenwegen zu erhöhen und dadurch die Öffnung des Tränen-Nasen-Gangs im unteren Nasengang zu provozieren. Sollte das Tränen über den 6. Lebensmonat hinaus bestehen bleiben, ist eine Tränenwegsspülung in Narkose durch einen Augenarzt sinnvoll. Dakryostorhinostomie ab 5. LJ

2.6.1.2 Erworbene Tränenwegsstenose

Ätiologie

Die erworbene, meist einseitige, Dakryostenose wird **nach Verletzungen oder Verbrennungen,** am häufigsten aber **nach Entzündungen** beobachtet. Auch Schnittverletzungen kommen in Betracht (z. B. Windschutzscheiben-Verletzung).

Klinik

Die Symptome ähneln der angeborenen Tränenwegsstenose. Durch einen dauerhaften Vorrat von teilweise hochpathogenen Keimen im chronisch entzündeten Tränensack kann die Hornhaut gefährdet werden. Wenn diese bei oberflächlichen Epithelläsionen auf die Kornea gelangen, kann ein schweres Hornhautulkus die Folge sein.

Therapie
Spülungsversuche als Therapie sind meist erfolglos. Meist muss der Patient mikrochirurgisch versorgt werden, z. B. mit der **Dakryozystorhinostomie nach Toti.** Dabei entsteht ein neuer Abflussweg, indem ein Teil der lateralen Nasenwand entfernt und die hintere Tränensackwand zum Nasenlumen hin geöffnet wird. Dies kann sowohl von außen über die mediale Lidfalte als auch endoskopisch über die Nasenhöhle erfolgen.

2.6.2 Dakryozystitis

Die Entzündung des Tränensacks ist häufig eine Folge von Stenosen der ableitenden Tränenwege.

Staphylokokken, Streptokokken

2.6.2.1 Akute Dakryozystitis

Ätiologie und Klinik
Die akute Entzündung des Tränensacks macht sich bemerkbar durch **Schwellung, Rötung** und **heftigen Druckschmerz.** Oft ist eine chronische Entzündung vorausgegangen. Die regionären Lymphknoten schwellen an, es kommt zum kollateralen Umgebungsödem und zum konjunktivalen Reizzustand. Subfebrile Temperaturen können vorkommen.

Therapie
Therapeutisch kommen eine **systemische, hoch dosierte Antibiotikabehandlung** und lokal aufgebrachte antibiotische Salben zur Anwendung, ebenso lokale Wärme und Bettruhe. Die Spülung der Tränenwege sollte im akuten Stadium vermieden werden, um keine zusätzlichen Verletzungen zu setzen. Nach Abklingen der akuten Erscheinungen sollte ein eventueller Verschluss lokalisiert und der Tränensack operativ mit der **Operation nach Toti** (▶ Kap. 2.6.1.2) saniert werden. Wenn sich ein Tränensackabszess bildet, sind eine Inzision, Spülung der Wundhöle mit Jod und sekundäre Wundheilung unter Offenhalten der Inzision z. B. durch eine Lasche erforderlich.

Komplikationen
Als Komplikationen sind der Übergang in eine Dakryophlegmone und die Sinus-cavernosus-Thrombose gefürchtet, da über die V. angularis eine direkte Verbindung zum Sinus cavernosus besteht.

2.6.2.2 Chronische Dakryozystitis
Die chronische Tränensackentzündung kann sich nach einer akuten Dakryozystitis (▶ Kap. 2.6.2.1) oder nach Verletzungen des Gesichtsschädels entwickeln. Seltenere Ursache sind Tuberkulose, Syphilis oder Sarkoidose (▶ Kap. 2.4.5). Einziges **Symptom** ist oft ein zunehmendes Tränenträufeln, gelegentlich eine therapieresistente sekundäre Konjunktivitis. Bei Druck auf den Tränensack, der schmerzlos geschwollen sein kann, entleert sich Eiter aus dem Tränenpünktchen. **Komplikationen** sind Tränensackphlegmone und Hornhautulkus.
In der Regel kommt die **Operation nach Toti** zur Sanierung des entzündeten Tränensacks zur Anwendung (Dakryozystorhinostomie, ▶ Kap. 2.6.1.2).

03

Bindehaut (Konjunktiva)

IMPP-Hits

Folgende Themen wurden vom IMPP mit abnehmender Häufigkeit geprüft:

- Infektiöse Konjunktivitis (Keratoconjunctivitis epidemica)
- Bindehautentzündung (Konjunktivitis)
- Pigmentnävus
- Pemphigus conjunctivae
- Malignes Melanom (Melanosis conjunctivae)
- Hyposphagma

3.1 Anatomische Grundkenntnisse

3.1.1 Aufbau

Die Bindehaut des Auges besteht aus mehreren bindegewebigen Blättern und ist mit einem mehrschichtigen, nicht verhornenden Plattenepithel überzogen. Sie enthält reichlich Blut- und Lymphgefäße, die schnell auf exogene Reize reagieren können. Sie lässt sich in zwei Abschnitte gliedern: die **Conjunctiva bulbi** und die **Conjunctiva tarsi.**

Die **Bindehaut des Augapfels** (Conjunctiva bulbi) liegt leicht verschieblich der Lederhaut auf, sodass subkonjunktivale Blutungen oder eine Atrophie der Sklera gut zu erkennen sind. Sie geht am Limbus corneae in das Hornhautgewebe über. Die **Tarsus-Bindehaut** (Conjunctiva tarsi) lässt sich hingegen auf ihrer Unterlage nur wenig verschieben und enthält Lymphfollikel, die bei einer Konjunktivitis stark anschwellen können und ein typisches Fremdkörpergefühl hervorrufen. Die Umschlagsfalte zwischen bulbärer und tarsaler Bindehaut heißt **Fornix conjunctivae.** Ihre Bindehaut-Reserve stellt die extreme Beweglichkeit des Augapfels sicher.

Lerntipp

Das IMPP fragt immer wieder gern nach der **Plica semilunaris** (eine Schleimhautduplikatur am inneren Lidwinkel) und der **Karunkel,** dem Schleimhauthöcker im medialen Augenwinkel.

3.1.2 Funktion

Die Bindehaut ermöglicht die reibungslose Beweglichkeit des Augapfels und den Lidschluss. Sie sorgt außerdem für die Befeuchtung der Hornhaut.

Tab. 3.1 Gefäß- und Nervenversorgung der Bindehaut

	Conjunctiva bulbi	Conjunctiva tarsi
Arterielle Versorgung	aus der A. ophthalmica über die: • A. ciliaris anterior (kommuniziert mit den Ophthalmika-Ästen für die Augenmuskulatur) • A. ciliaris posterior, die neben dem Sehnerveneintritt die Sklera durchbohrt • A. conjunctivalis (läuft in der Sklera)	ebenfalls aus der A. ophthalmica über die: • Äste der A. lacrimalis • Aa. palbebrales mediales und laterales • A. angularis (aus der A. facialis)
Venöse Versorgung	• über die Vv. ciliares in die V. ophthalmica superior zum Sinus cavernosus • über die V. angularis in die V. facialis	
Lymphabfluss	• lateraler Anteil: in die präaurikulären Lymphknoten • medialer Anteil: in die submandibulären Lymphknoten	
Sensible Innervation	• Oberlid: N. lacrimalis und N. frontalis aus dem N. ophthalmicus (erster Trigeminusast) • Unterlid: Äste des N. maxillaris (zweiter Trigeminusast); lateraler Anteil: in die präaurikulären Lymphknoten über die V. angularis in die V. facialis	

3.2 Untersuchung

Die Bindehaut ist gut ohne Hilfsmittel zu untersuchen, indem der Untersucher das Ober- oder Unterlid mit dem Finger vom Bulbus wegzieht, wobei der Patient in verschiedene Richtungen blicken soll. Reicht diese Technik nicht, kann zusätzlich ektropioniert werden (► Kap. 1.2). Dabei wird das Lid zur Untersuchung nach außen geklappt und die Schleimhaut so der Inspektion zugänglich.

3.2.1 Untersuchungsbefunde

3.2.1.1 Gefäßinjektion der Bindehaut

Gefäß- und Nervenversorgung der Bindehaut ► Tab. 3.1.

Die Art der Rötung der Conjunctiva bulbi bei pathogenen Reizen gibt wichtige Hinweise auf die zugrunde liegende Krankheit. Bei der **konjunktivalen Injektion** werden die oberflächlichen, von peripher zur Iris ziehenden Bindehautgefäße ziegelrot sichtbar. Sie sind über der Sklera leicht verschieblich und lassen sich einzeln erkennen. Liegt das Reizmaximum mehr zum Tarsus hin, so lenkt diese Injektionsform den Verdacht auf eine Bindehautentzündung. Liegt das Maximum jedoch zur Hornhaut hin, sollte an einen Hornhautprozess gedacht werden.

Ein perikornealer bläulich-roter Saum lenkt den Verdacht auf einen krankhaften Prozess in Iris und Ziliarkörper – dies ist die **ziliare Injektion.** Sie zeichnet sich durch kaum zu differenzierende einzelne Gefäßverläufe aus, die nicht verschieblich sind. Differenzialdiagnostisch kommen in erster Linie eine Iridozyklitis (► Kap. 7.4.1), u. U. auch ein Ulcus corneae (► Kap. 4.4.3) oder eine Keratitis (► Kap. 4.4) in Betracht.

Die **gemischte Injektion** ist eine Mischung aus konjunktivaler und ziliarer Injektion. Sie lässt sich bei Keratitis, Glaukomanfall, Contusio bulbi oder der symphathischen Ophthalmie beobachten.

3.2.1.2 Hyposphagma

Da die Bindehaut der Lederhaut nur leicht anliegt, kann sie leicht unterbluten. Bei der Inspektion findet sich eine **gleichmäßige, intensiv rote Verfärbung der Konjunktiva.**

Diese Erscheinung heißt Hyposphagma und tritt oft spontan ohne erkennbare Gründe auf.
Ursachen können arterielle Hypertonie, hämorrhagische Diathese, Diabetes mellitus mit Gefäßsklerose sowie kurzfristige Druckerhöhungen durch Husten, Niesen, Bücken oder Pressen sein. Auch eine Antikoagulanzien-Therapie kann das Auftreten der Bindehautunterblutung fördern.

Schließlich können auch handgreifliche Auseinandersetzungen und andere Kontusionsformen ein Hyposphagma verschulden.

Augeninnendrucksteigerungen verursachen kein Hyposphagma.

Ein Hyposphagma ist an sich ein **harmloses Phänomen,** auch wenn die Patienten es oft ganz anders

Tab. 3.2 Unterscheidung von Konjunktivitis-Typen

Ursache	Sekret/Zellen	Lidschwellung	Juckreiz
Bakterien	eitrig/polymorphkernige Leukozyten	+	–
Viren	wässrig/mononukleäre Zellen	(+)	–
Allergische Genese	wässrig/eosinophile Zellen	++ bis +++	+++

empfinden. Durch Inspektion sollten aber stets weitergehende Verletzungen ausgeschlossen werden. Eine **Therapie** ist **nicht erforderlich,** das Hyposphagma wird innerhalb von 10–14 Tagen resorbiert.

3.2.2 Bindehautabstriche

Zur Differenzierung einer infektiösen Bindehautentzündung können mit einer Platinöse **Sekretabstriche** entnommen werden, meist aus der unteren Umschlagsfalte. Anschließend kann nach Gram gefärbt werden. Staphylo-, Strepto- und Pneumokokken sowie Corynebakterien sind grampositiv und stellen sich blauviolett dar. Rot färben sich dagegen gramnegative Mikroorganismen wie Gono- und Diplokokken, *Haemophilus aegypticus, Proteus* oder *Pasteurella tularensis.* Die Giemsa-Färbung wird seltener angewendet und dient vornehmlich dem Nachweis von Zellen und Zelleinschlüssen.

Bei Verdacht auf eine Virusinfektion kann die Untersuchung des Abstrichs auf Virus-DNA durch PCR oder noch in der Praxis ein Nachweis von Virus-Antigenen durch Enzymimmunoassay (EIA) sinnvoll sein.

Auch die **Sekretqualität** lässt sich differenzialdiagnostisch nutzen (▸ Tab. 3.2): Schleimiges Sekret findet sich bei chronischer Konjunktivitis allergischer Genese oder bei Pilzinfektionen. Die akute bakterielle Bindehautentzündung produziert eitriges Sekret, während wässrig-schleimige Absonderungen die Conjunctivitis simplex auszeichnen, die durch mechanische oder physikalische Reize hervorgerufen wird.

3.3 Bindehautentzündung (Konjunktivitis)

Entzündungen der Bindehaut zeichnen sich im Allgemeinen durch die allerdings stets unterschiedlich ausgeprägte Symptomentrias **Lichtscheu, Tränenfluss mit Sekretbeimengungen und krampfhafter Lidschluss (Blepharospasmus)** aus. Subjektive Symptome bestehen in Fremdkörpergefühl und brennenden Augen. Dazu können Gefäßinjektionen der Bindehaut (konjunktivale Injektion, ▸ Kap. 3.2.1.1), die Schwellung der Conjunctiva tarsi mit vermehrter Sekretion und eine Chemosis, ein schweres Ödem der Bindehaut, kommen. Bei chronischen Formen schwellen die Lymphfollikel der tarsalen Bindehaut.

Bei jeder Entzündung der Bindehaut sollte eine Beteiligung der Kornea und anderer Strukturen des Auges ausgeschlossen werden. Einen Hinweis auf die **Lokalisation** des Geschehens gibt die Rötung: Ist eher die Peripherie betroffen, dann ist eine Beteiligung der Hornhaut weniger wahrscheinlich. Ist umgekehrt eine perikorneale Rötung vorhanden, so ist ein Hornhautprozess wahrscheinlich. **Diagnose:** Anfärben, Spaltlampenuntersuchung.

Cave

Ist die Kornea betroffen, so ist die lokale Gabe von Kortikosteroiden **streng kontraindiziert!**

Man unterscheidet nicht-infektiöse von infektiösen Bindehautentzündungen.

3.3.1 Nichtinfektiöse Konjunktivitis

3.3.1.1 Conjunctivitis simplex

Ätiologie und Klinik

Als **einfache Bindehautentzündung** oder **Reizkonjunktivitis** wird eine Reizung der Bindehäute bezeichnet, deren Ursache oft nicht identifizierbar ist. Die vorgebrachten subjektiven Beschwerden stehen dabei oft in keinem Zusammenhang mit dem geringen Lokalbefund. Die Patienten klagen über Brennen, Jucken, Schweregefühl in den Lidern und trockene Augen.

Eine ganze Reihe von Faktoren kommen als **Auslöser** infrage: Tabakrauch, Dämpfe, staubige und tro-

Blepharospasmus+ Epiphora+ Photophobie

ckene Umgebung am Arbeitsplatz, aber auch grelles Licht und Luftverschmutzung werden angeschuldigt. Auch nicht korrigierte Refraktionsfehler kommen in Betracht, ebenso wie chronische Infektionen durch schwach pathogene Staphylokokken, Stoffwechselstörungen wie Gicht oder auch Allergien.

Therapie

Gegebenenfalls Grunderkrankung behandeln. Adstringenzien, vitaminhaltige Augentropfen und -salben lindern die Beschwerden.

3.3.1.2 Heuschnupfen-Konjunktivitis (akute allergische Bindehautentzündung)

Ätiologie und Klinik

Die gefäßreiche Bindehaut ist eines der am meisten gegenüber Umweltreizen exponierten Gewebe. Allergene lösen hier eine **sehr schnelle Reaktion** aus. Schwellung, Hyperämie, gesteigerte Tränensekretion mit wässrig-schleimigem Sekret sowie brennende Schmerzen sind die Symptome der Heuschnupfen-Konjunktivitis. Diese tritt besonders zur Zeit der Gräserblüte im Frühjahr auf. Als Lokalbefund imponiert das konjunktivale Ödem (▸ Abb. 3.1).

Therapie

Therapeutisch kommen außer einer Allergen-Karenz (wenn möglich) Antihistaminika, Vasokonstriktoren oder Cromoglycinsäure in Betracht. In schweren Fällen können auch zeitlich begrenzt Kortikosteroide lokal gegeben werden (**Cave:** Kortikosteroid-Glaukom, ▸ Kap. 9.3.5.1).

papillär

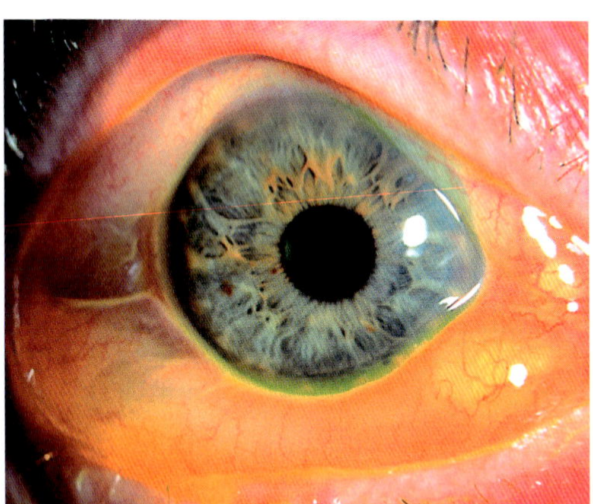

Abb. 3.1 Schwere Chemosis bei akuter allergischer Konjunktivitis [E940]

3.3.1.3 Conjunctivitis vernalis (chronische allergische Bindehautentzündung)

vernalis = Frühjahrskatarrh

Klinik

Brennen, Jucken, Lichtscheu, Tränen und Fremdkörpergefühl sind die typischen Symptome der Conjunctivitis vernalis, auch **Frühjahrskatarrh** genannt, da die chronische Entzündung sich zu diesem Zeitpunkt oft verschlimmert.

Das Sekret ist schleimig mit eosinophilen Granulozyten. Als Lokalbefund ist die **pflastersteinartige papilläre Hypertrophie der tarsalen Bindehaut** typisch (▸ Abb. 3.2). Die Nasenschleimhäute können mitbetroffen sein. Anamnestisch besteht eine enge Assoziation zu Allergien. Außer einer familiären Disposition spielen auch klimatische Faktoren eine Rolle; die Erkrankung tritt in Ländern mit trockenem, heißem Klima häufiger auf.

In schweren Fällen kann auch die Hornhaut mit betroffen sein (**Keratoconjunctivitis vernalis,** ▸ Abb. 3.3).

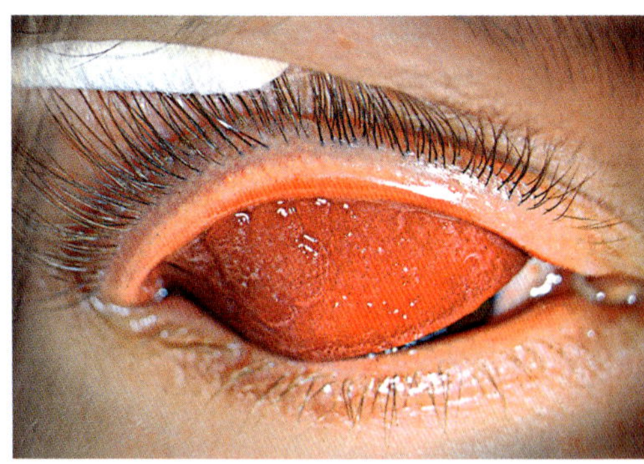

Abb. 3.2 Pflastersteinartige Wucherungen (Riesenpapillen) unter dem Oberlid bei Keratoconjunctivitis vernalis [T407]

zentrales Gefäß, unspez. Hypertrophie

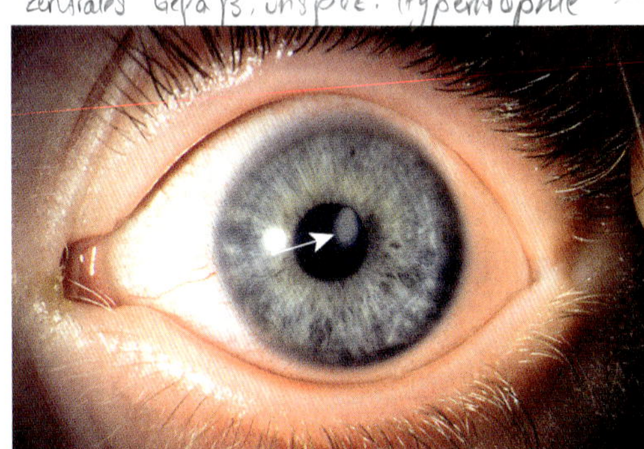

Abb. 3.3 Vernalis-Plaque (Pfeil): oberflächliches Ulkus mit verdickten Rändern und Plaque aus Ablagerungen von Mukus und Zellen, welches typischerweise nicht schmerzt [T407]

Differenzialdiagnose

Das **Trachom** (► Kap. 3.3.2.4) ist vom Befund her ähnlich, die Follikel sind hier jedoch weniger regelmäßig und vernarben immer. Die akute allergische Konjunktivitis kommt differenzialdiagnostisch nicht infrage.

Therapie

Die Beschwerden werden durch **Cromoglycin-Augentropfen** gelindert, die die Zellmembran der Mastzellen stabilisieren und die Mediatorfreisetzung verhindern. Antihistaminika, Vasokonstriktoren und Kortikosteroide kommen ebenfalls zur Anwendung. Letztere sind auch hier mit Vorsicht zu dosieren; u. U. für einige Tage hoch dosiert geben, um dann zu pausieren. In vielen Fällen lässt sich ihre Gabe jedoch nicht vermeiden; einige Autoren geben sie auch als Mittel der Wahl an.

3.3.1.4 Conjunctivitis photoelectrica (Verblitzung)

► Kap. 18.6

3.3.1.5 Conjunctivitis sicca

trockenes Auge ↑Lebensalter

Die Folgen mangelnder Tränensekretion werden in ► Kap. 2.3.2 besprochen. Die klinischen Befunde an der Bindehaut bestehen in einer geröteten und samtartig geschwollenen Lidbindehaut.

3.3.1.6 Konjunktivitis als Begleiterkrankung

Eine Reihe von Erkrankungen kann mit einer Bindehautentzündung einhergehen. Dazu gehören Infektionen wie Masern, Röteln, Tuberkulose sowie Rosacea, Erythema exsudativum multiforme, Skrofulose und Pemphigus.

3.3.2 Infektiöse Konjunktivitis

3.3.2.1 Konjunktivitis durch Pneumo-, Strepto- oder Staphylokokken

Ätiologie

Häufige Erreger sind Pneumo-, Strepto- oder Staphylokokken. Das Krankheitsbild ist unterschiedlich ausgeprägt. Die Palette reicht von chronisch-katarrhalischer (eher Strepto- und Staphylokokken) bis zur akuten purulenten Reaktion mit Chemosis und Lidödem (eher Pneumokokken).

> **Merke**
>
> Häufig werden diese Erreger auch in klinisch unauffälligen Augen gefunden. Nach Schwächung der körpereigenen Abwehr durch Allgemeinerkrankungen, Verletzungen oder chirurgische Eingriffe können sie akute Entzündungen hervorrufen.

Differenzialdiagnose und Komplikationen

Streptokokken können bei einer Infektion der Konjunktiva **Pseudomembranen** bilden – in diesem Fall ist differenzialdiagnostisch an eine **diphtherische Konjunktivitis** (► Kap. 3.3.2.3) zu denken. Bei allen Formen sollte ein Sekretausstrich mit Kultur erfolgen. Komplizierend kann eine Beteiligung der Hornhaut hinzukommen.

Therapie

Breitspektrum-Antibiotika (z. B. Neomycin, Kanamycin), Sulfonamide oder Tetrazykline, Makrolid-Antibiotika (Erythromycin, Azythromycin) oder Gyrasehemmer (Ofloxacin, Moxifloxacin).

3.3.2.2 Gonoblennorrhö

Gonorrhoe

Ätiologie

Die Konjunktivitis durch Gonokokken ist zwar selten, ihre rechtzeitige Diagnose aber sehr wichtig wegen der **hochgradigen Gefährdung der Hornhaut,** die vor allem bei Säuglingen innerhalb kurzer Zeit einschmelzen kann. Die Gonoblennorrhö war vor der Einführung der Credé-Prophylaxe eine häufige Erblindungsursache. Besonders gefährdet sind Säuglinge, die sich im Geburtsweg infizieren.

Klinik

Symptome sind die typische **massive, rahmig-eitrige Sekretion** und der **Blepharospasmus.** Hinter den krampfhaft zusammengekniffenen, gelegentlich brettharten Lidern kann sich das infektiöse Sekret so aufstauen, dass es bei Manipulationen am Auge plötzlich hervorspritzt (Eigenschutz beachten!).

Differenzialdiagnose

Differenzialdiagnostisch kommen andere Kokkeninfektionen infrage. Die Diagnose wird durch Ausstrich gesichert, in dem sich gramnegative Diplokokken intrazellulär in Phagozyten gelagert finden.

Therapie

Säuglinge müssen bei Infektion sofort hospitalisiert werden, Erwachsene können u. U. auch ambulant behandelt werden.

Die Therapie besteht in halbstündlichem bis stündlichem Entfernen des Sekrets und Säubern der Lidspalte sowie Eintropfen von Antibiotika wie Gentamycin, Penicillin, Kanamycin, Tetrazyklinen oder Chloramphenicol. Zusätzlich werden systemisch hohe Penicillin-Dosen gegeben.

Prophylaxe

Zur Vorbeugung dient die **Credé-Prophylaxe.** Hierzu werden unmittelbar nach der Geburt 1–2 Tropfen einer 1-prozentigen Silbernitrat-Lösung in den Konjunktivalsack geträufelt. Diese Prophylaxe war lange gesetzlich vorgeschrieben. Heute wird darauf teilweise verzichtet oder das stark reizende Silbernitrat durch Erythromycin-Augentropfen bzw. PVP-Jod ersetzt, die auch gegen die wesentlich häufigeren Chlamydieninfektionen wirken.

3.3.2.3 Diphtherische Konjunktivitis

Ätiologie und Klinik

Die **sehr seltene, meldepflichtige Erkrankung** kann als Begleitung einer Diphtherie, aber auch isoliert vorkommen. Es bilden sich Nekrosen der Bindehaut und graugelbe membranöse Beläge. Die Lider sind rötlich-bläulich verfärbt und bretthart. Der Bindehautabstrich wird mit Hilfe der Neisser-Polfärbung auf *Corynebacterium diphtheriae* untersucht. Differenzialdiagnostisch kommen Streptokokken-Konjunktivitiden mit Pseudomembranen infrage.

Therapie

Lokal werden Breitspektrum-Antibiotika gegeben, systemisch Diphtherie-Antitoxin und Antibiotika.

3.3.2.4 Trachom

Ätiologie

Erreger dieser auch **Körnerkrankheit** oder **ägyptische Augenkrankheit** genannten Infektion ist *Chlamydia trachomatis,* Subspezies A–C. In den Ländern der Dritten Welt ist das Trachom eine der wichtigsten Erblindungsursachen, vor allem unter schlechten hygienischen Bedingungen. In Europa ist die Krankheit selten, wird jedoch immer wieder als unliebsames Reisemitbringsel beobachtet.

Klinik und Diagnose

Meist beginnt das Trachom nach rund 7 Tagen Inkubationszeit wie eine Konjunktivitis mit **samtartiger papillärer Hypertrophie** der **tarsalen Konjunktiva.** Nach weiteren 7–10 Tagen entwickeln sich die für die Erkrankung typischen **Follikel in der Lidbindehaut.** Diese platzen spontan oder lassen sich ausdrücken. Letzteres ist ein für das Trachom spezifisches Phänomen, ebenso wie die **sagokornartigen Bläschen der Konjunktiva,** die aus untergegangenen Drüsen entstehen. Im weiteren Verlauf sind meist mehrere Stadien nebeneinander zu sehen, was das Trachom differenzialdiagnostisch von den anderen follikulären Konjunktivitiden unterscheidet.

Die Follikel breiten sich aus und führen zu einer **Vernarbung und Vaskularisierung der Kornea,** die auch als **Pannus trachomatosus** bezeichnet wird. Dieser Prozess führt langsam zur **Erblindung.** Durch Vernarbungen der Bindehaut kann ein **Symblepharon** entstehen, eine Verwachsung der Lid- und Bulbus-Konjunktiva mit konsekutiver Bewegungseinschränkung des Augapfels.

Andere Vernarbungsfolgen können Entropium und Tränenwegsstenosen sein. Akute Verläufe des Trachoms oder Perforation der Kornea sind selten. Die klinische Diagnose wird durch kulturellen Nachweis gestützt **(McCoy-Gewebekultur).** Im Frühstadium finden sich bei Giemsa-Färbung winzige **Einschlusskörperchen** in Epithelzellen, die sonst nur beim Paratrachom (▶ Kap. 3.3.2.5) beobachtet werden. Von diesem lässt sich das Trachom durch die unterschiedliche Klinik differenzieren.

Therapie

Tetrazykline als Augentropfen oder -salben sowie Erythromycin, Sulfonamide und Chloramphenicol oder Gyrasehemmer wie Oxifloxacin. Bei schweren Infektionen ist auch eine systemische Therapie erforderlich. Das Trachom ist in der Bundesrepublik **meldepflichtig.**

3.3.2.5 Paratrachom (Schwimmbad-Konjunktivitis)

Ätiologie

Das auch als **Einschlusskörperchen-Konjunktivitis** bekannte Paratrachom wird durch Chlamydien der Serotypen D–K (Trachom: A–C, mit gelegentlichen Überschneidungen!) hervorgerufen. Die Erkrankung wird bei Säuglingen (Infektion im Geburtsweg) oder bei Erwachsenen beobachtet, welche sich den Erreger häufig im Schwimmbad einfangen.

Klinik

Nach 5–14 Tagen entwickelt sich eine starke „hahnenkammartige" Schwellung der konjunktivalen Lymphfollikel mit mäßig ausgeprägter mukopurulenter Sekretion. Die Lider sind verklebt. Die präaurikulären Lymphknoten können anschwellen. Zwar lassen sich auch beim Paratrachom Einschlusskörperchen nachweisen, aber der Verlauf ist anders: die Hornhaut bleibt frei.

Therapie

Die Erkrankung verläuft beim Erwachsenen leichter (oft auch einseitig) als beim Säugling. Lokale Tetrazykline oder Sulfonamide beseitigen den unerwünschten Gast. Da bei Erwachsenen oft auch andere auf Chlamydien zurückzuführende Erscheinungen wie nichtgonorrhoische Urethritis, Vaginitis oder Prostatitis beobachtet werden, kann eine orale Tetrazyklin-Therapie empfehlenswert sein.

3.3.2.6 Keratoconjunctivitis epidemica

Ätiologie

Erreger der **epidemischen Bindehautentzündung** ist ein sehr **kontagiöses Adenovirus** (Typ 8). Tröpfcheninfektionen, infizierte medizinische Geräte oder gemeinsam benutzte Handtücher bahnen der Infektion den Weg.

Klinik

Im Allgemeinen beginnt die epidemische Keratokonjunktivitis einseitig mit einem sehr ausgeprägten Fremdkörpergefühl, Tränenträufeln, Photophobie und Schmerzen. Nach 8–10 Tagen treten Allgemeinsymptome wie Krankheitsgefühl, Kopfschmerzen und Fieber auf. Typisch sind die **geschwollenen präaurikulären Lymphknoten.**

Der Lokalbefund am Auge besteht aus einer starken Reizung der Bindehäute, einem Lidödem, Chemosis und einer um die Plica semilunaris besonders ausgeprägten Rötung **(Karunkelschwellung)** sowie Hornhautinfiltraten. Das wässrige Sekret ist serös. Chronische intrastromal gelegene Hornhauttrübungen **(Nummuli)** können auftreten.

Komplikationen

Eine **Keratitis punctata superficialis** ist eine häufige Form der Hornhautbeteiligung, ebenso wie kleine runde Infiltrate auf der Kornea, die wegen ihres münzenähnlichen Aussehens auch den Begriff **Keratitis nummularis** geprägt haben.

Therapie

Eine kausale Therapie gibt es nicht. Gefäßverengende Tropfen lindern die Beschwerden, ebenso wie kortisonhaltige Augentropfen. Deren Einsatz wird allerdings kontrovers beurteilt, da sie nach einigen Autoren den Verlauf prolongieren und Rezidive begünstigen sollen. Die Erkrankung heilt in der Regel folgenlos ab.

> **Merke**
>
> Der direkte Nachweis von Adenoviren im Konjunktivalabstrich ist bundesweit meldepflichtig; in einigen Bundesländern ist auch die epidemische Keratokonjunktivitis als klinisches Bild meldepflichtig.

3.3.2.7 Andere infektiöse Konjunktivitiden

Eine Reihe anderer Erreger kann ebenfalls die Bindehaut infizieren, so z. B. das Herpes-simplex-Virus, Varizellen, *Candida albicans,* Aspergillen u. a. Eine Primärinfektion durch Herpes-simplex-Viren mit **Blepharokonjunktivitis** tritt meist im Kindesalter auf; sie imponiert durch kleine, gruppiert angeordnete schmerzende Bläschen mit umschriebener Rötung und Schwellung und ggf. begleitender Konjunktivitis.

Eine **mykotische Keratokonjunktivitis** ist selten und kann sich an der Hornhaut und an der Bindehaut mit weißlich-gelblichen Infiltraten und verschiedenartigen Bindehautveränderungen (Follikel, Pseudomembranen) manifestieren.

3.3.2.8 Riesenpapillen-Konjunktivitis

Bei dieser Krankheit sind **Riesenpapillen der oberen tarsalen Konjunktiva** typisch (▸ Abb. 3.4) Bei der Inspektion finden sich außerdem reichlich zähes, muköses Sekret und eine konjunktivale Hyperämie. **Differenzialdiagnostik:** Wie beim roten Auge (▸ Kap. 17.3).

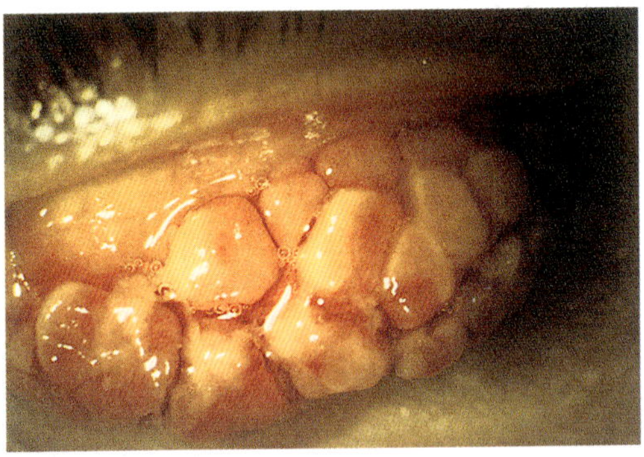

Abb. 3.4 Riesenpapillen-Konjunktivitis [T407]

Ursache ist zumeist das Tragen weicher, nur selten auch harter Kontaktlinsen. Die **Therapie** ist konservativ: Kontaktlinsen nicht tragen, lokale blande Therapie. Die Kontaktlinsen-Hygiene sollte überprüft werden.

3.3.2.9 Conjunctivitis lignosa

Die Conjunctivitis lignosa mit Hornhautbeteiligung ist eine sehr seltene, häufig bilaterale, rezidivierende Erkrankung mit **fibrinreichen, holzartigen Pseudomembranen.** Bei der Erkrankung können sich Läsionen auch in der Mundschleimhaut, im Mittelohr sowie im oberen Respirationstrakt und an der Zervix entwickeln.

Die Läsionen entstehen bei relativ leichten Traumen oder Fieber. In der Histologie finden sich eosinophile Koagel, die Hirnhaut kann mit beteiligt sein.
Therapeutisch kommt eine chirurgische Entfernung mit anschließender antiinflammatorischer Lokaltherapie infrage.

3.3.2.10 Entzündungen durch Raupenhaare

In die Bindehaut gelangte Raupenhaare können durch die Konjunktiva weiter in das Augeninnere vordringen und eine **intraokulare Entzündung** verursachen. Es können sich auch kleine Granulome in der Bindehaut bilden. Deshalb müssen in die Bindehaut gelangte Raupenhaare sorgfältig und vollständig entfernt werden.

3.3.2.11 Pemphigus conjunctivae

Das okuläre, vernarbende Pemphigoid beginnt schleichend mit einer unspezifischen Konjunktivitis. Chronifiziert es, so entsteht eine subkutane Fibrose, aus der sich zeltförmige Bindehautstränge entwickeln können.

Später kommt es zur Verkürzung der Fornices und schließlich zur Symblepharonbildung (Verwachsung von Lid- und Bulbusbindehaut, führt zu Immobilität des Augapfels und Hornhauttrübung). Der Erkrankungsgipfel liegt nach dem 70. Lebensjahr.
Die Diagnose und Therapie erfolgen häufig erst spät, da die Krankheit selten ist. Therapeutisch kommt eine systemische Immunsuppression infrage. Eine Oberflächenpflege sollte erfolgen. Chirurgische Interventionen erfolgen erst, wenn die Entzündung ausreichend kontrolliert ist.

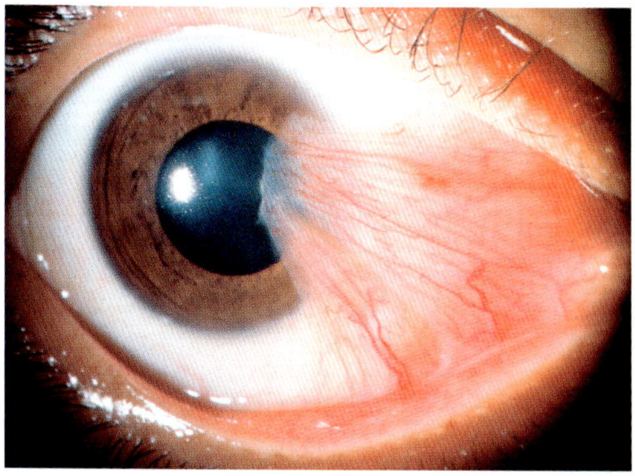

Abb. 3.5 Pterygium [E391]

3.4 Degenerationen

3.4.1 Lidspaltenfleck (Pinguecula)

Diese Veränderung ist harmlos und Folge einer hyalinen Degeneration. Am Limbus im Bereich der Lidspalte findet sich eine gelbliche Einlagerung und Verdickung der Konjunktiva. Eine Therapie ist nicht erforderlich.

3.4.2 Flügelfell (Pterygium)

Diese histologisch **gutartige,** umschriebene prominente konjunktivale **Wucherung im Lidspaltenbereich** wächst meist von nasal in Richtung Hornhautmitte. Typisch ist die dreieckige Form (► Abb. 3.5). Das Pterygium sollte rechtzeitig entfernt werden, bevor durch Befall größerer Hornhautanteile ausgedehnte postoperative Narben entstehen, die die Sehschärfe beeinträchtigen. In bis zu 1 % der klinisch als Pterygium eingestuften Hornhautveränderungen kann histologisch ein Carcinoma in situ (► Abb. 4.5) festgestellt werden. Deshalb ist im Falle der operativen Entfernung eines Pterygiums eine histologische Untersuchung anzustreben. Das Flügelfell rezidiviert häufig. Chronisch in höheren Dosen einwirkende UV-Strahlung fördert die Erkrankung.

3.5 Tumoren

3.5.1 Papillom

Diese gutartigen Wucherungen sind meist gefäßreich und oft gestielt. Sie treten an der Conjunctiva bulbi oder tarsi auf und erzeugen ein Fremdkörpergefühl. Da sie maligne entarten können, sollten sie immer entfernt werden.

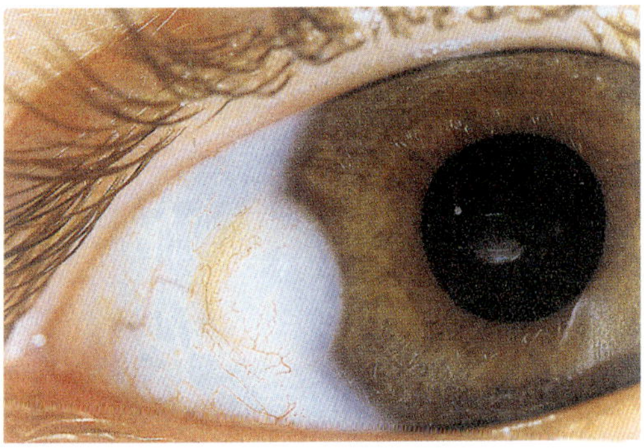

Abb. 3.6 Dermoid [T407]

3.5.2 Dermoid

Dermoide sind linsen- oder erbsengroße zystische Fehlbildungen (► Abb. 3.6), die oft kosmetisch stören und chirurgisch entfernt werden sollten, da sie sich vergrößern können.

Das typischerweise temporal-unten lokalisierte **Limbusdermoid** ist ein benignes, reifes Teratom und kann mit anderen Dysplasien zusammen auftreten (**Goldenhar-Syndrom:** okulovertebroaurikuläre Dysplasie mit Gesichtshypoplasie, präaurikulären Anhangsgebilden und Dermoiden am Auge).

3.5.3 Hämangiome

Diese Blutschwämmchen der Konjunktiva bilden sich oft spontan zurück. Sie können ggf. auch im späteren Lebensalter entfernt werden (► Kap. 1.7.1.4).

3.5.4 Pigmentnävus

Die braun-schwarzen **Nävuszell-Nävi** finden sich meist limbusnah im Lidspaltenbereich. Sie gelten als gutartig, können prinzipiell jedoch maligne entarten. Regelmäßige Kontrolluntersuchungen sind deshalb indiziert; die wichtigste Differenzialdiagnose ist das maligne Melanom (► Kap. 3.5.6).

3.5.5 Morbus Bowen, intraepitheliales Epitheliom

Die präkanzerösen Veränderungen in Form weißlicher Verdickungen beim Morbus Bowen ähneln einem Papillom (► Kap. 3.5.1). Histologisch findet sich eine Epithelhyperplasie, die als Carcinoma in situ aufgefasst wird. Ältere Männer werden häufiger befallen. Das Epitheliom kann jahrelang sehr langsam wachsen, aber auch in ein rasch wachsendes, infiltratives und metastasierendes Plattenepithelkarzinom übergehen. Therapie ist die Exzision im Gesunden.

3.5.6 Malignes Melanom (Melanosis conjunctivae)

Jeder sich plötzlich vergrößernde Pigmentfleck der Bindehaut ist prinzipiell verdächtig auf ein malignes Melanom. Dieses kann sich aus einem gutartigen Pigmentnävus entwickeln. Therapie ist die operative Entfernung mit Bestrahlung und Zytostase.

Abwehrtrias → Photophobie
bei Erosio → Epiphora
→ Blepharospasmus

Hyposphagma: Bindehaut-Unterblutung

Chemosis: Bindehaut-Ödem

Hypopyon: Eiteransammlung in Vorderkammer

Hyphäma: Blutansammlung in Vorderkammer

Symblepharon: Verwachsung tarsale Bindehaut + konjunktivaler Bindehaut (ober oder unterlid)

Ankyloblepharon: komplette Verwachsung beider Lider

Erosio: oberflächliche Verletzung Kornea = epitheliale Abschilferung — anfärbbar mit Fluoreszein, Blaulicht

Ulcus: tiefe Verletzung - über Basalmembran in Stroma

Descemetocele: Einschmelzung Stroma → Vorwölbung - bakteriell, herpetisch, chr. Exposition, Tränenfilmdefizit

Perforation:

04

Hornhaut (Kornea)

→ streut nur ca. 10% des einfallenden Lichtes
→ am stärksten lichtbrechende optische Element: 43 dpt
→ 11mm Durchmesser, durch Diffusion ernährt

IMPP-Hits

In den letzten zehn Examina wurden vom IMPP Fragen zu diesen Themen gestellt:
- Entzündung (Keratitis disciformis und Tyndall Effekt)
- Akanthamöben-Keratitis
- Degeneration
- Bandförmige Hornhautdegeneration

4.1 Anatomische Grundlagen

Namen sind Schall und Rauch: an der Hornhaut ist definitiv **kein** verhornendes Epithel zu finden. Vielmehr besteht unser zentral 0,5–0,6 mm dickes Fenster zur Außenwelt von außen nach innen aus einem mehrschichtig unverhornenden Plattenepithel, welches der **Bowman-Membran** aufsitzt (= Lamina limitans externa; ▸ Abb. 4.1). Das darauf folgende Hornhautstroma wird nach innen von der **Descemet-Membran** begrenzt; es stellt den größten Anteil der Gewebsmasse.

Zwischen dieser **inneren Grenzschicht** und dem Kammerwasser befindet sich noch ein einschichtiges Epithel. Wie die Linse ist auch die Kornea völlig gefäßfrei, jede Vaskularisation ist pathologisch. Die Hornhaut wird über Diffusion aus der Tränenflüssigkeit und dem Kammerwasser ernährt.

Die **Übergangszone** zwischen Kornea und Bindehaut heißt **Limbus.** Hier enden die konjunktivalen Blutgefäße in einem Circulus arteriosus. Große Moleküle wie Immunglobuline u. a. können von hier aus in das Stroma diffundieren.

Das **Korneaendothel** bildet eine Schranke zwischen Kammerwasser und Stroma; wird es verletzt oder aus anderen Gründen insuffizient, kann Wasser eindringen und ein Stromaödem hervorrufen. Bei der Spaltlampenuntersuchung erscheint die Hornhaut dann wie eine beschlagene Fensterscheibe. Das Epithel erneuert sich alle 5–7 Tage. Größere Defekte können vom Limbus her innerhalb von 12–36 Stunden wieder geschlossenen werden.

Die Hornhaut ist wie ein Uhrglas in die Sklera eingesetzt.

Die Brechkraft ihrer Vorderfläche hat den höchsten Anteil am dioptrischen Apparat des Auges

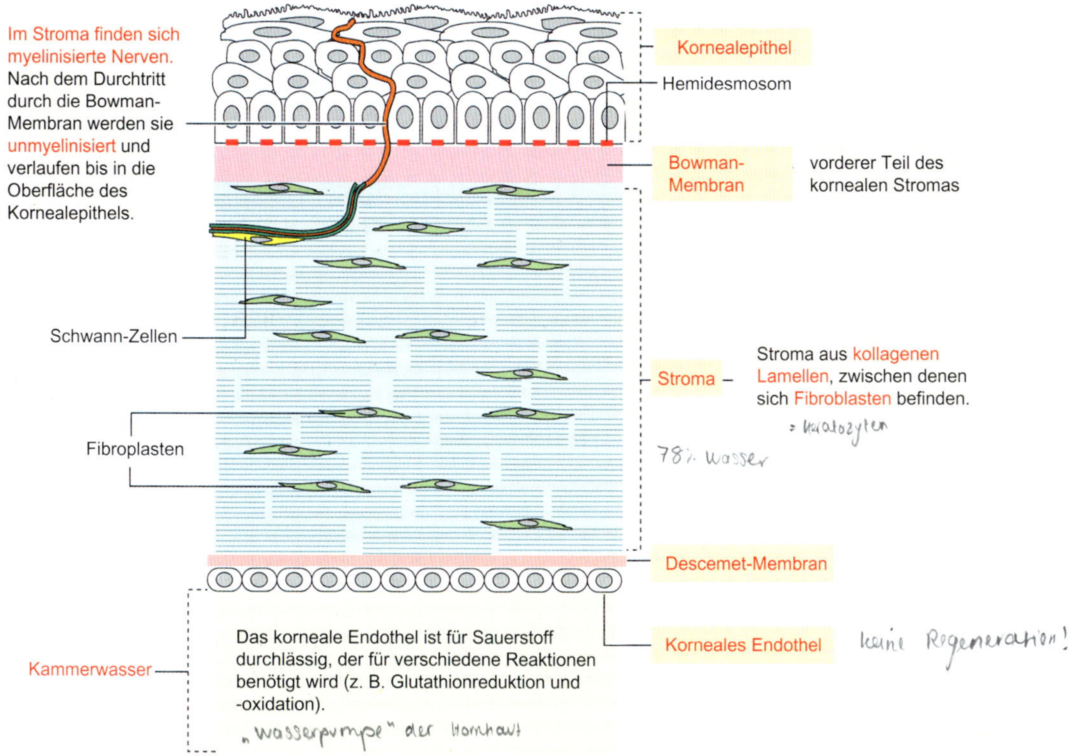

Abb. 4.1 Schnittbild der Kornea [E940]

(▸ Tab. 4.1). Ihre Gesamtbrechkraft beträgt 43 Dioptrien (Linse: 19–33 dpt). Die zahlreichen feinen, sensiblen Hornhautnerven sind meist marklos und stammen aus dem N. nasociliaris, der dem N. ophthalmicus (1. Trigeminusast) entstammt.

4.2 Untersuchung

Ohne Hilfsmittel lassen sich der **Oberflächenglanz** (verändert bei Entzündungen, Infiltraten oder Epithelödem) sowie die **Regelmäßigkeit der Wölbung,** z.B. bei Blick gegen ein Fensterkreuz beurteilen (▸ Tab. 4.2). Dieses muss sich ohne Verwerfung der Linien abbilden.

Am **Spaltlampenmikroskop** lassen sich sowohl die Hornhaut als auch Vorderkammer, Iris und Linse gut beurteilen. Durch entsprechendes Fokussieren ist auch eine differenzierte Begutachtung der verschiedenen Hornhautschichten möglich. Hierzu ist insbesondere die fokale Beleuchtung geeignet (seitlicher Lichteinfall).

Tab. 4.1 Abmessungen der Hornhaut

Normalwerte	
Durchmesser beim Neugeborenen	8–10 mm
Durchmesser beim Erwachsenen	10–13 mm
Dicke in der Mitte	0,5–0,6 mm
Dicke peripher	ca. 1,0 mm
Krümmungsradius	ca. 7,8 mm
Brechkraft	ca. 43 dpt
Oberfläche der Kornea	ca. 1,3 cm^2
Pathologische Abweichungen	
Makrokornea (auch Megalokornea)	Ø > 12 mm
Mikrokornea	Ø < 10,5 mm

Tab. 4.2 Trübungen der Hornhaut

Trübung	Farbe	Begrenzung	Besonderheiten
Infiltration	grau	unscharf	Leukozyten bei seitlicher Beleuchtung sichtbar
Stroma-Ödem	„beschlagene Glasscheibe", graue Trübung	unscharf	Stroma verdickt
Stroma-Narbe	grau-weißlich	scharf	kann vaskularisiert sein; kann auf unterschiedliche Hornhautschichten begrenzt sein

Mit der **Fluorescein-Anfärbung** lassen sich **Epitheldefekte** nachweisen, da sich der grüne Farbstoff in ihnen ansammelt. Bei bestimmten Erkrankungen der Hornhaut (z. B. Keratitis disciformis) zeigen sich bei seitlicher Beleuchtung an der Rückseite des befallenen Hornhautbezirks Präzipitate, das sind Niederschläge pathologischer Beimengungen des Kammerwassers (Leukozyten, Lymphozyten, Fibrin).

> Speckige Hornhautpräzipitate z. B. erscheinen milchglasartig. Sie weisen auf eine frühere granulomatöse Entzündung hin. Die Präzipitate bilden dabei häufig eine rautenförmige vertikale Figur am Endothel, das sogenannte **Arlt-Dreieck.**

Die **Sensibilitätsprüfung** der Hornhaut ist sowohl für den Neurologen als auch den Ophthalmologen wichtig. Geringste Reize rufen physiologischerweise einen starken Schmerz hervor. Bei Herpes-simplex-Infektionen ist die Hypästhesie der Hornhaut typisch. Grob orientierend lässt sich die Sensibilität mit einem Wattebausch prüfen, der zu einem feinen Ende zusammengedreht wird. Genauer geht es mit einem standardisierten Reizhaar, z. B. mit dem Ästhesiometer nach Cachet und Bonnet, oder dem Ästhesiometer nach Draeger, das noch genauer arbeitet und die exakte, reproduzierbare Prüfung in verschiedenen Sektoren erlaubt.

1. N. ophthalmicus, trigeminus (V1)

4.3 Fehlbildungen

4.3.1 Mikrokornea

Bei einem Durchmesser unter 10 mm wird von einer abnorm kleinen Hornhaut gesprochen. Das Auge kann ansonsten normal sein. Häufig ist die Anomalität noch mit anderen Fehlbildungen, wie Kolobomen oder einem Mikrophthalmus kombiniert. Die Betroffenen entwickeln gehäuft ein Glaukom.

4.3.2 Makrokornea

Die Vergrößerung des Hornhautdurchmessers über 12 mm heißt Makro- oder Megalokornea. Eigentlich eine harmlose Normvariante, jedoch muss bei Säuglingen ein kongenitales Glaukom (► Kap. 9.3.1) ausgeschlossen werden, bei dem die Hornhäute ebenfalls abnorm vergrößert sein können.

4.3.3 Keratokonus

4.3.3.1 Ätiologie

Die krankhafte Vorwölbung der Hornhaut tritt sowohl **familiär gehäuft** als auch vergesellschaftet mit dem **Down-Syndrom** auf. Frauen erkranken häufiger; das typische Erkrankungsalter ist das 2. Lebensjahrzehnt. Atopie, Neurodermitis

Die Patienten bemerken ein trotz Brillenkorrektur rapide nachlassendes Sehvermögen. Ursache ist die **konische Vorwölbung der Hornhaut,** die einen irregulären Astigmatismus (► Kap. 15.3.3) und eine Myopie hervorruft. Die Krankheit verläuft schubförmig über mehrere Jahre.

4.3.3.2 Klinik

Vogt-Striae, Fleischer-Ring

Klinischer Befund sind eine in der Seitenansicht zu erkennende Vorwölbung der Kornea mit zentraler Ausdünnung sowie zarte Stromatrübungen und Risse in der Descemet-Membran. Mit der **Placido-Scheibe** (► Kap. 15.3.3) oder Reflexbildchen, die mit dem Ophthalmometer auf die Hornhaut projiziert werden, lässt sich die irregulär geformte Oberfläche nachweisen – die Bilder werden verzerrt wiedergegeben.

4.3.3.3 Komplikationen

Durch die Risse in der Descemet-Membran kann plötzlich Kammerwasser in das Stroma eindringen und den **„akuten Keratokonus"** hervorrufen mit starkem Stromaödem, Schmerzen, Epiphora und Photophobie (► Abb. 4.2).

mikrobielle Keratitis: Abstrich, Breitband-AB,
ab 4. Tag: Steroide - Entzündungshemmung
Narbe: Keratoplastik (Hornhaut-Tx)

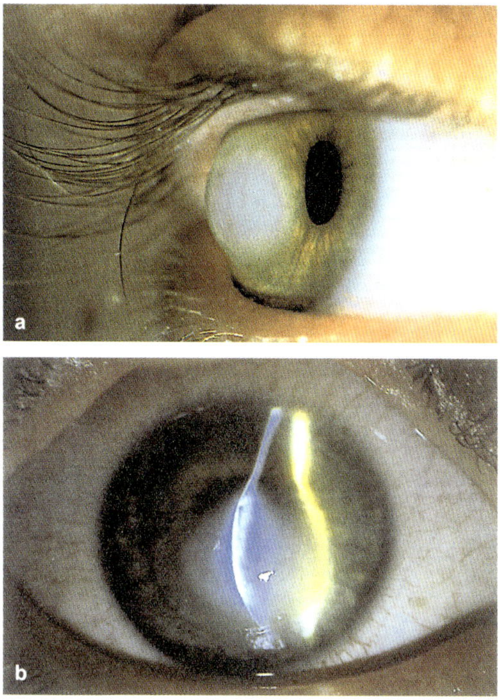

Abb. 4.2 Akuter Keratokonus [T407]
a Seitliche Übersicht
b Spaltlampenbild

4.3.3.4 Therapie

Der Visus kann eine gewisse Zeit noch mit Brillen korrigiert werden. Später sind dann **harte Kontaktlinsen** erforderlich, mit denen oft gute Erfolge erzielt werden. Schreitet die Vorwölbung weiter fort, halten die Kontaktlinsen jedoch irgendwann nicht mehr auf der Hornhaut. Dann kann eine lamelläre oder durchgreifende **Keratoplastik** erforderlich werden.
Als Alternative findet eine physikalisch-chemische Vernetzung und damit Härtung des beim Keratokonus instabilen kornealen Bindegewebes zunehmende Verbreitung. Dabei wird die Hornhaut in einer UV-Licht absorbierenden Lösung (z. B. Vitamin A) getränkt und anschließend mit einer UV-Lampe bestrahlt. Durch die z. B. Vitamin-A-vermittelte Absorbtion der Lichtenergie im Hornhautgewebe werden chemische Prozesse erzeugt, die zu einer Quervernetzung der Kollagenfasern im Gewebe und dadurch zur **Gewebehärtung** führen. Hierdurch kann eine Progression des Keratokonus und damit die früher unausweichliche Hornhauttransplantation fast immer verhindert werden.

4.4 Entzündung (Keratitis)

Merke

Faustregel bei Entzündungen der Hornhaut: bei Epitheldefekten grundsätzlich kein Kortison! Die einzige Ausnahme sind Verätzungen, bei denen die Entzündungsreaktion das verätzte Gewebe bedroht und deshalb unterdrückt werden muss.

4.4.1 Herpes corneae

4.4.1.1 Ätiologie

Das Herpes-simplex-Virus gehört zu den häufigsten Auslösern eines Hornhautgeschwürs. 90 % der Bevölkerung tragen das Virus. Eine Infektion der Hornhaut ist grundsätzlich ein Rezidiv, die Primärinfektion verläuft als Blepharitis oder Konjunktivitis.
Es werden zwei Typen unterschieden: die oberflächliche **Keratitis dendritica** mit bäumchenartigen Läsionen des Epithels (▶ Abb. 4.3), und die **Keratitis disciformis,** bei der das zentrale Hornhautstroma getrübt ist. Die Erreger sitzen im Ganglion Gasseri. Die Herpes-Keratitis neigt zu Rezidiven, welche die Sehkraft gefährden können.

4.4.1.2 Klinik

Vaskularisation!

Die Läsionen bei der **Keratitis dendritica** sind sternförmig oder bäumchenartig erscheinende Epitheldefekte, die mit Fluorescein angefärbt werden und Ähnlichkeit mit Eisblumen auf einer Fensterscheibe haben können. Subjektive Symptome sind starke Schmerzen, Fremdkörpergefühl, Lichtscheu und Epiphora. Die **Hornhautsensibilität** ist typischerweise **herabgesetzt.**
Die **Keratitis disciformis** entsteht, wenn die Herpes-Viren das Korneaendothel befallen. Durch

Descemet-Falten

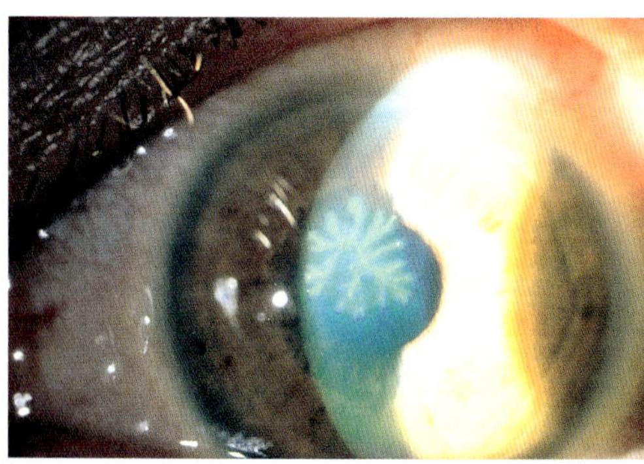

Abb. 4.3 Keratitis dendritica [T407]

ein Ödem des Stromas entsteht eine **unscharf begrenzte, scheibenförmige Trübung,** hinter der speckige Präzipitate sitzen. In der Vorderkammer lässt sich das **Tyndall-Phänomen** (▸ Kap. 7.4.1) nachweisen. Es deutet auf eine Begleit-Iritis hin. Bei Mitreaktion der Vorderkammer finden sich typischerweise Endothelbeschläge.

Komplizierend kann durch eine sekundäre Trabekulitis ein **Sekundärglaukom** auftreten. Die Sensibilität der Hornhaut ist auch bei dieser Form herabgesetzt. Der Patient klagt über Lichtscheu, Tränenträufeln und ein stark herabgesetztes Sehvermögen.

4.4.1.3 Komplikationen

Eine mögliche Komplikation ist der Übergang einer oberflächlichen Herpes-Infektion in ein schwierig zu behandelndes **metaherpetisches Ulkus**. In diesem Fall entstehen Stromadefekte, die das Epithel nicht mehr verschließen kann. Unter Umständen kann hierbei eine Keratoplastik erforderlich werden. durch Immunreaktion auf Virus

4.4.1.4 Therapie

Zwar heilen oberflächliche Herpes-Keratitiden gelegentlich spontan, wegen der möglichen gravierenden Komplikationen ist bloßes Zuwarten jedoch sehr riskant. Die Therapie kann eine **Abrasio des oberflächlichen Epithels** mit Hilfe eines äthergetränkten Wattebauschs sein oder die Gabe von **virostatischen Augentropfen.** Therapeutisch werden Kortikosteroide (nur bei intaktem Epithel!) und Aciclovir gegeben, Letzteres in schweren Fällen auch systemisch. Die **Prognose** ist bei unkompliziertem Verlauf gut, insbesondere wenn nur das Stroma befallen ist. Die Behandlung kann allerdings langwierig sein. Leichte Parenchymtrübungen können zurückbleiben, und Rezidive durch eine Reaktivierung der in den Nervenganglien des Trigeminus liegenden inaktiven Viren sind leider häufig.

4.4.2 Zoster ophthalmicus

▸ Kap. 1.5.1.2 VZV-Reaktivierung, immer einseitig

4.4.3 Ulcus corneae serpens

4.4.3.1 Ätiologie

Diese **bogenförmig voranschreitende, bakterielle Infektion der Hornhaut** entsteht, wenn Keime in einen oberflächlichen Epitheldefekt eindringen. Prädisponiert sind dafür z. B. Menschen mit chronischen Infektionen der Tränenwege (▸ Kap. 2.6.2.2) oder einem Oberlid-Chalazion. Auch oberflächliche Verletzungen durch Holz (Land- oder Waldarbeiter) können ein solches Hornhautgeschwür erzeugen. Erreger sind häufig Streptokokken und Staphylokokken, besonders gefürchtet ist die Infektion mit *Pseudomonas aeruginosa*. Hierbei kann die Hornhaut innerhalb weniger Stunden eitrig einschmelzen und perforieren mit nachfolgender Entzündung des Augeninneren **(Endophthalmitis).**

4.4.3.2 Klinik

Symptome sind Schmerzen, Lichtscheu, Tränenträufeln und ein sehr starker Reizzustand der Bindehaut, die sich dabei dunkelrot verfärben kann. Klinischer Befund (Spaltlampe) an der Kornea ist eine zentral grauweiße bis graugelbe Scheibe mit einem progressiv unterminierten Rand.

Am Boden der Vorderkammer sammelt sich Eiter an. Dieser Zustand heißt **Hypopyon** (▸ Abb. 4.4) und ist ein Hinweis auf einen besonders schnell ablaufenden Krankheitsprozess. Ein Hypopyon entsteht durch aseptische Exsudation von Leukozyten in das Kammerwasser. **Komplikationen** sind neben der Endophthalmitis die Entwicklung eines Sekundärglaukoms sowie die sekundäre Iritis.

4.4.3.3 Therapie

Keine Zeit verlieren, sofort nach Abstrich zur Keimbestimmung halbstündlich **Breitspektrumantibiotika.** Insbesondere bei Ausbildung eines Hypopyons sollte die Therapie in der Klinik durchgeführt werden, in der dann eine Spülung der Vorderkammer mit Eingabe eines Antibiotikums durchgeführt wird. Systemische Antibiotika können ebenfalls nötig sein.

Eine lokale Gabe von Kortison ist kontraindiziert!

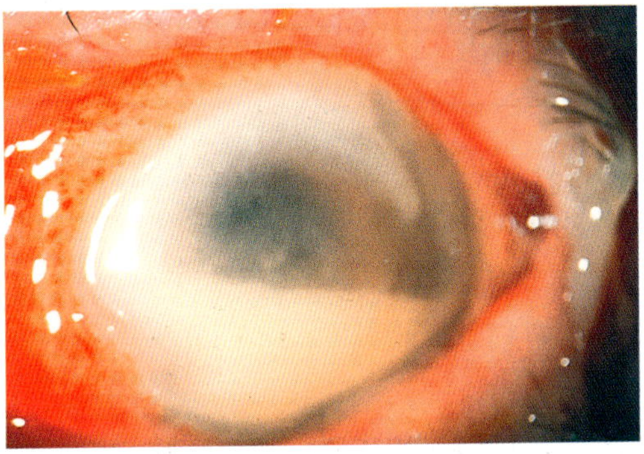

Abb. 4.4 Hypopyon [E426]

Cave

Bei der Verdachtsdiagnose „Ulcus cornea serpens" darf keine Zeit verloren gehen, um Spätschäden oder sogar den Verlust der Sehfähigkeit zu verhindern.

4.4.4 Keratomykosen

4.4.4.1 Ätiologie

Mit der zunehmenden, häufig unkritischen lokalen Anwendung von Kortikosteroiden und Antibiotika nahm auch die Zahl der Keratomykosen zu. Häufige Erreger sind *Candida albicans* und *Aspergillus.*

4.4.4.2 Klinik

Der Verlauf ist langsamer als bei einer bakteriellen Infektion. In der Hornhautmitte findet sich eine scheibenförmige, grauweiße Infiltration mit gefiedertem Rand, den **Satellitenläsionen.** In der Vorderkammer bildet sich frühzeitig ein **Hypopyon.** Oft wird die Diagnose zu spät gestellt und mit Antibiotika oder Kortison behandelt, was die Erkrankung bis zur Einschmelzung und Perforation der Hornhaut forcieren kann.

4.4.4.3 Therapie

Nach Abstrich aus dem Ulkus Nystatin lokal gegen *Candida,* Natamycin bei *Aspergillus* und anderen Pilzen. Der Patient sollte hospitalisiert werden, da die Behandlung schwierig ist. Eventuell kann eine Keratoplastik erforderlich werden.

4.4.5 Keratitis parenchymatosa

4.4.5.1 Ätiologie

Ursache dieser Keratitis ist in 90 % d. F. eine **Lues connata.** Auch Tuberkulose, Lepra, Toxoplasmose und andere Erkrankungen können Auslöser sein.

4.4.5.2 Klinik

Die Patienten erkranken meist einseitig zwischen dem 10.–30. Lebensjahr und entwickeln eine **tiefe graue Trübung des Hornhautstromas,** die sich vom Limbus her auf die Hornhautmitte zubewegt. Parallel bestehen eine starke **ziliare Injektion** sowie Schmerzen, Tränenträufeln und Lichtscheu. Im weiteren Verlauf färbt sich das Infiltrat graurot und wird vaskularisiert; die ziliare Injektion geht in eine gemischte über. Im nächsten Stadium hellen sich die limbusnahen Trübungen etwas auf, die zentralen Abschnitte bleiben trüb. Es bilden sich graue Narben aus. Das zweite Auge erkrankt meist einige Monate später.

4.4.5.3 Therapie

Die Therapie erfolgt symptomatisch lokal mit hoch dosierten Kortikosteroiden. Zur Vermeidung von Synechien (► Abb. 7.3) durch die begleitende Iritis wird die Pupille mit Scopolamin oder Atropin weitgestellt.

4.4.6 Keratitis e lagophthalmo (Expositionskeratitis)

4.4.6.1 Ätiologie

Eine Fazialisparese führt zum **unvollständigen Lidschluss** (Lagophthalmus, ► Kap. 1.4.3.1). Ebenso können ein Narbenektropium, apoplektische Insulte oder Koma Auslöser sein.

4.4.6.2 Klinik

Der untere Teil der Hornhaut trocknet dabei insbesondere nachts aus und entwickelt eine Keratitis oder sogar ein Ulkus. Zunächst zeigt sich eine oberflächliche Keratitis (K. punctata). Daran schließt sich die Entstehung einer Hornhauterosion an, aus der wiederum ein Ulkus entstehen kann. Die Sensibilität bleibt erhalten. Wird unzureichend therapiert, kann das Ulkus perforieren.

4.4.6.3 Therapie

Therapeutisch kommt als **konservative Maßnahme** die Anwendung antibiotischer und blander Augensalben in Betracht. Durch Aufkleben eines Uhrglasverbandes kann die Austrocknung der Hornhaut verhindert werden. **Operativ** kommt die Implantation kleiner Goldgewichte in das Oberlid infrage. Diese Gewichte ermöglichen der Schwerkraft folgend einen passiven mechanischen Verschluss der Lidspalte. Eine Öffnung des Lides ist weiterhin möglich, da der Lidheber den mechanischen Widerstand des Goldimplantats leicht überwinden kann. Als letzte Maßnahme bleibt allerdings manchmal nur die temporäre oder pemanente Blepharorrhaphie, der teilweise oder völlige Verschluss der Lider.

4.4.7 Keratitis neuroparalytica (neurotrophische Keratopathie)

4.4.7.1 Ätiologie und Klinik

Diese Erkrankung tritt auf bei Ausfall des N. trigeminus, z. B. durch Blockade des Ganglion Gasseri, Tumoren oder Verletzungen. Folge ist eine **Ver-**

minderung der Lidschlagfrequenz und eine **Abnahme der Tränenproduktion.**
Trotz schwerer Schäden an der Hornhaut (Epithelzerfall, Erosionen und Infiltrate in der Hornhautmitte) gelangen viele Patienten erst sehr spät in Behandlung, da gleichzeitig das **Schmerzempfinden der Hornhaut ausgeschaltet** wird. Der Metabolismus der Hornhaut wird in noch nicht endgültig aufgeklärter Weise durch die Nervenschädigung gestört. Die Hornhautschäden entwickeln sich sowohl aus kleineren Epithelverletzungen als auch ohne Schädigung der Korneaoberfläche. Anfangs bilden sich punktförmige oberflächliche Läsionen, aus denen größere Epitheldefekte entstehen können. Bei bakterieller Superinfektion können sich Hornhautulzera bilden.

4.4.7.2 Therapie

Therapeutisch kommen künstliche Tränen, lokal angewandte Antibiotika zum Schutz vor Sekundärinfektionen, Dexpanthenol-Augensalben zur Regenerationsförderung und ein Uhrglasverband zur Anwendung. Letzterer, um das Austrocknen der Hornhaut zu verhindern.

4.4.8 Akanthamöben-Keratitis

Eine Akanthamöben-Keratitis ist eine seltene Hornhautentzündung. Akanthamöben sind saprophytäre Protozoen und leben im Süßwasser. Wichtige Risikofaktoren sind Kontaktlinsen, kontaminiertes Wasser sowie Hornhauttraumen.
Das typische **Hauptsymptom** der Akanthamöben-Keratitis sind starke Schmerzen, die bei anderen Keratitiden eher selten sind.

> Eine stromale Trübung der Hornhaut mit beginnender Ausbildung eines Ringabszesses in Kombination mit einer stark schmerzhaften Sehstörung und einer positiven Kontaktlinsenanamnese ist für eine Akanthamöben-Keratitis typisch. Morphologisch sind Epitheldefekte, Ringinfiltrate und zentrale Ulkusbildungen typisch.

Als lokale Therapeutika stehen Propamidin und Pentamidine zur Verfügung.

4.4.9 Medikamentenbedingte Keratitis

Verschiedene Medikamente rufen Störungen an der Kornea hervor. **Resochin** wird in den parenchymatösen Geweben eingelagert und führt zur Keratitis mit grauen, wirbelförmigen Hornhauttrübungen sowie zur Retinopathie (▸ Kap. 11.4.8).

Kortikosteroide sorgen zwar schnell für ein blendend weißes Auge, sie begünstigen jedoch virale, bakterielle und mykotische Hornhauterkrankungen und fördern den grauen und grünen Star.
Die 14-tägige lokale Anwendung am Auge kann bei entsprechender Disposition zum Kortikosteroid-Glaukom führen – diese Veranlagung haben in Europa und Nordamerika 20–40 % der Bevölkerung. Insbesondere bei unkontrollierter Selbstmedikation von Bindehautreizungen mit Kortikosteroiden wird diese Nebenwirkung beobachtet. Nur eine kritische und kontrollierte Verordnung schützt davor.
Gleiches gilt für **Lokalanästhetika.** Diese setzen die Hornhautsensibilität herab, stören den Metabolismus durch Ausschaltung der Nervenfunktion und können so schnell schwere Epithelnekrosen hervorrufen. Diese Medikamente gehören **nicht in Patientenhand!**

4.5 Degeneration

4.5.1 Arcus senilis (Gerontoxon)

Im Alter ist der grauweiße **Greisenring** in der Peripherie der Hornhaut eine Erscheinung ohne Krankheitswert. In jüngeren Jahren kann ein solcher Ring auf eine primäre Hyperlipidämie vom Typ IIa hinweisen.

4.5.2 Pterygium

Auch Flügelfell, ▸ Kap. 3.4.2.

4.5.3 Hornhautdegenerationen

Eine große Zahl erblicher und erworbener Hornhautdegenerationen ist bekannt. Einige Beispiele:

- Bei der granulären oder bröckeligen **Dystrophie Groenouw I** finden sich körnige Einlagerungen im Hornhautstroma. Hauptsymptom sind starke Blendungserscheinungen; eine Hornhauttransplantation ist jedoch nur selten erforderlich.
- Bei der gittrigen Dystrophie der Kornea **(Groenouw III)** finden sich Linien (Amyloidansammlungen) im Stroma, dazu kommen Epitheldefekte und rezidivierende Erosionen. Der Visus kann gut bleiben, kann sich aber auch so verschlechtern, dass eine Keratoplastik erforderlich wird. Diese beiden Dystrophieformen sind dominant erblich.
- Die makuläre **Dystrophie Groenouw II** gehört zu den rezessiv erblichen Hornhautdystrophien.

Cornea verticillata: bei Amiodaron-Therapie

Fleckförmige Trübungen finden sich über das gesamte Hornhautstroma verteilt. Da die Hornhaut auch zwischen den Flecken eintrübt, verhindert meist nur eine Keratoplastik die Erblindung.

Bei einigen **Systemerkrankungen** treten ebenfalls Hornhautdystrophien auf:

- **Morbus Pfaundler-Hurler:** wolkige Hornhauttrübungen durch Einlagerung pathologischer Glykosaminoglykane und andere Abnormalitäten am Auge
- **Zystinspeicherkrankheit:** Hier finden sich dichte, umschriebene Hornhauttrübungen (Zystineinlagerungen) mit Blendungsempfindlichkeit und Visusminderung sowie rechteckige Zystinkristalle in der Bindehaut. Auch die Linse kann betroffen sein. Therapie: Cysteamin 0,2 % lokal.
- Der **Kayser-Fleischer-Kornealring** entsteht durch die typisch braune Einlagerung von Kupfer in der Hornhautperipherie beim **Morbus Wilson** und ist ein diagnostisch wichtiges Symptom.
- Die **Fuchs-Endotheldystrophie** der Hornhaut ist eine bilaterale Erkrankung mit beschleunigtem Endothelzellverlust der Hornhaut. Es finden sich feine Bläschen in der Descemet-Membran. Es entsteht die **Cornea guttata,** eine häufige Alterserscheinung. Da die Hornhaut über Nacht bei geschlossenen Lidern anschwillt, sieht der Patient am Morgen typischerweise schlechter als am Abend. Übersteigt die Zahl der Bläschen eine kritische Grenze, so dringt durch die Endotheldekompensation Kammerwasser in das Stroma und erzeugt zuerst ein Epithel-, später ein Stromaödem. Mit einer 40-prozentigen Glukose-Augensalbe lässt sich die Hornhaut kurzfristig (für Stunden) entquellen. Ein persistierendes Ödem kann zur Ausbildung einer bullösen Keratopathie führen. Oft wird eine Keratoplastik erforderlich.
- Die **Keratomalazie (Xerophthalmie)** tritt bei schwerem Vitamin-A-Mangel auf. Im Frühstadium verliert die Hornhaut ihren Glanz, es treten **Bitot-Flecken** auf. Die mangelernährte Hornhaut kann sich in schweren Fällen auflösen und perforieren. Die Krankheit ist in den Industrieländern selten. Sie tritt besonders in Süd- und Ostasien auf, wo karotinfreier Reis das Hauptnahrungsmittel ist.
- **Bandförmige Hornhautdegenerationen** können nach nach langjährigen Entzündungen des vorderen Augenabschnitts, bei einer Phthisis bulbi oder bei Patienten, die an einer juvenilen Polyarthritis leiden, auftreten. Es kommt zu einer Kalkablagerung auf der Höhe der Bowman-Membran und anschließend zu einer quer verlaufenden Trübungszone der Hornhaut im Lidspaltenbereich, die den Visus erheblich mindert. Die Trübungen können mit Natrium-EDTA-Puffer nach einer Abrasio corneae gelöst werden.

Klinischer Fall

Anamnese

Ein 76-jähriger Patient, der vor vielen Jahren am Grauen Star operiert wurde und seitdem immer gut sehen konnte, kommt ein Jahr nach der letzten Vorstellung mit einer einseitigen Sehminderung. Der Patient ist dem Arzt seit vielen Jahren bekannt und hatte immer stabile Brillenwerte. Die Sehschärfe beträgt 1,0/0,4. Ursächlich ist eine einseitige Zunahme des Astigmatismus am LA von 1,75 auf 5,5 dpt.

Bei der Inspektion des Auges zeigt sich eine glasige Verdickung des Hornhautepithels, die tumorös von oben und von der nasalen Seite auf die Hornhaut ragt und den Rand der Pupille und somit die optische Achse fast erreicht hat (► Abb. 4.5). Der Tumor wächst kissenartig auf der Hornhautoberfläche und scheint das darunter liegende Gewebe nicht zu infiltrieren.

Diagnose

Einseitiger progredienter Astigmatismus durch einen oberflächlichen Tumor der Hornhaut, vermutlich ein Carcinoma in situ.

Therapie

Chirurgische Exzision des Tumors und Histologie, nach Bestätigung der Diagnose lokale Interferon-Therapie.

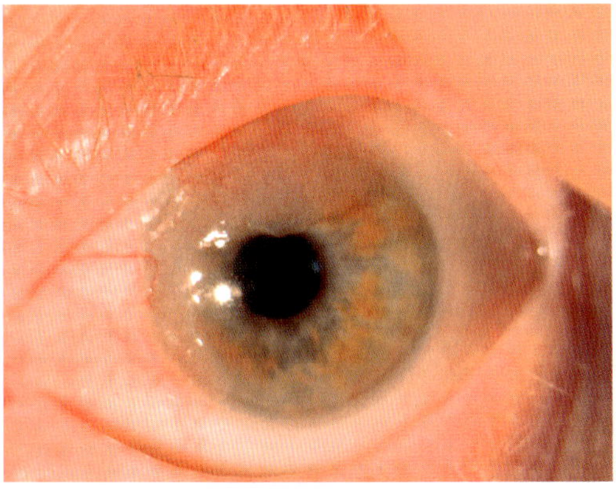

Abb. 4.5 Carcinoma in situ der Kornea [M638]

05 Lederhaut (Sklera)

IMPP-Hits

In den letzten zehn Examina wurden vom IMPP zu diesem Thema keine Fragen gestellt.

5.1 Anatomische Grundkenntnisse

Die bindegewebige **Lederhaut** hat wichtige **Stützfunktionen** für das Auge. Die Durahülle des Sehnervs geht direkt in die Sklera über; entwicklungsgeschichtlich entspricht die Sklera der Dura des Gehirns. Sie besteht aus gitterförmig angeordneten Kollagenfasern und besitzt einen bradytrophen Stoffwechsel. Die Innervation erfolgt über die Ziliarnerven, die in der Sklera verlaufen.

Vorn geht die Sklera am Limbus in die Hornhaut über. Hier liegen auch das **Trabekelwerk** und der **Schlemm-Kanal,** das Abflusssystem für das Kammerwasser.

Hinten **lässt** die Sklera im Bereich der siebförmigen Lamina cribrosa den **Sehnerv und die A. centralis sowie die Zentralvene durchtreten.** Diese Region gibt bei intraokularen Druckerhöhungen als erste nach, woraus die Gefährdung des Sehnervs beim Glaukom resultiert. Zusätzlich ist die Sklera von zahlreichen feinen Kanälchen für die kurzen Ziliararterien durchsetzt. Am Äquator durchbohren die langen Ziliararterien und die Vortexvenen die Lederhaut. Auf der Sklera liegt gefäßreiches, lockeres Bindegewebe, die **Episklera.**

5.2 Erkrankungen

5.2.1 Entzündung der Sklera bzw. Episklera

5.2.1.1 Skleritis

Ätiologie

Als Bindegewebe ist auch die Sklera anfällig für rheumatische Erkrankungen.

Ursachen einer Skleritis können eine primär chronische Polyarthritis (häufig), aber auch Infektionskrankheiten wie Syphilis oder Tuberkulose sowie Gicht, die Wegener-Granulomatose oder Kollagenosen sein. Die Erkrankung ist insgesamt selten.

Klinik

Die Skleritis ist ernster zu nehmen als die Episkleritis: Sie kann bis zur Perforation des Bulbus fortschreiten und hat eine **schlechte Prognose.** Es imponiert eine schmerzhafte, tiefe Entzündung der Sklera mit **dunkelvioletter Verfärbung,** die zunächst sektorenförmig begrenzt ist, später diffuse Grenzen zeigt. Dazu kommen Chemosis, Lidschwellung und starke Schmerzen durch Reizung der Ziliarnerven. Sekundär können eine Keratitis und eine Iridozyklitis auftreten. **Differenzialdiagnostisch** kommt in erster Linie eine Konjunktivitis infrage, die jedoch meist nicht scharf begrenzt ist.

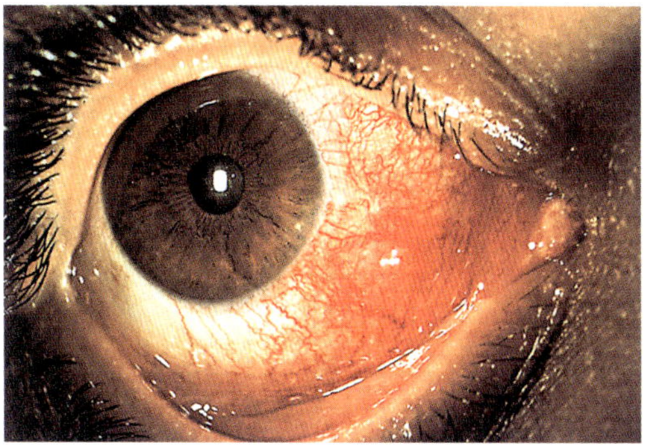

Abb. 5.1 Episkleritis [T407]

Therapie

Die Erkrankung verläuft **chronisch** mit einer **hohen Rezidivrate.** Therapeutisch kommen lokale und systemische **Kortikoidgaben** zur Anwendung. Sofern die Grunderkrankung bekannt ist, wird diese behandelt. Bei entsprechender rheumatischer Grunderkrankung können auch Immunsuppressiva wie Azathioprin oder Cyclophosphamid gegeben werden.

5.2.1.2 Episkleritis

Hauptsymptom der Episkleritis ist ein rötlicher bis violetter, schmerzhafter Knoten **(episkleritischer Buckel)** unmittelbar unter der Bindehaut, die in diesem Bereich eine ziegelrote, konjunktivale Hyperämie zeigen kann (▶ Abb. 5.1, ▶ Abb. 5.2). Ziliare Injektion und **lokaler Druckschmerz** kommen hinzu. Eine Begleit-Iritis kann vorliegen. Als Therapie werden lokal Steroide gegeben. Die Prognose ist gut.

5.2.2 Blaue Skleren

Durch eine verdünnte oder atrophische Sklera scheint die Aderhaut bläulich durch – einer der Lieblingskolibris des IMPP. Bei Neugeborenen kann dies noch normal sein, verschwindet jedoch im Laufe der ersten Lebensjahre.
Pathologischen Wert haben die blauen Skleren als typische Begleiterscheinung der **Osteogenesis imperfecta.** Sie können aber auch bei vielen anderen Bindegewebserkrankungen wie z. B. Marfan- und Ehlers-Danlos-Syndrom auftreten. Eine Therapie gibt es nicht.

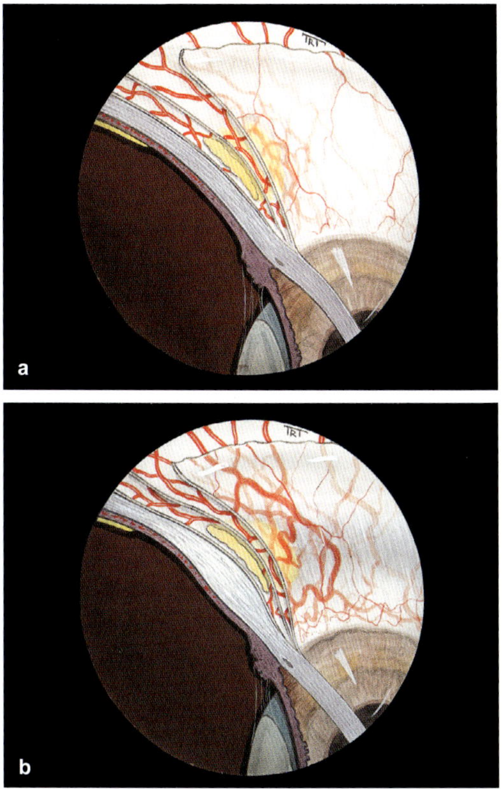

Abb. 5.2 **a** Episkleritis mit maximal ausgeprägter oberflächlicher Gefäßinjektion
b Episkleritis mit maximaler tiefer Gefäßinjektion und Verdickung der Sklera [E940]

5.2.3 Staphylom

Unter einem Staphylom wird eine **Dickenveränderung der Lederhaut** verstanden. Das **Staphyloma posticum** ist eine Ausstülpung des hinteren Augenpols bei extremer Myopie. Auch als Folge von Entzündungen kann die Sklera ausdünnen. Es entsteht ein **Sklerastaphylom,** durch das die Aderhaut bläulich durchschimmert. Diese Stellen können auch leicht erhaben sein. Eine Therapie gibt es nicht.

06

Linse

IMPP-Hits

Folgende Themen hat das IMPP in den letzten zehn Examina abgeprüft:

- Katarakt: Myopisierung bei Kernkatarakt, Myopisierung der Linse bei Diabetes
- Cataracta traumatica
- Irisschlottern bei Marfan-Syndrom
- Cataracta secundaria

6.1 Anatomische Grundkenntnisse

6.1.1 Entwicklung

Im 1. Embryonalmonat stülpt sich Ektoderm in den Augenbecher und bildet die Linsengrube. Eine Mesodermschicht (später Hornhaut) wächst dazwischen und trennt die Linsengrube vom Ektoderm ab. Die Linsenblase ist entstanden. Der Augenbecher bleibt nach unten offen. Durch diesen Augenbecherspalt erfolgt die Gefäßversorgung der Linse durch die Hyaloidea-Gefäße, die zwischen dem 7. und 9. Fetalmonat vollständig obliterieren.

6.1.2 Aufbau

Die Zellen der Linsenblase bilden die Linsenkapsel, die in der Folge mit Linsenfasern ausgefüllt wird, und zwar vom Linsenäquator her (Übergang Vorder- zu Rückfläche, auch **generative Zone** genannt). Diese Linsenfaserzellen besitzen einen langen, mit dem transparenten Protein Kristallin angefüllten Zellfortsatz, der vom Äquator bogenförmig in die tieferen Linsenschichten zieht. In der sog. **Nahtfigur** treffen die Fasern auf einer Linie zusammen, die an der Spaltlampe sichtbar ist und die Form eines „y" besitzt. Das Wachstum der Linsenfasern geschieht zeitlebens, sie liegen in vielen Schichten übereinander – die älteren innen.

Die **Linsenvorderfläche** besitzt ein einschichtiges Epithel. Der **Linsenkern** besteht ebenso wie die Hinterfläche aus den Linsenfasern. Die **Linsenkapsel** umhüllt diese Strukturen. Die Linse ist frei von Gefäßen und Nerven. Im Alter nimmt sie an Volumen und Größe zu, ihre Verformbarkeit nimmt gleichzeitig ab (Linsenmaße ▸ Tab. 6.1).

Tab. 6.1 Linsenmaße

Dicke	ca. 4 mm
Durchmesser	9 mm
Gewicht	ca. 170 mg
Brechkraft	19–33 dpt

Mit den feinen **Zonulafasern** ist die Linse am Ziliarkörper aufgehängt. Über diese Fasern wird der Zug der Ziliarmuskulatur vermittelt und die Linse auf unterschiedliche Dicke (= Veränderung der Brechkraft) eingestellt. Dieser Vorgang wird **Akkommodation** genannt und dient der Einstellung auf unterschiedlich entfernte Objekte. Der Ziliarkörper enthält **eine ringförmige und eine radiäre Muskelportion.** Zieht sich der Ringmuskel zusammen, so erschlaffen die Zonulafasern und die Linsengestalt wird mehr kugelförmig. Die Brechkraft nimmt dadurch zu. Bei ruhendem Ziliarmuskel ist die Linse deshalb für den Blick in die Ferne eingestellt (► Kap. 15.1).

6.2 Untersuchung

Bei **Inspektion mit dem bloßen Auge** lassen sich evtl. eine Linsenluxation oder eine fortgeschrittene Katarakt erkennen. Für die Katarakt ist dabei bei seitlicher Beleuchtung typisch, dass die Iris auf der Linsenvorderfläche einen Schatten wirft. Im auffallenden Licht wird eine graue Trübung in der Pupille sichtbar. Bei der **Durchleuchtung mit dem Augenspiegel** lassen sich Trübungen als Schatten vor dem rot aufleuchtenden Augenhintergrund sehen.
Die genaueste Untersuchung der Linse ist bei erweiterter Pupille mit Hilfe des **Spaltlampenmikroskops** möglich, mit dem der Untersucher durch die einzelnen Schichten hindurchfokussiert.

6.3 Katarakt

Ätiologie

Die **Katarakt** ist die Trübung der Augenlinse, im Volksmund der **graue Star.** In historischer Zeit zogen sog. Starstecher durch die Gegend, die die Menschen von ihrem grauen Star befreiten. Ein beliebtes Verfahren war, durch starken Druck mit dem Daumen die Linse zu luxieren und in den Glaskörper zu drücken – und danach möglichst schnell den Ort zu wechseln, bevor die Komplikationen auftraten.
Ohne Linse braucht der Mensch ein Starglas von meist mehr als +12 dpt. In den letzten Jahrzehnten ist die **Implantation intraokularer Linsen** zur Regeloperation geworden.

Klinik

Subjektives Symptom der Katarakt ist, dass die Patienten matt, unscharf oder wie durch einen Schleier sehen. Durch die Streuung des einfallenden Lichts entstehen **Blendungserscheinungen,** z. B. beim Heraustreten aus einem dunklen Flur in helles Tageslicht. Insbesondere der in der hinteren Linsenkapsel lokalisierte graue Star **(Cataracta subcapsularis posterior)** verursacht solche Blendungen und reduziert das Sehvermögen sehr früh.

Sitzt die Katarakt im Kern **(Kernkatarakt),** so entsteht eine Kurzsichtigkeit und die Patienten können möglicherweise auf einmal wieder ohne Lesebrille lesen. Die Trübungen lassen sich bei Untersuchung mit der Spaltlampe genau klassifizieren und lokalisieren.

Therapie

Die verschiedenen Kataraktformen werden durch **Extraktion** therapiert. Verschiedene Operationsverfahren stehen zur Verfügung:

- Bis Anfang der 1980er-Jahre war die **intrakapsuläre Kataraktextraktion** das gebräuchlichste Verfahren. Dabei wird die Linse im Ganzen zusammen mit dem Kapselsack entfernt, nachdem die Zonulafasern gelöst wurden. Vorteil des Verfahrens ist, dass keine Linsenteile im Auge zurückbleiben und sich kein Nachstar bilden kann. Als nachteilig zeigte sich, dass insbesondere Netzhautablösungen postoperativ häufiger als beim extrakapsulären Verfahren beobachtet wurden. Auch Luxationen des Glaskörpers in die Vorderkammer sind häufiger. Außerdem war das Einsetzen einer Kunstlinse nur schwer möglich und die in dieser Zeit verwendeten kammerwinkelgestützten oder irisgestützten Kunstlinsen erzeugten zahlreiche Komplikationen.
- Danach war bis in die 1990er-Jahre die **extrakapsuläre Extraktion** der Katarakt das übliche OP-Verfahren. Dabei wird die Linsenkapsel eröffnet und das getrübte Linsenmaterial aus dem Kapselsack entfernt. Die hintere Linsenkapsel bleibt stehen und stabilisiert so das Irisdiaphragma. Durch die Einführung dieses Verfahrens ging die Zahl der Netzhautablösungen stark zurück. Das stabile Einsetzen von Kunstlinsen in den leeren Kapselsack war nun sicher und reproduzierbar möglich.
- Seit den 1990er-Jahren ist das Standardverfahren in Modifikation des extrakapsulären Verfahrens die **Phakoemulsifikation.** Dabei wird der Linsenkern im Auge innerhalb der Kapsel mit Ultraschall zertrümmert, die Trümmer werden mittels einer Saug-Spül-Einrichtung abgesaugt. In

Kombination mit der Entwicklung faltbarer Linsen, die durch einen Schnitt von weniger als 2 mm implantiert werden können, hat die Phakoemulsifikation die Katarakt-Operation revolutioniert. Sie wird mittlerweile fast ausschließlich ambulant durchgeführt und erfordert nur minimale Rehabilitationszeit.

Am häufigsten implantiert werden heute **Hinterkammerlinsen,** die fast immer im Kapselsack und nur ausnahmesweise im Sulcus ciliaris fixiert werden (▸ Abb. 6.1). Im Gegensatz zu **Vorderkammerlinsen,** die an der Iris oder im Kammerwinkel befestigt sind, kann bei den Hinterkammerlinsen unproblematisch der Augenhintergrund in medikamentöser Mydriasis untersucht werden. Folgende Klassen von **Intraokularlinsen (IOL)** können zum Einsatz kommen:

- Faltbare IOL aus Acrylat oder Silikon
- Nicht faltbare IOL aus PMMA (Polymethylmethacrylat, Plexiglas)
- Monofokale IOL mit nur einer Refraktion
- Multifokale IOL mit unterschiedlichen Refraktionen, auch MIOL abgekürzt
  - Refraktive MIOL mit mehreren Zonen unterschiedlicher Refraktion
  - Diffraktive MIOL mit zentraler refraktiver Optik und einer diffraktiven Rückfläche.

In der klinischen Erprobung sind akkommodative IOL.

Komplikationen

Bei einer Kunstlinsenimplantation können folgende Komplikationen auftreten: Makulaödem, Infektion, Luxation des Implantats, Glaskörpervorfall, Netzhauablösung, Irisprolaps, Synechien und Nachstarbildung. Der **Nachstar** entsteht durch übriggebliebene Linsenzellen. Mit dem Laserstrahl lässt sich die dabei entstehende Membran ohne erneuten intraokularen Eingriff zerstören. Als Alternative steht die **Diszision** (Aufschlitzen der Nachstarmembran) zur Verfügung. Die genannten Komplikationen sind selten, in der Regel gewinnen die überwiegend älteren Patienten durch die wiedererlangte Sehkraft ein hohes Maß an Lebensqualität zurück.

6.3.1 Angeborene Katarakt

Verschiedene **Ursachen** der angeborenen Linsentrübung sind bekannt:

- Erblich
- Stoffwechselstörungen wie Galaktosämie, Aminoazidurie oder Lowe-Syndrom
- Infektionen während der Schwangerschaft:
  Die Linse wird während der 5.–8. Schwangerschaftswoche angelegt und ist in dieser Zeit noch nicht von ihrer Kapsel geschützt. Bei **Virusinfektionen der Mutter** können die Viren in das Linsengewebe gelangen und Trübungen hervorrufen.
  Den größten Teil nehmen dabei Rötelninfektionen ein, die im 1. Trimenon erfolgen und zur beidseitigen Katarakt durch Persistieren der Erreger in der Augenanlage führen (**Gregg-Syndrom,** außer Katarakt noch Innenohrschwerhörigkeit und Herzfehlbildungen). Mumps, Hepatitis und Toxoplasmose (2. Trimenon) folgen. Rötelnviren persistieren bis zu vier Jahre nach

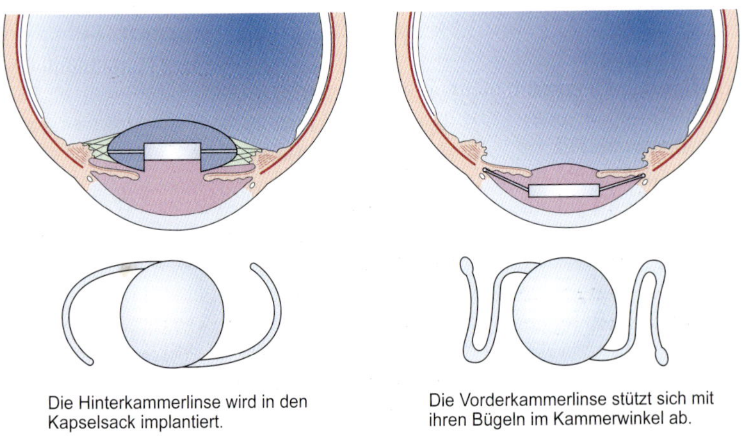

Abb. 6.1 Kunstlinsentypen [L141]

der Geburt in der Linse. Auch Zytomegalie oder eine Varizelleninfektion können eine angeborene Katarakt auslösen.

Die getrübte Linse eines Säuglings führt unweigerlich zur **Deprivationsamblyopie** (irreversible Schwachsichtigkeit), wenn sie nicht rechtzeitig entfernt wird. Die sensible Zeit für die Entwicklung dieser Schwachsichtigkeit sind die ersten sechs Lebensmonate, sodass angeborene Katarakte möglichst innerhalb der ersten Lebenswochen operiert werden sollten. Im Anschluss muss die fehlende Brechkraft durch Kontaktlinsen oder eine Brille ersetzt werden. Nach dem 1. Lebensjahr werden auch bei Kindern oft Kunstlinsen verwendet.

Bei **Galaktosämie** kann eine rechtzeitig in den ersten Wochen einsetzende Therapie die Linsentrübung beseitigen.

Merke

Bei angeborener Katarakt immer daran denken, dass eine Deprivationsamblyopie verhindert werden muss.

6.3.2 Cataracta senilis

Merke

Trübungen der Linse beeinträchtigen das Sehvermögen erheblich bis hin zur Blindheit. Insbesondere im Alter kommt es häufig zur Katarakt, weshalb eine routinemäßige Augenuntersuchung bei älteren Menschen zum Standard gehören sollte.

Ätiologie

Die Pathogenese der Alterskatarakt ist noch nicht völlig geklärt.

Einteilung und Klinik

Die häufigste Form ist der **Rindenstar (Cataracta corticalis)**, der sich in zwei Untergruppen unterteilen lässt: Zum einen in den tiefen supranukleären Rindenstar, die typische Alterskatarakt, und in den subkapsulären oberflächlichen Rindenstar mit hinterer Schalentrübung. Altersstare entwickeln sich meist beidseits.

- Die **tiefe Form** entwickelt sich nach dem 45. Lebensjahr und zeigt erst **Wasserspalten,** später **Speichentrübungen** der Linse, die typischerweise radiär vom Zentrum zur Peripherie streben wie Fahrradspeichen von der Nabe zur Felge. Es entwickelt sich in der Folge eine Kernsklerose (bräunlich), zu der weitere subkapsuläre Trübungen kommen und die schließlich in eine mature Katarakt übergeht. Der Prozess schreitet langsam fort, der Visus verschlechtert sich ebenfalls langsam.
- Der **oberflächliche subkapsuläre Rindenstar** entwickelt rasch die typische **hintere Rindentrübung.** Diese Form kann sich in jedem Lebensalter entwickeln und schnell in eine mature Katarakt übergehen. Diese führt früh zur Sehverschlechterung, der Nahvisus ist schlechter als der Fernvisus.

Praxistipp

Insbesondere beim subkapsulären Rindenstar kann sich die Sehschärfe innerhalb weniger Wochen stark verschlechtern. Im Vordergrund steht zu Anfang eine plötzlich stark zunehmende Blendungsempfindlichkeit im Gegenlicht, da die auf der Rückseite der Linse liegenden dichten und fleckförmigen Trübungen extrem streuen, während die Sehschärfe durch zwischen den Trübungen liegenden klare Lücken noch gut sein kann.

Weniger häufig kommt der **primäre Kernstar (Cataracta nuclearis)** vor. Hier findet sich zuerst eine braune Kernsklerose, ohne anfänglich den Visus merklich zu beeinflussen; der Prozess schreitet sehr langsam fort. Später wird der Kern graubraun bis dunkelbraun **(Cataracta nigra).** Die Patienten entwickeln eine starke Brechungskurzsichtigkeit und Mehrfachbilder auf der Netzhaut.

Unter einer **maturen Katarakt** wird ein Stadium verstanden, in dem alle Schichten der Linse dicht getrübt sind (▸ Tab. 6.2).

Bei der **hypermaturen Katarakt** verflüssigen sich Linsenbestandteile, und der härtere Kern ist als

Tab. 6.2 Kataraktstadien

Stadium	Klinik
Cataracta incipiens	erste Anzeichen ohne nennenswerte Trübungen
Cataracta provecta	Kombination initialer Trübungen; Sehstörungen
Cataracta matura	alle Schichten der Linse dicht getrübt
Cataracta hypermatura	Verflüssigung oder Verkalken der Linsenbestandteile

Scheibe in dieser Masse zu erkennen (**Morgagni-Katarakt**) oder die Linsensubstanz schrumpft und neigt zur Verkalkung. Die Morgagni-Katarakt neigt zur Spontanluxation nach Bagatelltraumen und kann so manche Wunderheilung erklären – aber leider auch ein Glaukom hervorrufen.
Folge kann ein phakolytisches Glaukom sein, das durch Übertritt von Linseneiweiß in das Kammerwasser entsteht.

Merke

Die Entfernung einer unkomplizierten Katarakt ist heutzutage ein Standardeingriff, der bei sonst gesunden Patienten meist ohne Komplikationen auch ambulant durchgeführt wird.

6.3.3 Katarakt bei Augen- und Allgemeinleiden

6.3.3.1 Cataracta complicata

Diese Katarakt tritt meist infolge anderer Augenerkrankungen auf. Sie ist durch eine **hintere Schalentrübung** gekennzeichnet. Ursache können u. a. sein: chronische Iridozyklitis, rezidivierende Uveitiden, diabetische Retinopathie, Retinopathia pigmentosa, Glaukom, intraokulare Verletzungen, Ablatio retinae und Toxoplasmose.

6.3.3.2 Katarakt bei Allgemeinleiden

- Die Katarakt bei **Myotonie** besteht im Frühstadium aus vielen bunten Trübungspunkten in Form einer Rosette, später geht sie in eine allgemeine Trübung über.
- Bei **Diabetes mellitus** tritt eine schnell zunehmende diffuse graue Quellung mit Wasserspalten auf. Der gleiche Befund findet sich bei **Dialysepatienten.** Ursache beim Diabetes sind starke Blutzuckerschwankungen, die den Quellungszustand der Linse beeinflussen, eine Veränderung der Refraktion kann auftreten (meist Kurzsichtigkeit).
- Bei hypokalzämischer **Tetanie** finden sich im Frühstadium viele graue Punkte in der vorderen Kapsel.
- Die **Cataracta syndermatotica** wird bei **Hautleiden** wie chronischer Neurodermitis, Sklerodermie, Poikilodermie und Ekzemen beobachtet, hier finden sich im Frühstadium radiäre, fleckförmige, weißliche Trübungen am vorderen und hinteren Pol. Später entwickelt sich eine schildförmige Verdichtung der Kapselmitte.

6.3.3.3 Katarakt durch äußere Einwirkungen

Der **Strahlenstar (Cataracta radiationis)** kann schon durch niedrige Energiedosen (2 Gy) ausgelöst werden. Im Anfangsstadium findet sich eine hintere subkapsuläre Trübung mit einer typischen Doppelkontur.
Beim **Infrarot- oder Glasbläserstar** löst sich anfangs ein dünnes Häutchen von der Vorderkapsel, es wird als **Feuerlamelle** bezeichnet. Auch nach **Stromschlägen** kann eine subkapsuläre Katarakt auftreten.

6.3.3.4 Kortikoid-Katarakt

Bei lokaler oder systemischer Behandlung mit Kortikosteroiden kann eine schalenförmige, subkapsuläre Trübung des hinteren Linsenpols auftreten und später in unregelmäßige Trübungen von Kern und Rinde übergehen. Charakteristisch sind das plötzliche Auftreten, eine rasche Verschlimmerung und erhebliche Blendungsempfindlichkeit des Patienten.

6.3.3.5 Cataracta traumatica

Nach dem Unfallmechanismus lassen sich zwei Formen unterscheiden:

- Bei der **Kontusionskatarakt** (► Abb. 6.2) findet sich nach Prellung des Augapfels eine subkapsuläre Rosette an der Linsenvorderfläche, die lange unverändert bleiben, aber auch in eine Trübung der ganzen Linse übergehen kann (► Abb. 6.3). Den Patienten fällt oft zuerst eine leichte Abnahme der Sehschärfe auf.
- Die **Perforationskatarakt** führt zur Linsenquellung innerhalb weniger Stunden, wenn durch eine Stichverletzung die Linsenkapsel perforiert wird und Kammerwasser in die Linse eindringt. Bei sehr kleinen Verletzungen kann die Trübung auch lokal begrenzt bleiben.

6.3.4 Cataracta secundaria

Unter der **Sekundärkatarakt** wird der **Nachstar nach extrakapsulärer Linsenextraktion** verstanden.
Der regeneratorische Nachstar der Hinterkapsel (sog. **Elschnig-Perlen**) entsteht durch die Proliferation und Migration verbliebener äquatorialer Epithelzellen entlang der hinteren Linsenkapsel. Grauschleier, Blendempfindlichkeit und eine allmähliche Visusabnahme stören die Patienten.

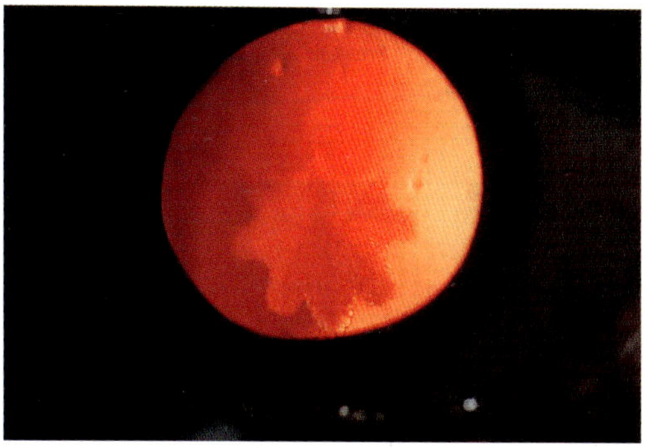

Abb. 6.2 Kontusionskatarakt [T407]

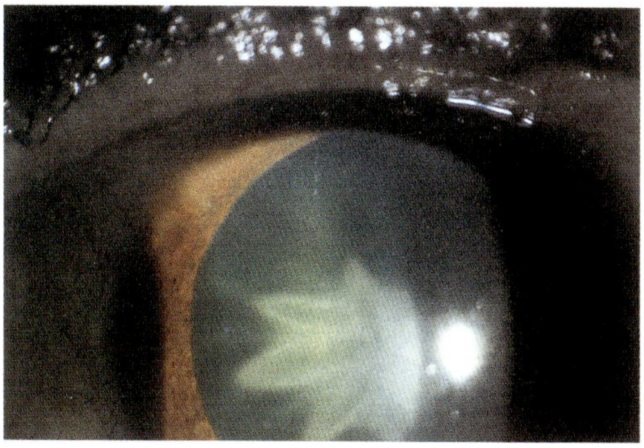

Abb. 6.3 Kontusionskatarakt [T407]

Abhilfe durch Diszision oder Zerstörung der Membran mit dem Neodym-YAG-Laser.

6.4 Lageveränderungen

Typisches Symptom einer Lageveränderung der Linse sind **Zitterbewegungen von Iris und Linse.** Die Diagnose wird am besten an der Spaltlampe gestellt.

Bei einem **Trauma** kann sich die Linse lösen. Wird sie nach hinten verlagert, kann ein **Glaskörperprolaps** die Folge sein (▸ Abb. 6.4). Kippt sie hingegen nach vorn, kann sich die Iris vorwölben und durch Verlegung des Kammerwinkels ein **akutes Glaukom** hervorrufen. Durch die Verlagerung aus der optischen Achse verliert die Linse ihre eigentliche Funktion und wird deshalb meist entfernt.

Das **Marfan-Syndrom** ruft am Auge das **Irisschlottern (Iridodonesis)** durch eine Subluxation der Linse hervor (▸ Abb. 6.5). Außerdem können ein Linsenkolobom, eine rhegmatogene (rissbedingte) Netzhautablösung, ein Glaukom und eine Kugellinse (Spärophakie) auftreten.

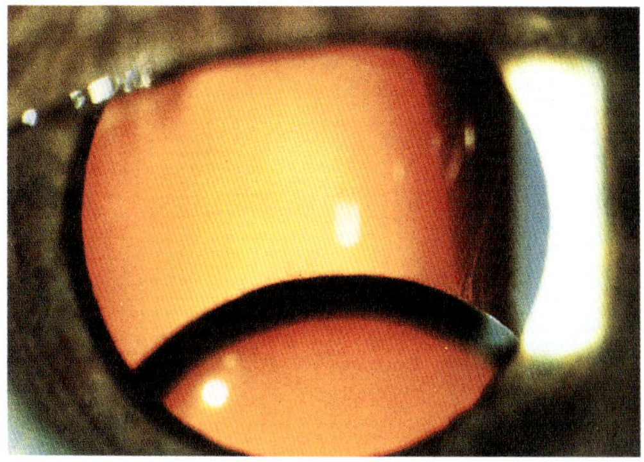

Abb. 6.4 Linsenverlagerung nach Squashballverletzung [T407]

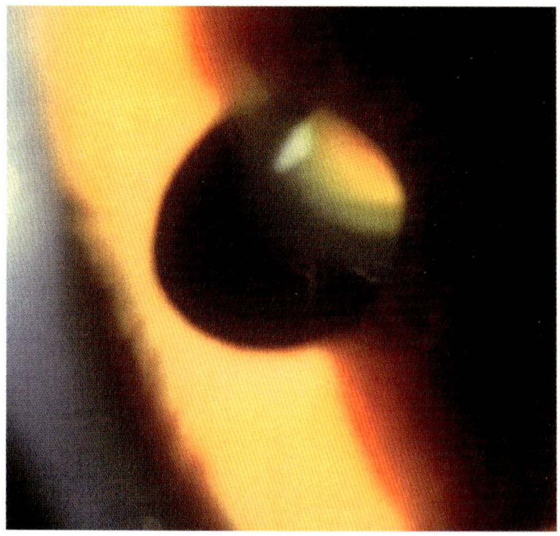

Abb. 6.5 Subluxation der Augenlinse beim Marfan-Syndrom [T407]

Das **(Weill-)Marchesani-Syndrom** ist eine seltene systemische Bindegewebserkrankung. Es finden sich eine Subluxatio lentis, dazu eine Kugellinse und oft eine abnorm kleine Linse. Durch die Luxation der Linse nach anterior kann ein Winkelblock entstehen. Systemisch imponieren Kleinwuchs, Brachydaktylie, Gelenksteifigkeit und geistige Behinderung.

Bei der in Mitteleuropa seltenen **Homozysteinurie** findet sich bei fast allen Patienten eine Subluxation.

07 Gefäßhaut (Uvea)

IMPP-Hits

Das IMPP hat in den letzten zehn Examina folgende Themen abgefragt:
- Aderhautmelanome (Prognose)
- Entzündung (Uveitis anterior, posterior)
- Akute Iritis (Iridozyklitis)
- Chorioretinitis juxtapapillaris Jensen
- Synechien

7.1 Anatomische Grundkenntnisse

Die Uvea enthält drei gefäßreiche Abschnitte: die **Iris (Regenbogenhaut),** den **Ziliarkörper (Corpus ciliare)** und die **Aderhaut (Choroidea).** Alle drei Abschnitte entstammen dem Mesoderm und reagieren stark auf Entzündungsreize. Die Blutversorgung erfolgt durch die A. ophthalmica: Über die kurzen Ziliararterien versorgt die A. ophthalmica die Aderhaut.

Die langen Ziliararterien ziehen in der Sklera zum Corpus ciliare und zur Iris. Dort bilden sie den Circulus arteriosus iridis, der mit dem Circulus arteriosus am Limbus corneae kommuniziert. Das venöse Blut fließt über die Vortex-Venen ab.

7.1.1 Die Iris

7.1.1.1 Aufbau

Die Iris ist eine dünne Gewebescheibe, die vom vorderen Rand des Ziliarkörpers entspringt und wie ein Segel aufgespannt ist. Sie bildet so ein **Diaphragma,** welches in der Mitte die Pupille als Durchtrittsöffnung für die Lichtstrahlen frei lässt. Sie besteht vorn aus dem lockeren **Irisstroma,** hinten aus dem **Pigmentblatt.** Zwischen diesen Schichten liegen der radiär verlaufende M. dilatator pupillae (sympathisch innerviert) und der ringförmig um die Pupille liegende M. sphincter pupillae (parasympathisch innerviert). Die im vorderen Stromablatt eingelagerten **Chromatophoren** bestimmen die Farbe des Auges. Eine braune Iris enthält viele intensiv pigmentierte Chromatophoren, eine grüne deutlich weniger und eine blaue nahezu keine.

7.1.1.2 Funktion

Die Iris ist die **Blende des Auges.** Die Weite der Pupille reguliert die durchtretende Lichtmenge. Der M. dilatator öffnet die Pupille, der M. sphincter verkleinert ihre Öffnung.

7.1.2 Der Ziliarkörper

7.1.2.1 Aufbau

Pars plana

Der mit einem zweischichtigen Epithel bedeckte Ziliarkörper grenzt mit seinem hinteren, flachen Teil mit einer gezackten Linie, der **Ora serrata,** an die periphere Netzhaut. Der vordere, zottige Teil **(Pars plicata)** endet an der Hornhaut. Dieser Teil enthält den Ziliarmuskel und die stark vaskularisierten Ziliarfortsätze, in denen das Kammerwasser produziert wird. Auch die Fasern der Zonula Zinnii setzen hier an, an denen die Linse aufgehängt ist.

7.1.2.2 Funktion

Aufgaben des Ziliarkörpers sind zum einen die **Kammerwasserproduktion** in den Ziliarfortsätzen, zum anderen die **Akkommodation.** Durch Kontraktion des Ziliarmuskels erschlaffen die Fasern der Zonula Zinnii. Die Linse wölbt sich dadurch stärker und erhöht so ihre Brechkraft.

7.1.3 Die Aderhaut

Die Aderhaut besteht aus mehreren Schichten von Blutgefäßen. Sie liegt **zwischen Sklera und Retina** und versorgt die Sklera sowie die meisten Schichten der Retina. Ihre Blutfülle und ihr Pigment sorgen für den beim Augenspiegeln zu beobachtenden rötlichen Farbton. Die Gefäße weisen eine typische Läppchenstruktur auf; durch Anastomosen zwischen den Aa. ciliares werden Ausfälle einzelner Arterien meist kompensiert.

7.2 Untersuchung

Die Irisoberfläche lässt sich mit fokaler Beleuchtung inspizieren, am besten an der **Spaltlampe.** Eine verwaschene Iriszeichnung weist auf eine Entzündung hin. Iriswurzel und Kammerwinkel sind nur mit dem **Gonioskop** zu erkennen (▸ Kap. 9.2.3). Mittels direkter und indirekter Beleuchtung der Pupille lässt sich die **Pupillenreaktion** beurteilen. Innerhalb 1 s sollte sich die Pupille nach Beleuchtung seitengleich und ausreichend verengen. Zur Untersuchung der Pupille gehört auch die Beobachtung ihrer Form, besonders wichtig bei Schädel-Hirn-Traumen.

Als **Iridodonesis** wird das Schlottern der Iris nach Entfernung oder Subluxation der Linse (z. B. beim Marfan-Syndrom, ▸ Kap. 6.4) verstanden.

Irisdiagnostik: Die Irisdiagnostiker teilen die Iris in „Organfelder" ein. Veränderungen in bestimmten Gebieten sollen auf Störungen zugeordneter Organe hinweisen. Wissenschaftlich einwandfreie Erklärungen und Nachweise fehlen.

7.3 Fehlbildungen

7.3.1 Aniridie

Das **konnatale Fehlen der Iris** ist selten und wird oft zusammen mit anderen Fehlbildungen am Auge beobachtet (Fovea-Defekt, Kammerwinkel-Veränderungen und Glaukom). Die Vererbung erfolgt überwiegend dominant. Diese Patienten sind sehr lichtempfindlich.

7.3.2 Kolobom

Ein Kolobom ist ein **spaltförmiger Defekt der Iris** (▸ Abb. 7.1). Unterschieden werden **angeborene** und **erworbene** (OP, Trauma) Defekte. Ursachen für **angeborene Spaltbildungen** können dominante Vererbung oder Embryopathien (z. B. Thalidomid) sein. Die angeborenen Kolobome sind häufig mit anderen Fehlbildungen wie Mikrophthalmus verbunden und richten sich **meist nach nasal unten.** Sie können mit Kolobomen der Ader- und Netzhaut kombiniert sein. Besser und alltagstauglicher als die Bezeichnung „erworbenes Kolobom" sind konkrete Beschreibungen wie traumatischer Sphinkterriss oder Iridektomie.

7.3.3 Ektopie

Die Ektopie der Pupille ist eine **Verlagerung der Irisöffnung** aus der Mitte zur Peripherie, häufig mit schlitzförmiger Verformung. Diese Störung kann angeboren auftreten, aber auch durch Nar-

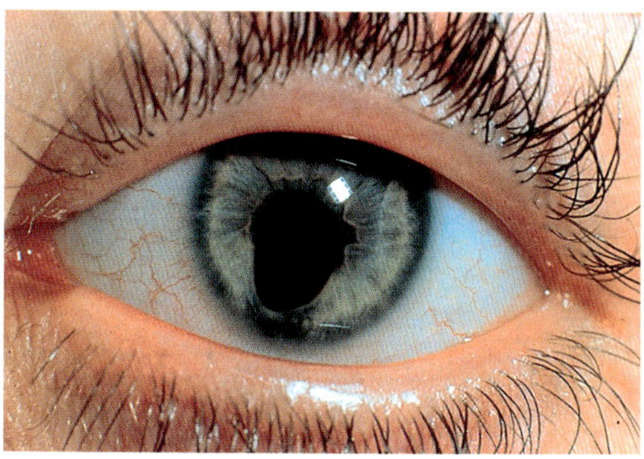

Abb. 7.1 Iriskolobom [E508]

benstränge nach Verletzungen oder intraokularen Eingriffen hervorgerufen werden.

7.4 Entzündung (Uveitis anterior, posterior)

Nach der **Ursache** lässt sich die seltene **exogene,** direkt infektiöse Uveitis nach Entzündungen der Hornhaut oder perforierenden Verletzungen von der wesentlich häufigeren **endogenen Form** unterscheiden. Die **akute endogene Uveitis** entsteht entweder bei Systemerkrankungen durch hämatogene Keimverschleppung (z. B. Toxoplasmose, Lues, Tuberkulose) oder als Krankheit mit immunologischer Ursache (Antigen-Antikörper-Reaktion). Auch rheumatische Erkrankungen und Vaskulitiden können mit einer Uveitis einhergehen, ebenso wie bestimmte HLA-Konstellationen dafür disponieren können. Auch ein entzündlicher Fokus im Körper kann eine Iridozyklitis verursachen.

Nach **anatomischen Gesichtspunkten** lassen sich folgende Formen differenzieren:

- **Vordere** (Iridozyklitis, Iritis)
- **Intermediäre** (Zyklitis und periphere Uveitis)
- **Hintere** (Chorioiditis und Retinitis)
- **Diffuse Form** (Erkrankung aller Strukturen der Uvea).

Eine Reihe von **Allgemeinerkrankungen** kann mit Entzündungen der Uvea kombiniert sein:

- Der Morbus Bechterew geht sehr häufig mit einer Iridozyklitis einher.
- Bei der primär chronischen Polyarthritis werden chronisch-rezidivierende Iritiden unterschiedlichster Ausprägung beobachtet.

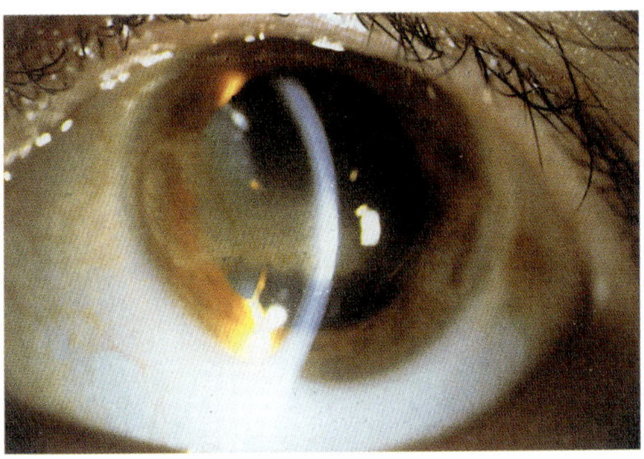

Abb. 7.2 Bandförmige Hornhautdegeneration bei juveniler rheumatoider Poylarthritis [T407]

- Bei der juvenilen rheumatoiden Polyarthritis findet sich am Auge außer einer Iritis noch eine bandförmige Hornhautdegeneration (▸ Abb. 7.2).
- Auch bei Morbus Harada, Still-Chauffard-Syndrom, Morbus Weil (Leptospirose), Morbus Boeck, Morbus Reiter und dem Morbus Behçet kommt eine Beteiligung der vorderen Uvea vor, ebenso bei Lues.
- Ebenso kann Zoster ophthalmicus eine Uveitis auslösen.

Merke

Eine erstmals aufgetretene Uveitis sollte über die lokale Behandlung hinaus stets eine intensive Suche nach möglichen auslösenden Systemerkrankungen zur Folge haben.

7.4.1 Akute Iritis (Iridozyklitis)

Ätiologie

Bei Erkrankungen der Iris sind meist **Iris und Ziliarkörper** als vordere Region der Uvea **gleichzeitig betroffen,** sodass in der Regel immer eine **Iridozyklitis** besteht und diese Bezeichnung auch benutzt werden sollte. Begriffe wie Iritis und Zyklitis sind jedoch teilweise ebenfalls in Gebrauch. Die **Einteilung** erfolgt danach, welche Struktur vor allem betroffen ist:

- **Uveitis anterior:** Iritis, Iridozyklitis. Sie kann eine Vielzahl von systemischen Grunderkrankungen als Ursache haben. Das Immungeschehen liegt in der Regel primär extraokulär. Häufigste Form, bis zu 60 % idiopathisch, die Entzündung ist steril. Zweithäufigster Grund sind HLA-B27-Syndrome, weitere Ursachen können Trauma (auch OP) oder Virusinfektion sein.
- **Uveitis intermedia:** Betroffen können sein die Pars plana des Ziliarkörpers, Glaskörper und Netzhautperipherie. Häufig bei granulomatösen Erkrankungen.
- **Uveitis posterior:** Entzündung hinter dem posterioren Rand der Glaskörperbasis. Häufige Ursachen: Toxoplasmose, herpetische Infekte, granulomatöse Erkrankungen, Sarkoidose, Lymphom. Borrelien

Klinisch wird unterschieden zwischen der akuten und der chronischen Uveitis. Weitere **ätiologische Unterscheidungen:**

- Exogen (durch äußere Faktoren, z. B. Verletzung, Geschwür oder – sekundär – bei Horn-, Leder-, Netzhauterkrankung sowie nach schwerer Verbrennung, Verätzung, Insektenstich) und endogen
- Infektionen
- Mit sytemischer Grunderkrankung
- Idiopathisch.

Klinik und Diagnose

Die Symptomatik der **exogenen Form** besteht in erster Linie in einer **eitrigen Infektion.** Es finden sich eine gemischte ziliare Injektion mit dunkelroter, praller Hyperämie, ein Hypopyon in der Vorderkammer und eine verwaschen erscheinende Irisstruktur. Durch Eiweißexsudation in die Vorderkammer wird das **Tyndall-Phänomen** stark positiv (Lichtstreuung durch kolloidale Lösungen). Der Prozess schreitet schnell voran.

Anteriore Uveitis: Die Schmerzen sind sehr variabel, es besteht **Photophobie,** die Augen tränen. Die Patienten beschreiben einen **dumpfen**

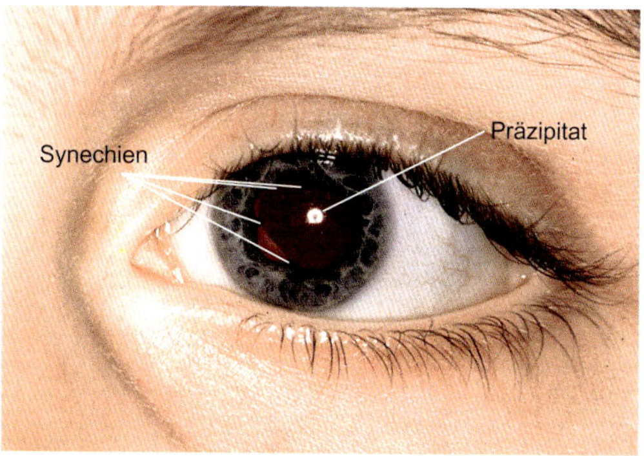

Abb. 7.3 Hornhautpräzipitat und Synechien [T407]

Schmerz in der Tiefe des Auges und **Schleier vor den Augen.** Bei der Untersuchung finden sich eine enge, langsam reagierende Pupille **(Reizmiosis),** eine tiefe Injektion der ziliaren und konjunktivalen Gefäße mit Maximum am Limbus und eine **verwaschene Zeichnung der Iris.** In der Vorderkammer können Zellen und Fibrin auftreten. An der Rückseite der Hornhaut finden sich **Leukozyten-Präzipitate.**

Spätfolgen können hintere **Synechien** sein (▶ Abb. 7.3).

Intermediäre Uveitis: Verschwommene Sicht, Mouches volantes, keine Schmerzen. Hauptsächlich ist der Glaskörper betroffen. – Pars planitis

Bei der Untersuchung des peripheren Fundus können Glaskörperverdichtungen über der äußersten Netzhautperipherie sowie über der Pars plana auffallen, die wie Schneeflocken und Schneebälle aussehen. Ein Makulaödem kann hinzukommen (30 % der Fälle).

Posteriore Uveitis: Schmerzlose schlechte Sicht, Mouches volantes, Gesichtsfeldausfälle. Fokale chorioretinitische Herde und Periphlebitis („Kerzenwachs") bis hin zu Gefäßverschlüssen in schweren Fällen können beobachtet werden.

Differenzialdiagnose

Die wichtigste Differenzialdiagnose ist ein **akuter Glaukomanfall,** da bei diesem keine Zeit verloren werden darf (▶ Kap. 9.3.2). Die Symptome sind in ▶ Tab. 7.1 gegenübergestellt.

Komplikationen

Die **exogene Form** schreitet rasch voran und kann zu Glaskörperabszessen, Einschmelzen von Choroidea und Retina sowie zur Panophthalmie führen.

Tab. 7.1 Differenzialdiagnose akute Iridozyklitis/akutes Glaukom/Konjunktivitis

	Akute Iridozyklitis	Akutes Glaukom	Konjunktivitis
Palpation des Augapfels	normal	steinhart	normal
Rötung	gemischt, mehr ziliar	gemischt, mit Hyperämie	konjunktival
Maximum der Rötung	perikorneal	eher perikorneal	Lider und Lidwinkel
Hornhautoberfläche	klar	oft mit Trübungshauch	klar
Vorderkammer	normal	flach bis aufgehoben	normal
Pupille	Reizmiosis träge	eher weit, entrundet	normal
Schmerz	mäßig, dumpf	stark bis unerträglich, strahlt in die Stirn aus	eher leicht

Komplikationen der **endogenen Form** können in erster Linie sein: membranöser Verschluss der Pupillenöffnung (Occlusio pupillae), Sekundärglaukom, Cataracta complicata und die Ausbildung von **Synechien** (► Abb. 7.3). Diese Verklebungen entstehen durch Fibrinabsonderungen. Eine vordere Synechie besteht zwischen Hornhaut und Iris, eine hintere zwischen Linse und Iris. Nach Gabe von Mydriatika entsteht bei Synechien eine entrundete Pupille. Liegen Synechien rund um die Pupille, so entsteht die **Seclusio pupillae** mit meist eng bleibender Pupille.

Durch **Störungen der Kammerwasserzirkulation** kann ein **akutes Sekundärglaukom (Iris bombée)** mit Vorwölbung der Iris entstehen. Auch die Fibrinexsudationen können das Abflusssystem verlegen und so den Augeninnendruck erhöhen. Oft geht eine akute Iridozyklitis in eine chronische Form über.

Therapie

Facharzt! Bei der **exogenen Form** hoch dosiert Antibiotika. Bei der **endogenen Form** sind lokal hoch dosiert verabreichte Kortikosteroide das Medikament der Wahl. Besonders die subkonjunktivale Injektion ist sehr wirksam. Um das Entstehen von Synechien zu verhindern, wird die **Pupille mit Parasympatholytika** (Atropin, Scopolamin, Tropicamid u. a.) **maximal weitgestellt.** Allerdings sollte vorher unbedingt ein enger Kammerwinkel ausgeschlossen werden, um nicht ein akutes Glaukom auszulösen (► Kap. 9.3.2). Wichtig ist die Kontrolle des Augeninnendrucks unter der Therapie. Soweit möglich und erkennbar, sollte zusätzlich zur Behandlung des Auges auch die Grundkrankheit behandelt werden.

7.4.2 Chronische Iritis (Iridozyklitis)

Klinik

Symptome der akuten Iridozyklitis finden sich auch bei der chronischen Variante, nur meist deutlich weniger ausgeprägt: leichte Lichtscheu, leichter dumpfer Schmerz, eine gemischte Injektion und Sehstörungen, Letztere insbesondere bei rezidivierenden Verläufen. An der Rückfläche der Hornhaut findet der Untersucher Präzipitate in der typischen dreieckigen Form, dem Arlt-Dreieck.

Tyndall-Phänomen, Synechien, Occlusio und Seclusio pupillae, Sekundärglaukom, Cataracta complicata und Miosis werden ebenfalls bei der chronischen Variante beobachtet.

Therapie

Die Behandlung entspricht im Wesentlichen der der akuten Form.

Prognose

Rezidive sind häufig, ebenso die Miterkrankung des zweiten Auges.

7.4.3 Fuchs-Heterochromie-Zyklitis

Sie tritt auf bei Heterochromie, also **zwei verschiedenfarbigen Augen.** Symptome sind Kataraktbildung, Glaukom, Hellfärbung der Iris, Präzipitate auf der Hornhautrückfläche, Trübung des Kammerwassers, Brückengefäße im Kammerwinkel. Keine Proteinexsudation, keine Synechien im Gegensatz zu anderen Formen der Iridozyklitis, kaum Rötung. Sie spricht kaum auf Kortison an.

7.4.4 Chorioiditis (Chorioretinitis)

Ätiologie

Da Retina und Choroidea eng zusammen liegen, erkranken meist beide Schichten gemeinsam: man spricht von einer Chorioretinitis (Netz-Aderhaut-Entzündung).

- Meist tritt die Netz-Aderhaut-Entzündung herdförmig als **Chorioretinitis disseminata** (► Kap. 7.4.4.1) auf, selten flächenhaft.
- Liegt ein solcher Herd in der Makula, kommt es sofort zu einem hochgradigen Visusverlust. In diesem Fall spricht man von einer **Chorioretinitis centralis.**
  - Bei der **Chorioretinitis juxtapapillaris Jensen** liegt der Herd direkt neben der Papille und verursacht so sektorförmige Gesichtsfeldausfälle.

  Als Verursacher gelten in vielen Fällen **Toxoplasmen,** wobei der Toxoplasmose-Titer nicht stark erhöht sein muss. Bei Infektion mit Toxoplasmen während der Embryonalzeit sind bleibende zentrale Narben mit entsprechenden Funktionsausfällen häufig. Andere Ursachen können Absiedelungen von *Candida albicans,* Tuberkulose (selten, bei Miliar-Tb) und rheumatische Erkrankungen sein.

7.4.4.1 Chorioretinitis disseminata

Klinik

Bei **zentralem Befall** starker Verlust der Sehkraft; **peripherer Befall** kann u. U. unbemerkt bleiben. Bei der Untersuchung des Augenhintergrundes finden sich gelbliche bis weißliche, unscharf begrenzte, ödematöse Herde, die eine zelluläre Exsudation unterschiedlicher Ausprägung in den Glaskörper verursachen können. Begleitend tritt eine leichte Iridozyklitis auf.

Verlauf

Das entzündliche Ödem verschwindet nach 1–3 Wochen. Zurück bleibt eine helle **Narbe** mit Funktionsverlust (Gesichtsfeldausfall an dieser Stelle). Rezidive entweder als Reaktivierung vorher inaktiver Toxoplasmen oder als Immunreaktion auf Toxoplasmen-Antigen sind häufig.

Therapie

Die Behandlung ist symptomatisch. Wichtigste Richtlinie ist, die Narben möglichst klein zu halten. Deshalb wird sofort eine **systemische Therapie mit Kortikosteroiden** begonnen, um die Entzündungsreaktion zu dämpfen. Die Grundkrankheit sollte auch kausal behandelt werden, bei Toxoplasmose z. B. mit Pyrimethamin, Clindamycin oder Trimethoprim.

7.4.4.2 Diffuse Chorioretinitis

Ätiologie

Ursachen einer diffus verlaufenden Entzündung können eine Röteln-Infektion des Embryos oder des Kindes sein, außerdem Infektionen mit dem Zytomegalievirus oder Herpes simplex, oft bei Immunsuppression oder AIDS.

Die HIV-Infektion führt am Auge am häufigsten zu Nekroseherden in der Retina als Folge der Zytomegalie-Retinitis (► Kap. 11.4.7). Das entsprechende Fundusbild wird als **Ketchup-und-Mayo-Fundus** beschrieben. Auch Lues II kann zu einer diffusen Chorioretinitis führen.

Klinik

Bei Röteln-Befall findet der Untersucher oft nur noch das Narbenstadium mit Funktionsausfällen. Bei den übrigen genannten Virusinfektionen tritt ein **plötzlicher starker Visusverlust mit unregelmäßigen weißlichen Verfärbungen am Augenhintergrund** auf. Dieses Stadium geht später in eine Atrophie der befallenen Bereiche über. Bei Lues sind feine dunkle Pigmentierungen typisch, der sog. **Pfeffer-und-Salz-Fundus.**

Therapie

Bei Herpes-Infektion Therapie mit Aciclovir, bei Zytomegalie Ganciclovir.

7.4.5 Sympathische Ophthalmie

Ätiologie

Die sympathische Ophthalmie ist eine sehr seltene, schwere Entzündung der gesamten Uvea eines unversehrten Auges, nachdem das zweite Auge eine schwere penetrierende Verletzung erlitten hat. Die Erkrankung ist eine **Autoimmunreaktion** auf ein bislang nicht identifiziertes Antigen, das durch die Verletzung des Partnerauges in die Zirkulation gelangt ist.

Aufgrund der heute üblichen mikrochirurgischen Versorgung von Augenverletzungen ist dieses Krankheitsbild zu einer absoluten Rarität geworden.

Klinik und Diagnose

Die Erkrankung kann noch **Jahre nach dem Trauma** auftreten. Frühe Symptome sind plötzliche Lichtscheu, Rötung beider Augen, Herabsetzung der Akkommodationsbreite, Tränen, dumpfe Druckschmerzen besonders im Ziliarkörperbereich und Verschwommensehen. In der **Fluoreszenzangiografie** zeigen sich multiple punktförmige fluoresceinpositive Areale.

Bei der Untersuchung finden sich konjunktivale oder gemischte Injektion, positives Tyndall-Phänomen, Miosis und zelluläre Infiltration des Glaskörpers. Ein Papillenödem, eine Neuritis nervi optici und ein Sekundärglaukom können ebenfalls auftreten.

Therapie

Enukleation des ursprünglich verletzten Auges und lokal Kortikosteroide am anderen Auge, dazu Immunsuppressiva. Systemisch können ebenfalls Kortikosteroide gegeben werden.

7.4.6 Iridokorneoendotheliale Syndrome

Iridokorneoendotheliale Syndrome (ICE-Syndrome) betreffen zumeist Frauen im mittleren Alter. Dazu gehören: progressive Irisatrophie, Irisnävus-Syndrom (Cogan-Reese-Syndrom) und das Chandler-Syndrom. Ein **anomales Hornhautendothel** ist bei allen Formen zu finden. Es hat die Fähigkeit zur Proliferation und Migration über den Kammerwinkel und die Irisoberfläche. Folge der ICE-Syndrome können Glaukom oder eine Hornhautdekompensation sein.

7.5 Tumoren

Tumoren am Auge entstehen meist primär, Metastasen finden sich am ehesten beim Mammakarzinom. **Gutartige Tumoren** sind Angiome der Netz- und Aderhaut sowie Nävi der Choroidea.

Der häufigste **bösartige Tumor** ist das **maligne Melanom.** Fast immer ist nur ein Auge betroffen. Das maligne Melanom findet sich eher in der Aderhaut (▸ Abb. 7.4) als in der Iris.

An der Iris wachsen Melanome als dunkle Knoten, oft in der Gegend des Kammerwinkels. Histologisch werden **Spindel-A-, Spindel-B-** sowie **Epitheloidzellen** unterschieden. Epitheloidzellige maligne Melanome sind prognostisch ungünstiger als spindelzellige.

Der Altersgipfel liegt zwischen dem 40. und 60. Lebensjahr. Farbige erkranken seltener, Blauäugige häufiger.

Klinik

Iristumoren werden häufiger früh entdeckt, da sie gut zu sehen sind. **Aderhauttumoren** hingegen machen erst sehr spät Symptome, wenn der Tumor die Netzhautmitte erreicht. Spätsymptome können ein Sekundärglaukom und eine Netzhautvorwölbung oder -ablösung sein.

Diagnose

Die Diagnose von Tumoren der Choroidea wird anhand der **Augenhintergrunduntersuchung,** der **Diaphoskopie** (Durchleuchtung des Augapfels), der **Ultraschalluntersuchung** sowie einer **Fluoreszenzangiografie** gesichert.

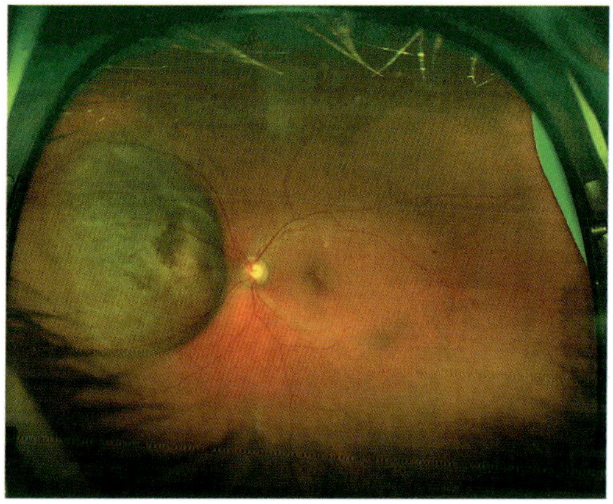

Abb. 7.4 Aderhautmelanom [M638]

Therapie

Im Frühstadium kann durch Lasertherapie oder Radionuklid-Therapie das Auge evtl. gerettet werden. Bei großen Tumoren bleibt oft nur die Enukleation des Augapfels, bei Skleradurchbruch eine Exenteratio orbitae. Die Prognose ist mäßig bis schlecht.

UVEITIS ANTERIOR: Iritis, Iridozyklitis

UVEITIS POSTERIOR: Intermed. Uveitis (Pars planitis)
Chorioiditis
Chorioretinitis

PANUVEITIS

Iridozyklitis:

- Pseudoptosis
- Ziliare Bindehautinjektion
- Hornhaut-Endothelbeschläge
- Vorderkammerzellen, Tyndall
- Fibrin, Hypopyon
- Irisknötchen, Irisatrophie
- Synechien der Pupille, Seclusio/Occlusio, Iris bombee
- Sekundärglaukom
- Bandförmige Keratopathie

08

Pupille

IMPP-Hits

In den letzten zehn Examina gab es Fragen zu:

- Störungen der Pupillomotorik
- Pupillotonie
- Pupillenreaktion (direkt/indirekt)
- Miosis, Mydriasis

8.1 Anatomische Grundkenntnisse

8.1.1 Aufbau und Funktion

Die Pupille ist die runde Öffnung, durch welche die Lichtstrahlen die Iris passieren. Sie ist die **Blende des Auges** und korrigiert optische Mängel des Systems durch Abblendung von Randstrahlen. Ihre Weite wird von zwei Muskeln gesteuert: Der **M. dilatator pupillae** erweitert die Pupille und sorgt so für die **Mydriasis** (Pupillenerweiterung). Sein Gegenspieler ist der **M. sphincter pupillae,** er verengt die Pupille und erzeugt die **Miosis** (Pupillenverengung).

8.1.2 Innervation

Der M. dilatator wird vom Sympathikus, der M. sphincter vom Parasympathikus innerviert. Die **sympathischen Nervenfasern** entstammen dem Centrum ciliospinale (C6–Th12) und gelangen über den sympathischen Grenzstrang zum Ganglion cervicale superius. Von hier aus ziehen die Fasern im sympathischen Geflecht der A. carotis interna weiter zum Ganglion Gasseri. Von dort gelangen sie mit dem N. nasociliaris über das Ganglion ciliare zum M. dilatator pupillae und zur Ziliarmuskulatur.

Die **parasympathischen Fasern** gelangen aus dem Edinger-Westphal-Kern über den N. oculomotorius zum Ganglion ciliare und werden dort umgeschaltet. Sie verlaufen weiter als Nn. ciliares breves zum M. sphincter pupillae und zur Ziliarmuskulatur.

Die Pupillenreflexbahn gelangt über den N. opticus, das Chiasma opticum, den Tractus opticus und die Vierhügelplatte (Tectum opticum) zum Edinger-Westphal-Kern und von dort zum Mittelhirn. Einige Fasern gelangen aber erst aus der Sehstrahlung und der Rinde zu den Mittelhirnkernen. Von hier zieht die efferente Bahn über das Ganglion ciliare zur Iris.

8.2 Untersuchung

Zur Inspektion der Pupillen gehört die Beobachtung, ob beide Pupillen gleich weit, rund und bei durchschnittlichem Tageslicht mittelweit sind (ca. 3 mm).

8.2.1 Direkte und indirekte Lichtreaktion

Ein überschwelliger Lichtreiz löst die Pupillenreaktion aus. Bei der **direkten Lichtreaktion** wird geprüft, ob sich am beleuchteten Auge eine prompte (maximal nach 1 s, Latenzzeit max. 0,2 s) und ausgiebige Miosis einstellt. Bei der **indirekten Lichtreaktion** betrachtet der Untersucher, ob bei Beleuchtung eines Auges die Pupille des nichtbeleuchteten Auges die Reaktion konsensuell mitvollzieht.

8.2.2 Naheinstellungsreaktion

Wechselt der Blick von einem weit entfernten auf ein in unmittelbarer Nähe gelegenes Objekt, so verengen sich die Pupillen. Beide Augäpfel bewegen sich gleichzeitig nach innen. Durch den **Akkommodationsvorgang** entsteht wieder ein scharfes Bild auf der Netzhaut. Zur Beurteilung der Naheinstellungsreaktion führt der Untersucher einen Finger aus einiger Entfernung bis ca. 20 cm vor die Augen des Patienten. Physiologischerweise müssen dabei eine Konvergenz der Bulbi und eine Miosis auftreten.

8.2.3 Pupillomotorische Erregbarkeit der Netzhaut

Reagiert eine Pupille bei direkter Beleuchtung auf Licht, so nimmt dieses Auge Licht wahr. Eine Reizleitung muss also mindestens bis zum Corpus geniculatum erfolgen. Die Pupillomotorik hängt ab von der sensorischen Leistung der Retina, der Leitung im Sehnerv, der Akkommodation und der Änderung der Beleuchtungsstärke.

8.3 Medikamentöse Beeinflussung

Die Überträgersubstanz für den parasympathisch innervierten M. sphincter pupillae ist Acetylcholin.
Miotika sind Parasympathomimetika wie Acetylcholin, Pilocarpin, Carbachol (direkte Parasympathomimetika), Histamin, Opiate sowie reversible Cholinesterase-Hemmstoffe wie Physostigmin, Fluostigmin und Neostigmin (indirekte Parasympathomimetika).
Mydriatika sind parasympatholytisch wirksame Substanzen wie Atropin, Scopolamin, Homatropin, Tropicamid und Cyclopentolat sowie die Sympathomimetika Adrenalin, Phenylephrin, Ephedrin, Hydroxyamphetamin und Kokain.

> **Merke**
>
> Bei Anwendung von pupillenerweiternden Substanzen sollte immer ein Engwinkelglaukom ausgeschlossen werden, da die Irisbasis bei Mydriasis den Kammerwinkel verlegen und so ein akutes Glaukom verursachen kann.

Sowohl Miotika als auch Mydriatika kommen zu **diagnostischen** und **therapeutischen Zwecken** zur Anwendung. Ein **peripheres Horner-Syndrom** (► Kap. 8.4.5) z. B. lässt sich mit Hilfe zweier Mydriatika vom zentralen unterscheiden: Noradrenalin 0,1 % (normalerweise unwirksam) ruft bei peripherer Sympathikusläsion eine starke Mydriasis hervor, 2–4-prozentiges Kokain hingegen nicht, da die Neurotransmitter an den Nervenendigungen fehlen. Beim zentralen Horner-Syndrom ist die Wirkung der beiden Medikamente genau umgekehrt.

8.4 Störungen der Pupillomotorik

8.4.1 Absolute Pupillenstarre

Ursache der **absoluten Pupillenstarre** sind periphere Schädigungen des N. oculomotorius. Die Pupille ist weit sowie oft entrundet. Direkte und indirekte Lichtreaktion fehlen, die Konvergenzreaktion ist gestört. Anamnestisch sollte eine medikamentöse Mydriasis vor aufwendiger Diagnostik ausgeschlossen werden. Die Therapie richtet sich nach der Grundkrankheit.

8.4.2 Reflektorische Pupillenstarre

Bei der reflektorischen Pupillenstarre (**Argyll-Robertson-Phänomen**) sind die direkte und die indirekte Pupillenreaktion auf Licht eingeschränkt.
Ursache ist eine Läsion zwischen prätektaler Region und Edinger-Westphal-Kern, z. B. bei Tabes dorsalis, Prozessen im Okulomotorius-Kerngebiet und progressiver Paralyse.
Symptome sind ungleich weite, enge und entrundete Pupillen, denen Dunkelmydriasis sowie direkte und indirekte Lichtreaktion fehlen. Die Erweiterungsreaktion erfolgt langsam und ist unvollständig, die Naheinstellung erfolgt überschießend mit extremer Miosis.

8.4.3 Amaurotische Pupillenstarre

Die **amaurotische Pupillenstarre** ist das Kennzeichen der totalen Erblindung eines Auges.

Die direkte Lichtreaktion ist erloschen, die konsensuelle Reaktion am betroffenen Auge und die Konvergenzreaktion bleiben jedoch erhalten. Die Pupillen sind gleich weit.

8.4.4 Pupillotonie

Die Pupillotonie ist eine **harmlose Störung** mit unklarer Ursache, die oft einseitig auftritt (▸ Abb. 8.1). Auslöser ist eine postganglionäre Schädigung des Parasympathikus, vermutlich im Bereich des Ganglion ciliare.

Die mittelweite, entrundete Pupille reagiert bei schneller Prüfung weder direkt noch indirekt auf Licht. Nach längerem Abwarten kann sich schließlich eine unergiebige Verengung zeigen. Die **Konvergenzreaktion** führt zu einer langsamen, aber ergiebigen Verengung der Pupille, die sich nur langsam wieder erweitert. Sie wird zur Abgrenzung gegenüber der reflektorischen Pupillenstarre benutzt. Die Naheinstellungsreaktion ist verlangsamt, aber erhalten.

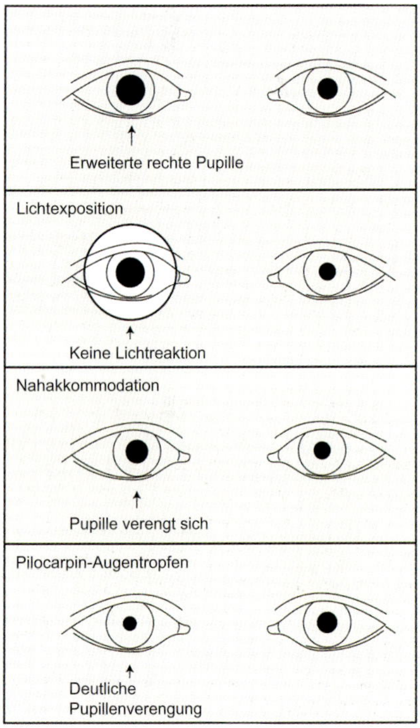

Abb. 8.1 Tonische Pupille (Adie-Syndrom): Der Patient in dieser Abbildung hat eine tonische Pupille rechts. Unter normalen Lichtbedingungen hat der Patient eine Anisokorie mit Erweiterung der rechten Pupille gegenüber der linken Pupille. Die rechte Pupille reagiert kaum auf Licht, verengt sich aber langsam (tonisch) bei Akkommodation in die Nähe. Bei Applikation stark verdünnter Pilocarpin-Augentropfen reagiert die linke gesunde Pupille nicht. Bei der rechten tonischen Pupille kommt es zu einer deutlichen Pupillenverengung. [G020]

Bei der pharmakologischen Testung mit 0,1 % Pilocarpin-Augentropfen kommt es am betroffenen Auge zu einer deutlichen Miosis bei Denervierungshypersensibilität. Am gesunden Auge findet sich aufgrund der schwachen Dosierung keine Pupillenveränderung. Zur Diagnose kann auch Acetyl-β-Methyl-Cholin (Mecholyl 2,5 %) benutzt werden: An der normalen Pupille erzeugt es keine Miosis, bei Pupillotonie jedoch eine starke Verengung (▸ Abb. 8.1).

An der Spaltlampe fallen wurmartige Kontraktionen des Iris-Sphinkters auf.

Kombiniert mit der Pupillotonie können die Patellarsehnen- und Achillessehnen-Reflexe fehlen **(Adie-Syndrom).**

Klinischer Fall

Anamnese

26-jährige Patientin mit Sehverschlechterung seit drei Wochen auf dem LA, Blendungsempfindlichkeit und Zephalgien.

- Visus R/L c. c. 1,0
- Gesichtsfeld ohne pathologischen Befund
- Spaltlampe: erweiterte Pupille am LA, nur sehr träge Pupillenreaktion sowohl direkt als auch indirekt, keine Konvergenzreaktion, keine Ptosis, sonst morphologisch unauffällig
- Fundus: Papille vital, randscharf, nicht prominent, Makula unauffällig.

Differenzialdiagnostik

a. Welche Pupille ist die pathologische Pupille?
Messung der Pupillenweite im Hellen (R 2 mm, L 6 mm) und im Dunkeln (R 5,5 mm, L 6 mm): Die linke, weite Pupille ist die pathologische Pupille. Es handelt sich somit um eine Störung der Efferenz.

b. Differenzialdiagnosen der Efferenz-Störung

i. Okulomotoriusparese
ii. Opthalmoplegia interna
iii. Pupillotonie
iv. Medikamentöse Mydriasis

ad i: Motilität frei
ad ii: Akkomodationsnahpunkt R 12 cm, L 40 cm. Die eingeschränkte Akkomodationsbereite am LA deutet auf eine interne Ophthalmoplegie hin. Es wurde daraufhin eine intensive neurologische Abklärung inkl. Lumbalpunktion, MRT, MR-Angiografie und

Laboruntersuchungen z. A. eines entzündlichen Prozesses veranlasst, die alle einen Normalbefund ergaben.
ad iii: Durch die Gabe von Pilocarpin 0,1 % AT in Augen R unverändert (keine Wirkung). Am LA Verengung der Pupille von 6 auf 4 mm.
Die Reaktion auf Pilocarpin 0,1 % beweist eine Pupillotonie.
ad iv: Durch das Ergebnis des Tests iii ausgeschlossen.

Diagnose

Pupillotonie

Therapie

Bei Blendung Therapie mit Pilocarpin-AT.

8.4.5 Horner-Syndrom

Eine **Trias aus Miosis, Ptosis und (Pseudo-) Enophthalmus** durch einen Unterlidhöherstand kennzeichnet das Horner-Syndrom. Auslöser ist eine Schädigung innerhalb der Sympathikusbahn (Grenzstrang; ▸ Kap. 14.4.2).
Eine pharmakologische Testung mit Kokaintropfen kann zwischen einem peripheren und zentralen Horner-Syndrom differenzieren: Beim zentralen Horner-Syndrom löst die Kokaingabe eine starke Pupillenerweiterung aus, während diese beim peripheren Horner-Syndrom ausbleibt (▸ Kap. 8.3).

8.4.6 Miosis, Mydriasis

Miosis bezeichnet die Pupillenverengung unter 2 mm Durchmesser. Sie ist zu beobachten bei reflektorischer Pupillenstarre, Morphium- und Heroineinnahme, nach Gabe von Miotika, bei E-605-Intoxikation (sehr enge Pupillen!) oder als **Reizmiosis** z. B. bei Iritis, Neurolues, Halsmarkläsionen und beim Horner-Syndrom. Physiologischerweise tritt sie auch im Schlaf, als kochleopupillarer Reflex nach lauten Geräuschen und bei Blendung mit sehr hellem Licht auf. Eine im Alter häufig auftretende Miosis ist ohne Krankheitswert. Die Pupille wird u. a. auch verengt durch Ergotamine, Reserpin, α-Methyldopa, Phentolamin, Chlorpromazin und Haloperidol.
Mydriasis ist die Pupillenerweiterung über 5 mm Durchmesser und tritt u. a. auf bei intraokularer Druckerhöhung, bei extra- oder subduralen Blutungen auf der Seite des Herdes, bei Hypothyreose, Kokainabusus, Okulomotoriusparese, Atropin- oder Kohlenmonoxid-Intoxikation und in tiefer Bewusstlosigkeit. Bei Reizen wie Schreck, Schmerz oder bei Lust sowie im Dunkeln sind weite Pupillen physiologisch. Substanzen wie z. B. Salizylate, Paraldehyd, Imipramin, Akineton und Antihistaminika erweitern die Pupille ebenfalls.
Sowohl bei Miosis als auch bei Mydriasis sollte in der Anamnese die Frage nach Einnahme entsprechender Medikamente immer vor dem Beginn aufwendiger Diagnostik stehen.

Bei einer **Okulomotoriusparese** (Ophthalmoplegia interna) kommt es zu einer isolierten Lähmung der vom N. oculomotorius versorgten inneren Augenmuskeln. Duch die Lähmung des M. ciliaris ist die Akkommodation nicht mehr möglich, die Lähmung des M. sphincter pupillae löst eine Mydriasis aus (▸ Abb. 16.3a). Ursache der Parese sind oft Erkrankungen des Gefäßsystems.

8.4.7 Anisokorie

Beträgt die Differenz zwischen den beiden Pupillen mehr als 1 mm, heißt dieser Zustand Anisokorie. In seltenen Fällen ist die Anisokorie angeboren, die Pupillenreaktionen sind dann normal. Krankhafte Ursachen können sein: einseitiger Glaukomanfall, Synechien, Iridozyklitis, Tabes dorsalis, Hirndrucksteigerung, Horner-Syndrom, Pupillotonie oder Schädel-Hirn-Trauma.

09

Vorderkammer und Glaukom

IMPP-Hits

Zu diesem Kapitel wurden in den letzten zehn Examina vom IMPP folgende Fragen gestellt:

- Untersuchung (Perimetrie)
- Glaukom: Therapie
- Sekundäres Glaukom durch Zentralvenenverschluss
- Kongenitales Glaukom (Hydrophthalmus)
- Therapie des Glaukoms mit Prostaglandinanaloga

9.1 Anatomische Grundkenntnisse

Die **Vorderkammer** wird nach ventral durch die Kornea, nach lateral durch den Kammerwinkel und nach dorsal durch die Iris begrenzt (► Abb. 9.1). Die Grenzen der **Hinterkammer** sind ventral die Iris, lateral der Ziliarkörper und dorsal die vordere Glaskörpergrenzmembran. Beide Hohlräume enthalten Kammerwasser.

Produktionsort für das Kammerwasser ist der **Ziliarkörper**. Es wird in die Hinterkammer sezerniert, gelangt durch die Pupille in die Vorderkammer und fließt schließlich durch das Trabekelwerk und den Schlemm-Kanal ab. Das Verhältnis aus Zufluss und Abfluss entscheidet über den intraokularen Druck; pro Minute werden 2–4 μl gebildet. Das Ziliarepithel bildet eine Diffusionsbarriere zwischen Blut und Augenkammern (Blut-Kammerwasser-Schranke).

Der **Kammerwinkel** liegt dort, wo sich Hornhaut, Sklera, Ziliarkörper und Irisbasis am nächsten sind. Seine besondere Bedeutung erhält er durch das in seiner Spitze liegende Trabekelwerk und den Schlemm-Kanal. Das **Trabekelwerk** besteht aus feinen Bälkchen, deren Netz zum Schlemm-Kanal hin in eine Endothelschicht übergeht, die das Kammerwasser passieren lässt (► Abb. 9.2). Der **Schlemm-Kanal** entsendet schließlich Abflusskanälchen durch die Sklera, die in den episkleralen Venenplexus münden.

9.2 Untersuchung

9.2.1 Palpation

Als Orientierungshilfe dient die **Palpation der Bulbi.** Bei geschlossenen Augen blickt der Patient nach unten, der Untersucher palpiert beide Bulbi gleichzeitig. Größere Druckdifferenzen und die steinharten Bulbi beim akuten Glaukom können so palpiert werden (evtl. Vergleich mit eigenen Augen bzw. zweiter Person).

Normwerte: Der mittlere Augendruck liegt bei 15 mmHg, die Obergrenze ist 22 mmHg. Über 22 mmHg besteht Glaukomverdacht, über 26 mmHg ist der Druck sicher erhöht. Die **Tensionswerte schwanken sinusförmig im Tagesrhythmus** (morgens hoch, Abfall im Lauf des Tages). Die Tages-

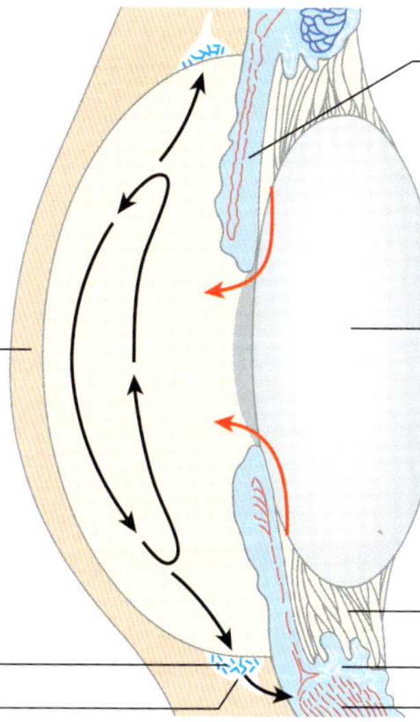

Abb. 9.1 Vorderkammer [L231]

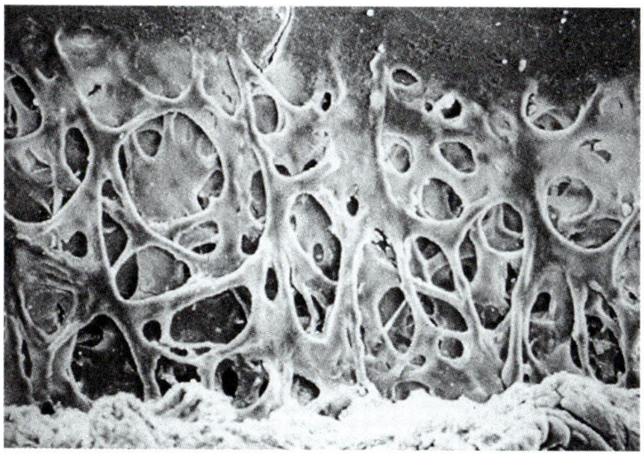

Abb. 9.2 Elektronenmikroskopische Aufnahme des Trabekelwerks [E940]

schwankungen sollten 4 mmHg nicht überschreiten. Beim Glaukom sind die Schwankungen größer.

Merke

Ein einmalig gemessener normaler Augendruckwert schließt ein Glaukom genauso wenig aus wie ein einmalig normaler Blutdruckwert eine Hypertonie.

9.2.2 Tonometrie

Mit der Tonometrie lässt sich der **intraokulare Druck** bestimmen. Zwei Verfahren stehen zur Verfügung:

- Bei der **Impressionstonometrie nach Schiötz** liegt der Patient bei der Messung; die Hornhautoberfläche wird betäubt und das Tonometer aufgesetzt. Ein kleiner Senkstift dellt die Kornea ein, an einer Skala wird der Druck abgelesen. Da hier die Rigidität des Auges gemessen wird, kommt es z. B. bei Myopie zu Messfehlern.
- Bei der **Applanationstonometrie nach Goldmann** (▶ Abb. 9.3) wird nach Tropfanästhesie der Hornhautscheitel mit einem Messkörperchen abgeflacht und die dazu notwendige Kraft ermittelt. Das Verfahren ist weniger störanfällig als die Methode nach Schiötz und kann an der Spaltlampe im Sitzen durchgeführt werden. Bei extrem dünner Hornhaut kann der Augendruck allerdings falsch niedrig, bei extrem dicker Hornhaut falsch hoch gemessen werden. Statt der Applanation durch ein Messkörperchen kann hierfür auch ein automatisierter Luftstrahl zur Anwendung kommen.

9.2.3 Vorderkammertiefe und Kammerwinkel

Die **Vorderkammertiefe** kann bei seitlicher Beleuchtung auch mit einer Taschenlampe abgeschätzt werden. Beim Engwinkelglaukom wölbt sich die Irisbasis vor und nähert sich der Hornhaut, die Vorderkammer erscheint flach.

Der **Kammerwinkel** ist nur mit dem **Gonioskop** zu erkennen. Dieses Kontaktglas wird nach Lokalanästhesie und Einträufeln von Methylzellulose auf die Hornhaut gesetzt. Ein etwas geneigter Spiegel im Glas erlaubt den Einblick in den Kammerwin-

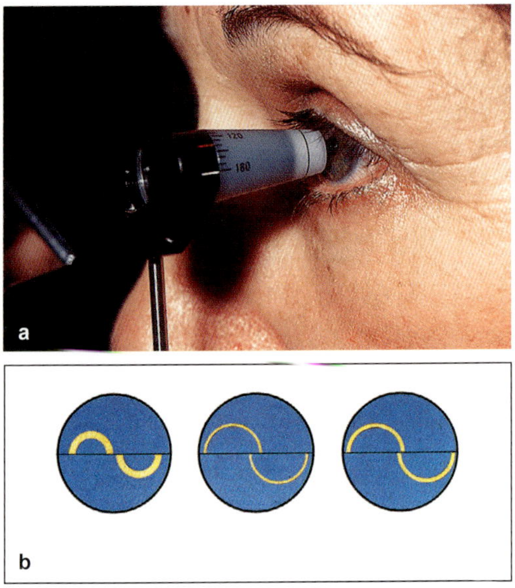

Abb. 9.3 Applanationstonometrie [E940]
a Das Tonometer auf der Kornea
b Zwei aufeinander stehende, gelb fluoreszierende Halbkreise. Durch das Drehen des Rädchens am Tonometer bewegen sich die beiden Halbkreise gegenläufig auf der horizontalen Mittellinie. Wenn sich die beiden Halbkreise mit der inneren Kante des Fluoresceinrings berühren, kann man am Rädchen den Augendruck ablesen.

kel. Geachtet wird auf die Weite des Kammerwinkels, Synechien zwischen Iris und Kammerwinkelwand (Goniosynechien), Gefäßneubildungen und abnorm starke Pigmentablagerungen.

9.2.4 Perimetrie

Die Perimetrie dient der **Untersuchung des Gesichtsfelds.**
Zur Orientierung dient der **Parallelversuch,** bei dem sich Untersucher und Patient gegenübersitzen. Ein Auge ist abgedeckt, das andere fixiert das gegenüberliegende Auge des Arztes. Der Arzt führt einen Gegenstand von außen in das Gesichtsfeld, der Patient gibt an, wann er den Gegenstand sieht. Das Gesichtsfeld des Patienten wird so grob mit dem des Arztes verglichen.
Das **Perimeter** macht den Befund objektivierbar. Der Patient schaut in eine Halbkugel, in die Lichtpunkte projiziert werden, und gibt an, wenn er einen Punkt sieht. Jeder Punkt in dieser Halbkugel entspricht einem Punkt auf der Netzhaut des Patienten. Über eine Mechanik können diese Stellen in einem Diagramm festgehalten werden.

Verschiedene **Verfahren** werden durchgeführt:

- Die **Schwellenwertbestimmung** oder statische Perimetrie (da die Messpunkte unbeweglich an bestimmten Orten angeordnet sind) misst die Empfindlichkeitsschwellen für weißes oder farbiges Licht und ist geeignet, sehr kleine Skotome (Gesichtsfeldausfälle) nachzuweisen. Insbesondere bei der Glaukomdiagnostik ist diese Methode sehr wichtig, weil damit das zentrale 30°-Gesichtsfeld erfasst wird (Lokalisation des Bjerrum-Skotoms, ► Kap. 9.3, ► Abb. 9.5).
- Ein anderes Verfahren zur schnelleren Orientierung ist die **Bestimmung der Isopteren,** bei der eine Reizmarke von außerhalb des Gesichtsfelds nach innen geführt und die Stelle notiert wird, bei der die Marke gerade eben gesehen wurde (kinetische Perimetrie, da sich der Prüfpunkt bewegt). Durch Verwendung verschiedener Reizmarken entstehen so Linien gleicher Empfindlichkeit (Isopteren).

Auch Computer-Perimeter sind gebräuchlich, sie arbeiten meist mit der Schwellenwert-Bestimmung.
Zur Diagnostik des Glaukoms gehören außerdem die Messung der Hornhautdicke **(Pachymetrie)** zum Ausschluss einer hornhautbedingten falsch hohen oder niedrigen Messung des Augeninnendrucks sowie bildgebende Verfahren zur Darstellung des Sehnerven und der Nervenfaserschicht (HRT, OCT und GDX).

9.3 Glaukom (Grüner Star)

Kennzeichnend für die Erkrankung ist die **Erhöhung des intraokularen Drucks,** zumeist durch eine **Störung des Kammerwasserabflusses** bei normaler Kammerwasserproduktion. **Hauptkomplikation** ist die **Druckschädigung des Sehnervs,** die über Gesichtsfeldausfälle bis zur Erblindung führen kann. Durch die Druckschädigung nimmt die Vertiefung in der Papille, die Excavatio papillae, zu (glaukomatöse Excavatio, ► Abb. 9.4).
Typischer **Perimeterbefund** beim Glaukom ist das **Bjerrum-Skotom,** ein ring- oder bogenförmiger Gesichtsfeldausfall, der vom blinden Fleck ausgeht und durch Druckschädigung der Nervenfaserbündel entsteht (► Abb. 9.5). Im Spätstadium ist das Gesichtsfeld bis auf eine zentrale Insel und einen temporalen Halbmond komplett ausgefallen. Typische Formen eines glaukomatösen Papillenschadens finden sich in ► Abb. 9.6.

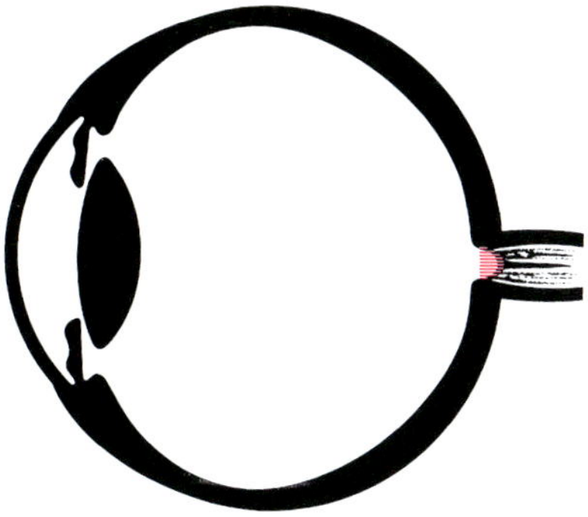

Abb. 9.4 Excavatio papillae [L231]

Sekundäre Glaukome (z. B. nach Trauma oder Iridozyklitis; ▸ Kap. 9.3.5) werden unterschieden von **primären Glaukomen.** Zu diesen gehören das angeborene Glaukom (▸ Kap. 9.3.1), der Glaukomanfall (▸ Kap. 9.3.2), das Engwinkelglaukom (akute Form, ▸ Kap. 9.3.3) und das Offenwinkelglaukom (chronische Form, ▸ Kap. 9.3.4). **Ursache** ist in der Regel bei allen Formen eine **Abflussbehinderung.**

9.3.1 Kongenitales Glaukom (Hydrophthalmus)

Ätiologie

Der Hydrophthalmus (auch **Buphthalmus** = Ochsenauge) ist eine Vergrößerung des Bulbus

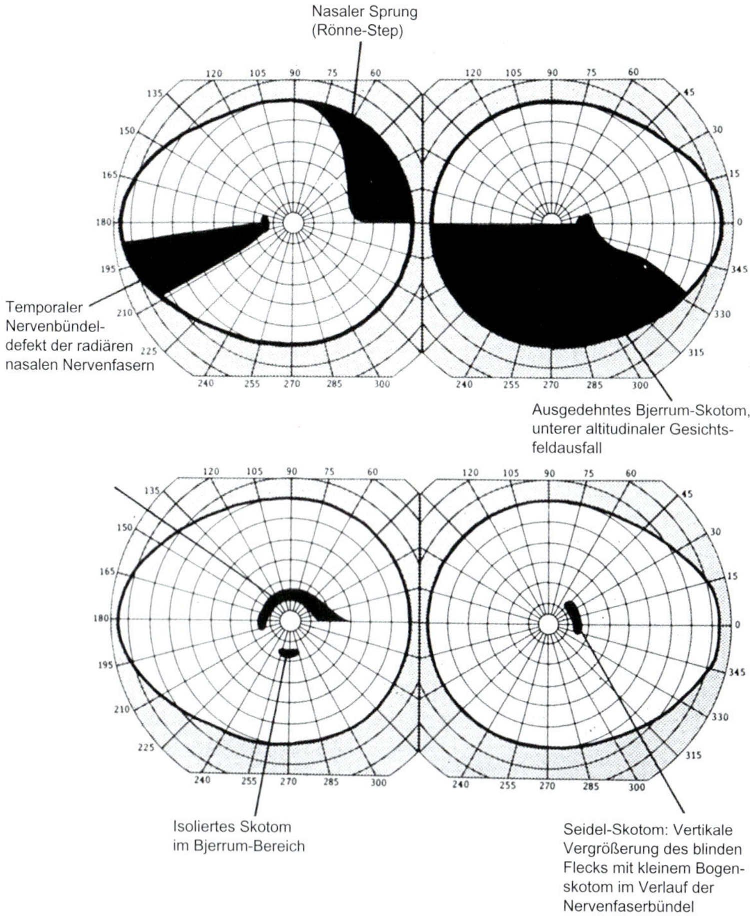

Abb. 9.5 Häufige Gesichtsfeld-Befunde bei Glaukom [E848]

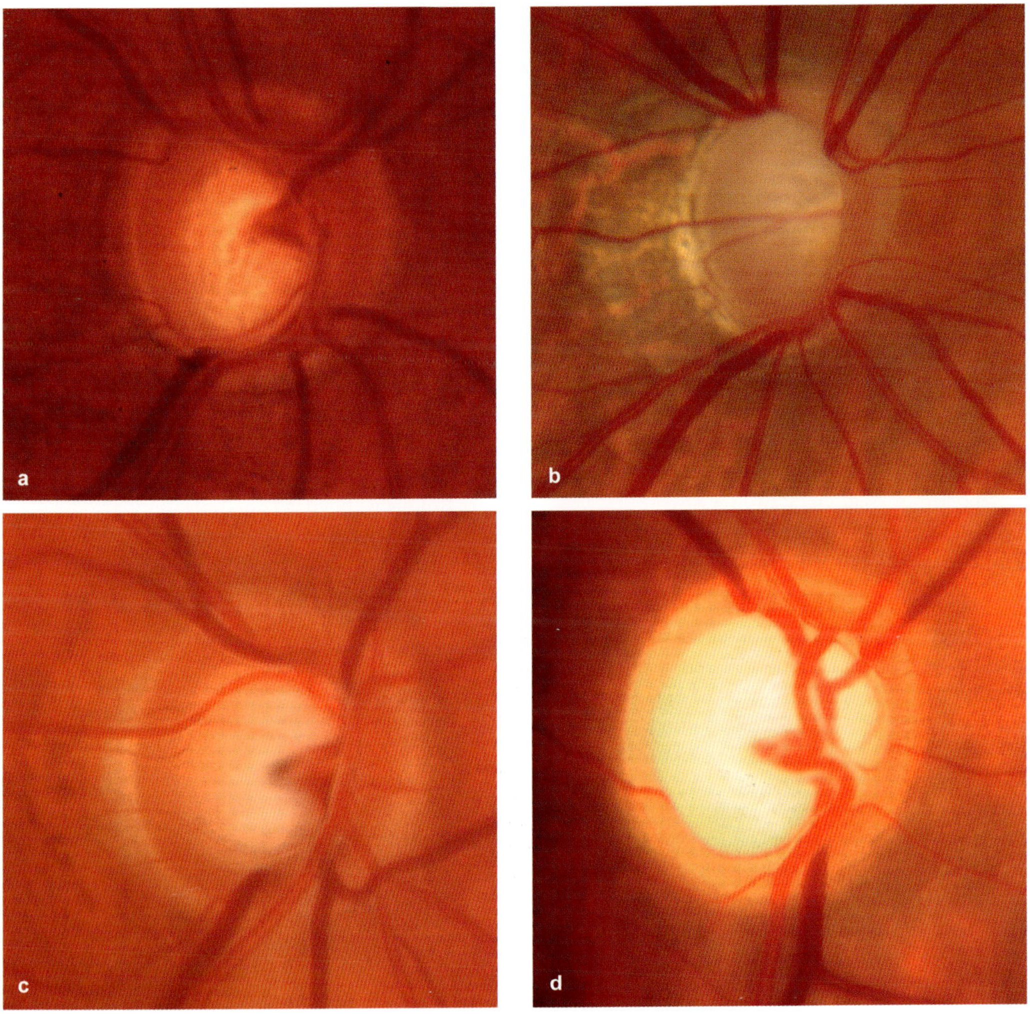

Abb. 9.6 Verschiedene Formen eines Glaukomschadens [E940]
a Typ I, fokal-ischämisch
b Typ II, myop
c Typ III, senil sklerotisch
d Typ IV, konzentrisch vergrößert

durch pathologische Augeninnendruckwerte bei noch wachsendem Auge. Er kommt häufig beidseits vor. Ursache ist die Verlegung des Kammerwinkels durch persistierendes mesodermales Gewebe **(Barkan-Membran).**
Dem primären kongenitalen Glaukom liegt ein autosomal-rezessiver Erbgang zugrunde, in 70 % der Fälle sind dabei beide Augen betroffen. 70 % der Patienten sind männlich, bei 70 % manifestiert sich die Erkrankung vor dem 6. Lebensmonat.

Klinik und Diagnose

Subjektive Symptome sind Lichtscheu, hochgradige Myopie und Tränenträufeln. Bei der Untersuchung finden sich eine vertiefte Vorderkammer, eine atrophische Iris und eine entrundete Pupille, ein vergrößerter Hornhautdurchmesser über 12 mm beim kongenitalen Glaukom, ein vergrößerter Augapfel, Hornhauttrübungen durch Einreißen der Descemet-Membran sowie eine Papillenexkavation (beim kongenitalen Glaukom allerdings erst sehr spät im Krankheitsverlauf).

Tonometrie, Gonioskopie (Nachweis von Gewebe im Kammerwinkel) sowie die Messung des Hornhautdurchmessers und der Augenlänge (Ultraschall) gehören zur Diagnostik. Eine endgültige Diagnosestellung ist in Grenzfällen jedoch oftmals nur im Verlauf durch den Nachweis eines zunehmenden Hornhautdurchmessers oder einer zunehmenden Augenlänge möglich.

Therapie

Ohne Operation **erblindet** das betroffene Auge. Prinzip der Operation ist die Schaffung eines Abflussweges. Dafür stehen zur Verfügung: die **Goniotomie nach Barkan** (das mesodermale Gewebe wird unter gonioskopischer Kontrolle mit einem feinen Messer durchtrennt) oder die **Trabekulotomie nach Harms** (Öffnung des Schlemm-Kanals zur Kammer hin).

9.3.2 Glaukomanfall

Ätiologie

Ursache des Glaukomanfalls, auch **akutes primäres Glaukom** genannt, ist eine zu flach angelegte Vorderkammer. Eine starke Hyperopie oder eine zu dicke Linse können ebenfalls dazu führen. Der Winkel zwischen Iris und Hornhaut ist klein, die teilweise oder komplette Verlegung des Trabekelwerks verursacht die Drucksteigerung. Die vollständige Verlegung des Trabekelwerks durch die Irisbasis bei anatomisch prädisponierten Augen mit flacher Vorderkammer ruft den akuten, schmerzhaften Glaukomanfall **(Winkelblock)** mit extremen Druckwerten hervor. **Auslösende Faktoren** können psychischer Stress, Pupillenerweiterung in dunkler Umgebung, Mydriatika, Allgemeinnarkose oder die Einnahme anticholinerger Substanzen sein.

Klinik

Der Anfall beginnt mit **Sehverschlechterung,** der Patient sieht verschwommen und **farbige Ringe um Lichtquellen sowie Nebel.** Dazu kommen **heftige Augen- und Kopfschmerzen.** Die **Pupille** ist **weit und reaktionsarm.** Die Symptomatik kann vorübergehend abklingen und wiederkehren. Bei Übergang in den akuten Anfall tritt ein **massiver Sehverlust** auf mit stärksten, pulsierenden Augenschmerzen sowie Schmerzausstrahlung in den Trigeminusbereich und den gesamten Körper. Dazu kommen **häufig Übelkeit und Erbrechen,** oftmals so heftig, dass ein akutes Abdomen vorgetäuscht wird.

Praxistipp

Ein akutes Glaukom führt nicht immer sofort zu den typischen Symptomen. Beim protrahierten Glaukomanfall können die Symptome (Rötung, Sehverschlechterung, Kopfschmerzen) auch langsam progredient zunehmen. Insbesondere bei Heimbewohnern kommt es oft zu einer stark verspäteten Vorstellung beim Augenarzt, da das Pflegepersonal die Symptome unterschätzt.
Beim klassischen Glaukomanfall kann die vegetative Begleitsymptomatik (Bauchschmerzen, Übelkeit, Erbrechen) gegenüber den Augenbeschwerden im Vordergrund stehen. In Einzelfällen werden Patienten cholezystektomiert oder appendektomiert, bevor das rote Auge auffällt. Beim akuten Abdomen lohnt sich immer ein Blick in die Augen!

Der Bulbus ist bei der Palpation steinhart, die Tensionswerte bei der Messung extrem erhöht, bis über 80 mmHg. Die **Pupille** ist bei der Untersuchung **entrundet, erweitert und lichtstarr.** Lidödem, Tränenträufeln und gemischte Injektion können ebenfalls beobachtet werden. An der Spaltlampe finden sich ein Epithelödem der Hornhaut, eine flache oder aufgehobene Vorderkammer und ein verlegter Kammerwinkel.

Merke

Diagnoseweisende Trias:
- Einseitig rotes Auge
- Weite, reaktionslose Pupille
- Palpatorisch hartes Auge.

Differenzialdiagnose

Die wichtigste Differenzialdiagnose ist die Iritis (► Tab. 7.1). Druck messen!

Therapie

Merke

Über einem akuten Glaukomanfall darf die Sonne nicht untergehen – sonst geht beim Patienten „das Licht aus". Deshalb sofort mit Behandlung beginnen und unverzüglich in fachärztliche Behandlung!

Primäre Drucksenkung durch 1-prozentige Pilocarpin-Augentropfen alle 10 Minuten, Acetazolamid (Carboanhydrasehemmer, Diamox®) oral oder i. v., osmotische Diurese durch Glyzerin per os oder Mannit 20 % i. v. Eine ausreichende Analgesie

gehört zur Therapie. Hochprozentiger Alkohol (z. B. Weinbrand) per os kann den Augendruck ebenfalls senken. Ein akuter Glaukomanfall gehört sofort in die Fachklinik, es droht Erblindung!
Nach der Drucksenkung sollte operativ eingegriffen werden (▸ Kap. 9.3.1), um Rezidive zu verhindern.
Vor Applikation pupillenerweiternder Medikamente muss immer ein enger Kammerwinkel ausgeschlossen werden.

9.3.3 Engwinkelglaukom

Ätiologie

Solange kein Winkelblock einen akuten Glaukomanfall hervorruft, spricht man vom **Engwinkelglaukom** (drohendes Glaukom, **Glaucoma congestivum**). Die Druckwerte beim Engwinkelglaukom schwanken stark. Das Ausmaß der Verengung kann durch die Veränderung der Pupillenweite und damit die Dicke der Iris schwanken.

Klinik

Subjektive Prodromi wie **Augen- und Kopfschmerzen** werden oft nicht ernst genommen. Bei Druckspitzen können auch gelegentlich **Schleier vor den Augen** und **farbige Ringe um Lichtquellen** wahrgenommen werden. Ursache dafür ist das Epithelödem der Hornhaut. Bei der Untersuchung finden sich normale oder erhöhte Druckwerte, eine flache Vorderkammer, eine vorgewölbte Iris und gerötete Augen durch vermehrte Blutfülle in den Bindehautgefäßen. Gesichtsfelddefekte und eine glaukomatöse Papillenexkavation (▸ Abb. 9.4) lassen sich ebenfalls häufig nachweisen.

Therapie

Da auch gelegentliche Druckspitzen den Sehnerv schädigen und das Engwinkelglaukom jederzeit in ein akutes Glaukom (▸ Kap. 9.3.2) übergehen kann, sollte eine **prophylaktische Therapie mit Miotika** durchgeführt werden, damit der Kammerwinkel nicht blockiert wird. Dauerhafte Abhilfe verschafft nur eine Operation, z. B. die **basale Iridektomie,** bei der ein kleines Stück der Irisbasis entfernt wird und so ein Kurzschluss zwischen Hinterkammer und Trabekelwerk entsteht. Infrage kommen auch eine **Laser-Iridoplastik** (Erweiterung der Kammerwinkelbucht durch Straffung der peripheren Iris) oder die **YAG-Laser-Iridotonie** (Schaffung einer Verbindung zwischen Hinter- und Vorderkammer).

9.3.4 Offenwinkelglaukom (Glaucoma simplex)

Ätiologie

Das Glaucoma simplex bei weitem (offenem) Kammerwinkel (auch **Weitwinkelglaukom** genannt) ist die **häufigste Form des Glaukoms** und eine der **häufigsten Erblindungsursachen** in den Industrieländern. Die Morbidität steigt mit zunehmendem Alter, insbesondere nach dem 40. Lebensjahr. Ursache ist eine **Abflussbehinderung im Trabekelwerk,** dessen Gesamtquerschnitt reduziert ist. Die Tagesschwankungen der Druckwerte sind viel geringer als beim Engwinkelglaukom (▸ Kap. 9.3.3).

Klinik

Bis zum Eintreten irreversibler Schäden wie hochgradiger Gesichtsfeldausfall oder gar Erblindung eines Auges bleibt das Glaukom sehr oft asymptomatisch. Bei der klinischen Untersuchung werden der Augendruck, die Exkavation der Papille und das Gesichtsfeld untersucht.

Therapie

Der **Augeninnendruck** muss durch medikamentöse Behandlung dauerhaft **gesenkt werden.** Dazu werden heute in erster Linie topische β-Blocker, topische α_2-Mimetika (Alphagan) sowie topische oder systemische Carboanhydrasehemmer eingesetzt. Eine Besserung des Kammerwasserabflusses ereicht man durch Prostaglandine, α_2-Mimetika und Miotika.
Kontraindikationen für den Einsatz von β-Blockern sind obstruktive Lungenerkrankungen, Asthma (β-Blocker können auch bei topischer Applikation Bronchospasmen auslösen) und Herzrhythmusstörungen.
Die **Erweiterung der Abflusswege** ist das Wirkprinzip des Miotikums **Pilocarpin. Nebenwirkungen** sind zum einen die verengte Pupille, zum anderen bei jungen Patienten ein Akkommodationsspasmus mit Myopie. Schmerzen im Bereich des Ziliarkörpers werden ebenfalls beschrieben. Die Tropfen müssen alle 5–6 Stunden gegeben werden. Alternativen sind Carbamylcholin, Adrenalin, Physostigmin und Progstigmin.
Senkt die medikamentöse Therapie den Druck nicht dauerhaft oder nehmen die Skotome trotz Therapie zu, ist eine **Operation** indiziert. Auch hier unterscheidet man Eingriffe zur Verbesserung des Kammerwasserabflusses von Eingriffen zur Senkung der Kammerwasserproduktion:

- Verbesserung des Kammerwasserabflusses:
  - Intern: Viskokanalostomie/Kanaloplastik, Trabekulotomie
  - Extern: Trabekulektomie/Goniotrepanation
- Senkung der Kammerwasserproduktion:
  - Zyklokryo-, Zyklophotokoagulation.

Bei der **Viskokanalostomie/Kanaloplastik** wird von außen im Bereich des Schlemm-Kanals unter einer dünnen Skleralamelle der tiefe Anteil der Sklera bis auf die periphere Descemet-Membran und Aderhaut entfernt und dadurch der Schlemm-Kanal selbst von seiner oberen Wand befreit. Nach wasserdichtem Wiederverschluss der Skleralamelle darüber sickert das Kammerwasser dann durch die Descemet-Membran in den Hohlraum unter der Skleralamelle und fließt über den eröffneten Schlemm-Kanal und die Vortexvenen ab. Der Abflusswiederstand im Trabekelwerk wird umgangen.

Bei der **Trabekulektomie/Goniotrepanation** wird, ebenfalls unter einer Skleralamelle, ein kleines Stück des Trabekelwerks und der darüber liegenden Sklera entfernt. Das Kammerwasser fließt unter Umgehung des Trabekelwerks durch das Loch in den Skleraspalt und von dort unter die Bindehaut. Dort sammelt sich das Kammerwasser in Form eines Sickerkissens an und wird vom Gefäßsystem absorbiert.

Bei der **Zyklophoto-** oder **Zyklokryokoagulation** wird mit einem Laser der Ziliarkörper verödet. Durch die Reduktion des Drüsengewebes kommt es zu einer geringeren Kammerwasserproduktion und somit zu einer Senkung des Augeninnendrucks. Während des Eingriffs wird z. B. eine Lasersonde so auf das Auge aufgesetzt, dass der Laserstrahl transskleral und transkonjunktival seine maximale Energie im Ziliarkörper entfaltet (transsklerale Dioden- und YAG-Laser-Zyklophotokoagulation). Bei der Kryokoagulation wird derselbe Effekt durch das Einfrieren des Ziliarkörpers erzielt. Pro Sitzung werden mehrere Herde appliziert. Die Narbenbildung im Ziliarkörper ist meist nach 6–8 Wochen abgeschlossen.

Prophylaxe

Spätestens ab dem 40. Lebensjahr **regelmäßige Tensionskontrollen** beim Augenarzt, insbesondere bei familiärer Belastung.

9.3.5 Sekundäres Glaukom

Ein sekundäres Glaukom ist eine Druckerhöhung als Folge einer Augenerkrankung. Mögliche **Ursachen** sind eine **Iridozyklitis** (▸ Kap. 7.4.1), bei der Verwachsungen des Kammerwinkels den Abfluss behindern, oder **intraokulare Tumoren,** die den Kammerwinkel blockieren.

Der **Verschluss der Zentralvene** und eine **Linsenluxation** können ebenso zum sekundären Glaukom führen wie eine **Pseudoexfoliation** der vorderen Linsenkapsel (Ablagerung weißlichen Materials auf der Linsenvorderfläche und/oder an anderen Strukturen des vorderen Augenabschnitts), eine perforierende **Bulbusverletzung** oder die **Rubeosis iridis** (ausgeprägte Blutfüllung der Iris mit Neovaskularisation und Abflussbehinderung, ▸ Abb. 9.7) bei Diabetes mellitus. Folge der Rubeosis können außerdem Blutungen in die Vorderkammer sein.

Ein **phakolytisches Glaukom** findet sich in Augen mit maturer oder hypermaturer Katarakt. Dabei kommt es zum Übertritt von denaturiertem Linsenprotein in die Vorderkammer. Das Protein wird phagozytiert, die Makrophagen und das Protein selbst verstopfen das Trabekelmaschenwerk. Resultat ist ein sekundärer Druckanstieg.

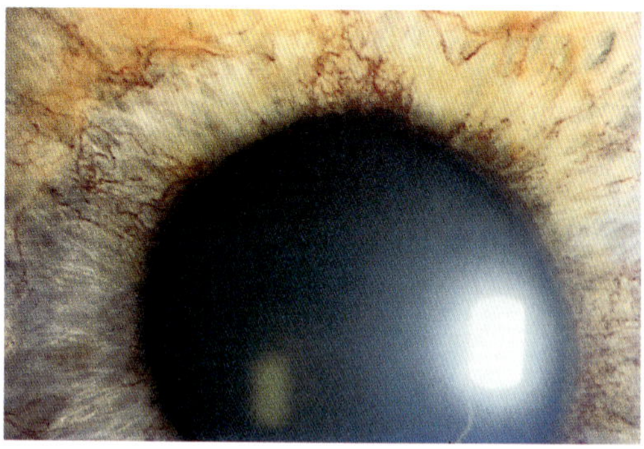

Abb. 9.7 Rubeosis iridis [T407]

9.3.5.1 Kortikosteroid-Glaukom

Nichts sorgt so zuverlässig für blendendweiße Augen wie ein Tropfen Kortison. Aber bis zu 40 % der Bevölkerung reagieren anlagebedingt auf längere Kortisontherapie mit einer Augendruckerhöhung. Prednisolon 1-mal tgl. als Augentropfen über 2 Wochen kann ausreichen, um eine Tensionserhöhung zu provozieren. Auch die systemische Anwendung kann zum Glaukom führen, jedoch seltener.

Bei rechtzeitigem Absetzen der Medikamente kann die Druckerhöhung reversibel sein, aber auch wie ein chronisches Offenwinkelglaukom (▸ Kap. 9.3.4) fortschreiten.

Merke

Deshalb: Kortison am Auge kritisch verordnen, nicht für Bagatellerkrankungen und am besten nur durch den Ophthalmologen.

9.3.5.2 Morbus Sturge-Weber-Krabbe

Deutlichstes Symptom ist der **Naevus flammeus** im Bereich eines oder zweier Trigeminus-Äste. Am Auge finden sich Buphthalmus und Sekundärglaukom durch den Naevus vasculosus der Choroidea. Hinzu kommen Hämangiome an Lid und Uvea.

9.3.6 Absolutes Glaukom

Das absolute Glaukom ist das **Endstadium** eines unbehandelten Glaukoms. An dem blinden Auge finden sich eine atrophische Papille, eine weite, starre Pupille und eine atrophische Iris. Linsen- und Hornhauttrübungen können hinzukommen. Das absolute Glaukom kann in die **Phthisis bulbi** (Schrumpfen des Augapfels) übergehen. Bei Schmerzen und Phthisis kann der Bulbus entfernt werden.

10 Glaskörper

IMPP-Hits

Zu diesen Themen wurden vom IMPP in den letzten zehn Examina Fragen gestellt:
- Blutungen in den Glaskörper
- Hintere Glaskörperabhebung
- Beteiligung des Glaskörpers an pathologischen Prozessen (Terson-Syndrom)
- Persistierender hyperplastischer Glaskörper

10.1 Anatomische Grundkenntnisse

10.1.1 Aufbau

Der Glaskörper (Corpus vitreum) hat ein Volumen von ca. 4 ml und bildet damit rund 65 % des Augeninhalts. Er endet vorn mit der Glaskörpergrenzmembran hinter der Linse und grenzt im Übrigen an die Netzhaut (► Abb. 10.1). Nur an der Ora serrata und am Papillenrand ist der Glaskörper befestigt. Er ist frei von Gefäßen und Nerven. Die gallertige, klare Masse des Glaskörpers besteht zu 98 % aus Wasser, das an Schwefelsäurereste der Hyaluronsäure gebunden ist und Riesenmoleküle bildet.

10.1.2 Entwicklung

Zuerst entsteht der primäre Glaskörper, der ebenso wie die Linsenanlage von den Hyaloidalgefäßen ernährt wird. Später wird der primäre Glaskörper vom sekundären abgelöst. Im Laufe des Lebens beginnt der Glaskörper sich zu entmischen und zu

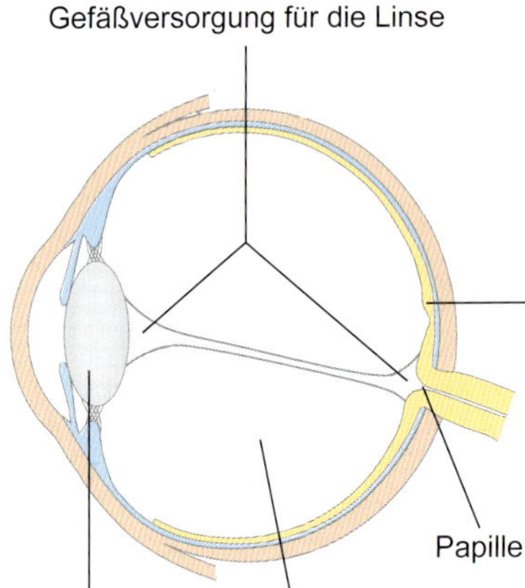

Abb. 10.1 Der Glaskörper [L231]

verflüssigen **(Synchisis).** Im mittleren Lebensalter ist eine flüssige Phase von einer Gel-Phase zu unterscheiden.

10.1.3 Funktion

Der Glaskörper puffert Druck-, Zug- und Stoßkräfte ab, presst die inneren Schichten des Auges (Netzhaut, Aderhaut) gegen die Sklera und erhält die Form des Auges.

10.2 Untersuchung

Trübungen im Glaskörper erkennt der Untersucher mit Hilfe des **Augenspiegels** oder der **Spaltlampe** unter Durchleuchtung. **Verschattungen** des Glaskörpers durch Tumoren, Fremdkörper oder Flüssigkeitsansammlungen lassen sich mit Hilfe der **Diaphanoskopie,** der diaskleralen Durchleuchtung, erkennen: Mit Hilfe eines Lichtleiters wird in einem völlig abgedunkelten Raum Kaltlicht direkt auf den Augapfel gebracht. Normalerweise leuchtet die Pupille rot auf, auch der Ziliarkörper kann abgegrenzt werden (▸ Abb. 10.2a). Tumoren lassen sich als Schatten erkennen (▸ Abb. 10.2b).
Mit Hilfe der **Echografie** lassen sich Verdichtungen des Glaskörpers, Netzhautablösungen oder intraokulare Fremdkörper lokalisieren. Auch die Länge des Augapfels lässt sich mit Hilfe der Ultraschalluntersuchung messen.

10.3 Trübungen

10.3.1 Fliegende Mücken (Mouches volantes)

Mouches volantes sind **Verdichtungen des Glaskörpers,** die besonders bei Blick gegen einen hellen Hintergrund störend als unregelmäßig geformte, durchsichtige Gebilde empfunden werden, welche bei Blickbewegung wegschwimmen. Sie treten insbesondere im **Alter** und bei **Kurzsichtigkeit** auf und entstehen durch Destruktionsvorgänge im Glaskörper.
Solange sie nicht zusammen mit Erkrankungen auftreten, sind die Mouches volantes harmlos und bedürfen **keiner Therapie.** Vermehrtes Auftreten kann jedoch auch ein **Hinweis auf eine Netzhautablösung** sein. **Differenzialdiagnostisch** abgegrenzt werden muss ein schwarzer Mückenschwarm bzw. Rußregen bei Netzhautrissen (subjektive Symptomatik bei einer kleinen Glaskörperblutung).

10.3.2 Blutungen in den Glaskörper

Glaskörpereinblutungen können aus sklerotischen Netzhautgefäßen, bei Gerinnungsstörungen, Hypertonie, Periphlebitis retinae, diabetischer Retinopathie, Netzhautablösungen und -rissen, Zentralvenen-Astverschlüssen, intraokularen Verletzungen, retrolentaler Fibroplasie und Tumoren entstehen.
Je nach Ausprägung finden sich alle Stufen von kleinen Trübungen bis hin zu einer diffusen Glaskörpertrübung. Subjektive Symptome können vom **Rußregen** bis zum plötzlichen Sehverlust reichen.

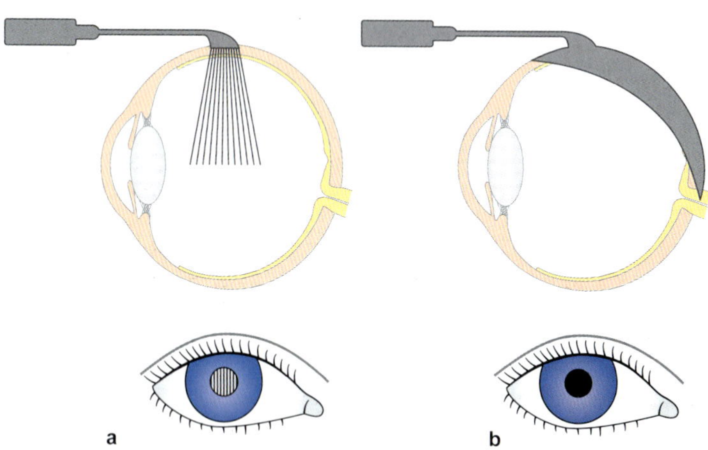

Abb. 10.2 Diaphanoskopie [L231]
a gesundes Auge
b Melanom

Das Ausmaß der Blutung lässt sich mit Hilfe der **Diaphanoskopie** und per **Ultraschall** feststellen. Die **Echografie** wird auch eingesetzt, um eine Ablatio retinae bei nicht mehr einsehbarem Augenhintergrund auszuschließen. Die Therapie richtet sich nach der Grundkrankheit.

10.3.3 Glaskörperabhebung

65 % aller Patienten zwischen dem 65. und 85. Lebensjahr weisen eine hintere Glaskörperabhebung auf. Der Glaskörper verflüssigt sich, es kommt es zu einem Kollaps des Glaskörpers. Die dadurch entstehenden Verdichtungen nimmt der Patient wahr.

Bei einer inkompletten Glaskörperabhebung besteht eine erhöhte Gefahr für die Ausbildung einer Netzhautablösung durch Verwachsungsstränge. Diese üben Zug auf die Netzhaut aus, was der Patient als Lichtblitze wahrnimmt. In diesem Fall sind engmaschige augenärztliche Befundkontrollen erforderlich.

10.3.4 Beteiligung des Glaskörpers an pathologischen Prozessen

Pathologische Vaskularisationen des Glaskörpers können die Folge einer proliferativen diabetischen Retinopathie sein, aber auch nach Zentralvenenthrombosen, verschiedenen retinalen Gefäßerkrankungen und beim Morbus Eales (▸ Kap. 11.3.8) auftreten. Sie können Glaskörperblutungen verursachen und durch Ausbildung von Narbensträngen die Netzhaut von ihrer Unterlage abziehen **(Traktionsablatio,** ▸ Kap. 11.5.2).

Die **Synchisis nivea** (asteroide Hyalose) ist durch meist unilaterale, rundliche, gelblichweiße Teilchen aus Kalziumoxalat im Glaskörper gekennzeichnet. Es besteht eine Assoziation zu Diabetes mellitus und Netzhautdegenerationen. Mit dem Funduskop sieht der Untersucher ein weißes oder gelbliches „Schneegestöber". Das Sehvermögen wird zumeist kaum beeinträchtigt.

Infiltrationen haben verschiedene Ursachen. Durch Verletzungen oder hämatogen können Keime in den Glaskörper gelangen und einen **Glaskörperabszess** hervorrufen. Die Pupille leuchtet bei der Augenspiegelung schmutzig-gelb. Der Prozess ist rasch progredient, die Therapie muss schleunigst eingeleitet werden. Bei Diabetes mellitus können pathologische Vaskularisationen im Glaskörper auftreten, die Quelle für Blutungen in den Glaskörper sein können.

Mykosen rufen **perlschnurartige Infiltrate** des Glaskörpers hervor und führen später zu einer diffusen Trübung des Glaskörpers.

Hauptquelle für eine **Candida-Endophthalmitis** sind septische Herde (z. B. durch Katheter, intravenöse Drogenabhängigkeit, parenterale Ernährung, Immundefizienz oder chronische Lungenerkrankungen wie zystische Fibrose). Die Symptome hängen von der Lage der entzündlichen Herde ab. Funduskopisch finden sich cremeweiße, chorioretinale Läsionen mit Begleitvitritis. Therapie: systemisch, Amphotericin B, Fluconazol oder Voriconazol. Gegebenenfalls ist eine Vitrektomie indiziert.

Als **Terson-Syndrom** bezeichnet man die Kombination einer intraokularen Blutung mit einer Subarachnoidalblutung, häufig im Rahmen einer Aneurysmaruptur oder auch traumatischer Genese. Wahrscheinlich löst eine retinale venöse Stase infolge eines Druckanstiegs im Sinus cavernosus das Syndrom aus. Die Blutung in den Glaskörper wird meist innerhalb von Monaten resorbiert, zumeist ist die Prognose für die Sehschärfe gut. Eine frühe Vitrektomie kann bei starken Blutungen erwogen werden.

10.4 Amaurotisches Katzenauge

Beim amaurotischen Katzenauge zeigt die Pupille einen gelbweißen Reflex **(Leukokorie).** Am betroffenen Auge ist die **Pupille meist starr** und die **Sehfähigkeit erloschen.** Hervorgerufen wird das Phänomen durch das Vordringen einer weißbraunen Masse hinter die Linse. Ursachen hierfür können ein Retinoblastom (▸ Kap. 11.6.1, häufigste Ursache), eine retrolentale Fibroplasie bei der Retinopathia praematurorum (▸ Kap. 11.4.9), ein Glaskörperabszess, ein persistierender hyperplastischer Glaskörper, Morbus Coats, eine völlige Netzhautablösung oder ein Gliom bzw. Pseudogliom sein.

Die häufigste Ursache für einen **einseitigen Mikrophthalmus beim Neugeborenen** ist der persistierende hyperplastische primäre Glaskörper, der sich ebenfalls durch **Leukokorie** äußert. Hinter der Linse findet sich eine weißliche, vaskularisierte, fibröse Masse. Abgeklärt werden müssen das Retinoblastom und die retrolentale Fibroplasie.

10.5 Fehlbildungen

10.5.1 Persistierender hyperplastischer primärer Glaskörper

Der persistierende hyperplastische primäre Glaskörper (PHPV) ist eine **retrolentale Gewebemasse,** deren Ursache die fehlende Regression des primären Glaskörpers ist. Sie ist mit der A. hyaloidea oder deren Resten verbunden. Zumeist fällt eine einseitige Leukokorie auf (weißliche Masse hinter der Linse). Die betroffenen Augen sind zumeist klein und hochgradig sehgestört, die Linse trübt im Verlauf ein.

Der PHPV tritt sporadisch zumeist einseitig auf, es gibt keinen nachgewiesenen Erbgang – wohl aber Assoziationen mit Trisomie 21, Incontinentia pigmenti oder retinaler Dysplasie Reese-Blodi. Bei anteriorem PHPV kann der Augeninnendruck erhöht sein.

10.5.2 Atrophia gyrata

Periphere Flecken mit chorioretinaler Atrophie und Glaskörperdegenerationen kennzeichnen eine Atrophia gyrata. Die Fovea bleibt bis zum Spätstadium ausgespart.

Die Atrophie wird autosomal-rezessiv vererbt. Ein Defekt des Gens, das die Ornithin-Aminotransferase kodiert, löst die Stoffwechsel-Fehlfunktion aus. Es kommt zu einem erhöhten Ornithin-Spiegel in Plasma, Urin, Liquor und Kammerwasser.

Indikationen Vitrektomie:

- persistierende Glaskörperblutung
- rezidivierende Glaskörperblutung
- traktive/kombinierte Netzhautablösung
- Zug an Makula: mechanisches Makulaödem

11 Netzhaut (Retina)

IMPP-Hits

Mit absteigender Häufigkeit wurden in den letzten zehn Examina folgende Themen bevorzugt geprüft:

- Retinopathia diabetica (Diagnostik und Therapie)
- Makuladegeneration
- Rhegmatogene Netzhautablösung
- Retinopathia centralis serosa
- Aderhautmelanome (Prognose)
- Anatomische und physiologische Grundkenntnisse
- Untersuchung des Augenhintergrundes, weitere Untersuchungen
- Gefäßerkrankungen (Fundus hypertonicus, Arteriitis temporalis)
- Arterieller Gefäßverschluss
- Venöser Gefäßverschluss
- Retinopathia pigmentosa
- Retinopathia praematurorum (Therapie)
- Exsudative Retinopathie (Morbus Coats)
- Juvenile Retinoschisis
- Lokalisation des blinden Flecks

Lerntipp

Die Netzhaut ist ein vorgeschobener Teil des Gehirns. Ihre Untersuchung liefert wertvolle Hinweise sowohl auf Erkrankungen des Auges als auch bei systemischen Erkrankungen, wie beispielsweise der Hypertonie. Kenntnisse der Retina sind deshalb für jeden Arzt unabdingbar.

11.1 Anatomische und physiologische Grundkenntnisse

11.1.1 Entwicklung

Die Netzhaut ist entwicklungsgeschichtlich ein vorgeschobener Teil des Gehirns. Aus dem inneren, einschichtigen Blatt der sekundären Augenblase bildet sich die Netzhaut, aus dem mehrschichtigen äußeren Blatt das Pigmentepithel. Beide Blätter legen sich aufeinander, ohne jedoch miteinander zu verwachsen. Ein Spaltraum bleibt, der sich später bei Netzhautablösungen mit Flüssigkeit füllt und die Netzhaut vom Pigmentepithel abhebt. Nur im Bereich der Ora serrata und der Papille sind Retina und Pigmentepithel sowohl miteinander als auch mit der Sklera verwachsen. Die beiden Blätter werden durch den Druck des Glaskörpers und physikalische Anziehungskräfte aufeinandergehalten.

11.1.2 Aufbau

Die Netzhaut besteht aus mehreren Schichten (► Abb. 11.1, ► Abb. 11.2). Fällt ein Lichtstrahl auf die Netzhaut, so durchquert er zuerst die **Nervenfaserschicht,** dann die **Ganglienzellschicht** sowie die **innere und äußere Körnerschicht** (innen =

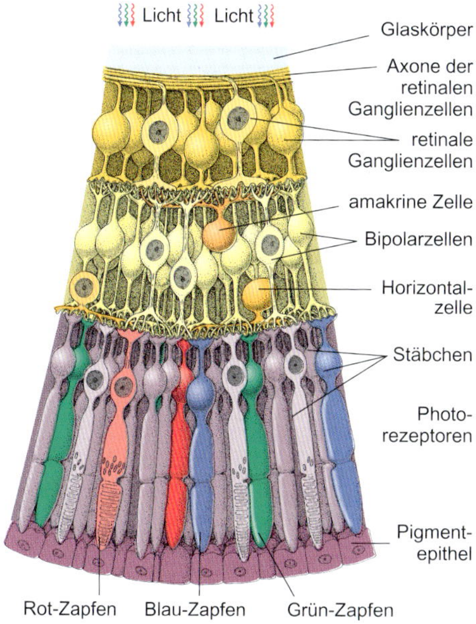

Abb. 11.1 Schichtaufbau der Retina [L190]

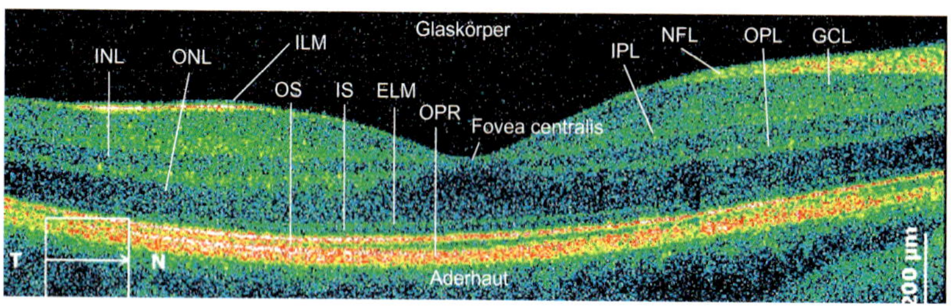

Abb. 11.2 Strukturbild der Retina (OCT) [M638]
ELM Äußere Grenzmembran
GCL Ganglienzellschicht
ILM Interne Grenzmembran
INL Innere Körnerschicht
IPL Innere plexiforme Schicht
IS Innensegmente der Photorezeptoren
NFL Nervenfaserschicht
ONL Äußere Körnerschicht
OPL Äußere plexiforme Schicht
OPR Äußerer Pigmenepithel-/Photorezeptor-Komplex
OS Außensegmente der Photorezeptoren

zum Glaskörper hin, außen entsprechend vom Glaskörper weg). Die äußere Körnerschicht enthält **Stäbchen und Zapfen als Photorezeptoren.** Durch diesen **inversen Aufbau** ist die intensivere Versorgung der äußeren Körnerschicht durch die Aderhaut gewährleistet.

Funktionell lässt sich die Retina in **drei Abschnitte** unterteilen; Stäbchen und Zapfen bilden dabei das erste Neuron. Die in der inneren Körnerschicht gelegenen bipolaren Schaltzellen werden als das zweite Neuron aufgefasst und die in der Ganglienzellschicht angesiedelten Optikus-Ganglienzellen bilden das dritte Neuron.

Das Licht erreicht das erste Neuron also erst, nachdem es das zweite und dritte passiert hat.

Die **Aufgaben der Photorezeptoren** sind unterschiedlich. Die rund 120 Millionen **Stäbchen** sind daran schuld, dass nachts alle Katzen grau sind. Sie liefern lediglich Hell-Dunkel-Empfindungen, sind jedoch wesentlich empfindlicher als die Zapfen und ermöglichen somit das Sehen in der Dämmerung. Die größte Stäbchendichte findet sich direkt neben der Makula sowie zur Netzhautperipherie hin. Der paramakuläre Bezirk ist in erster Linie für das Dämmerungssehen zuständig. Die 6,5 Millionen **Zapfen** hingegen versammeln sich insbesondere zur Makula hin. Drei verschiedene Zapfentypen für Blau, Gelb und Grün lassen sich unterscheiden.

Besonders in der Netzhautperipherie findet sich das Prinzip der **Signalkonvergenz.** Durch komplexe Verschaltung werden die Reize aus den fast 127 Millionen Rezeptorzellen auf die 800.000 bis 1.000.000 Fasern des N. opticus zusammengeführt. Durch Verstärkung bzw. Hemmung bestimmter Signale findet bereits in der Retina eine Selektion der ankommenden Signale statt: Bei sehr großer Lichtintensität reagieren zwar die einzelnen Photorezeptoren, die Weiterleitung wird jedoch durch hemmende Prozesse blockiert. Durch diese Anpassungsprozesse wird der Mensch in die Lage versetzt, die in der natürlichen Umwelt vorkommenden extremen Helligkeitsunterschiede zu bewältigen.

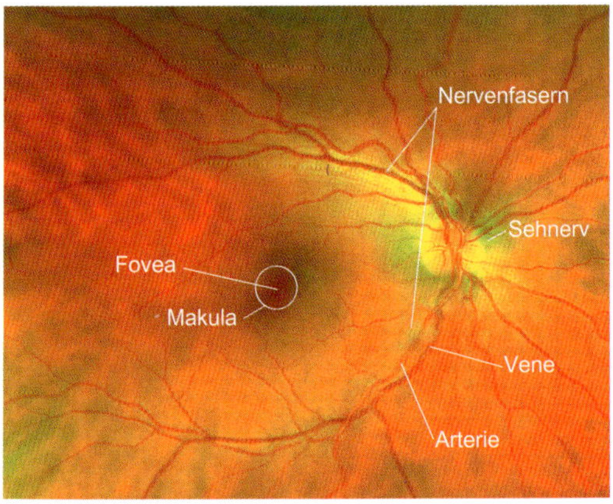

Abb. 11.3 Fundus mit blindem Fleck und gelbem Fleck [M638]

Die **Macula lutea** (gelber Fleck) liegt etwa 4 mm temporal der Papille und enthält die **Fovea centralis,** die Stelle des schärfsten Sehens (▶ Abb. 11.3). In der Fovea centralis sind nur noch Zapfen vertreten. Beiseite gedrängte Gefäß- und Nervenschichten ermöglichen hier ungestörten Lichteinfall sowie hohe Sehschärfe.

Der **blinde Fleck** liegt typischerweise 10–20° temporal des Gesichtsfeldzentrums. Er entsteht durch den Durchtritt des N. opticus (▶ Abb. 11.3); hier verlaufen lediglich die Fasern des N. opticus. Ohne Photorezeptoren kann in diesem Bereich keine sensorische Wahrnehmung stattfinden.

11.1.3 Gefäßversorgung

Arterien und Venen der Netzhaut bilden ein Endgefäßsystem ohne Kollateralen. Das Gefäßsystem der Retina wird aus der A. centralis retinae gespeist, die ihre Zuflüsse aus der A. ophthalmica erhält. Die Zentralarterie tritt mit dem Sehnerv in den Bulbus ein und teilt sich in viele kleine Äste auf, die die Netzhaut bis einschließlich der inneren Körnerschicht versorgen. Der venöse Abfluss erfolgt über die V. ophthalmica zum Sinus cavernosus.

Die in der äußeren Körnerschicht sitzenden Rezeptorzellen werden per Diffusion über das Pigmentepithel ernährt. Löst sich die Retina vom Pigmentepithel ab, so sterben Stäbchen und Zapfen ab.

11.2 Untersuchung

11.2.1 Untersuchung des Augenhintergrundes

Die Untersuchung des Augenhintergrundes erfolgt üblicherweise mittels der **Ophthalmoskopie** in diagnostischer Mydriasis. Dabei vorher sicherstellen, dass keine flache Vorderkammer vorliegt (Gefahr des Winkelblocks)! Der Augenhintergrund wird systematisch Gebiet für Gebiet abgesucht, Veränderungen anhand einer Skizze dokumentiert.

Drei **Methoden** stehen zur Untersuchung des Augenhintergrundes zur Verfügung:

- Beim **Spiegeln im aufrechten Bild** lassen sich bei 16-facher Vergrößerung nur kleine Areale überblicken. Mit dem Augenspiegel in der rechten Hand inspiziert der Untersucher mit seinem rechten Auge das rechte Auge des Patienten; links entsprechend.
- Das **Spiegeln im umgekehrten Bild** verschafft bei durchschnittlich 4-facher Vergrößerung einen Überblick über große Areale der Retina. Dabei hält der Untersucher eine Linse von 14–30 dpt ungefähr 10 cm vor das Patientenauge. In ca. 40–70 cm Entfernung davon entsteht das Bild.
- Das **Spiegeln mit Dreispiegel-Kontaktglas** schließlich ermöglicht zusätzlich die Untersuchung der äußeren Netzhautperipherie. Über einen Spiegel kann man in die gewünschte Region blicken. Bei der indirekten Ophthalmoskopie ist der Überblick über die Netzhaut größer als bei der direkten Ophthalmoskopie.

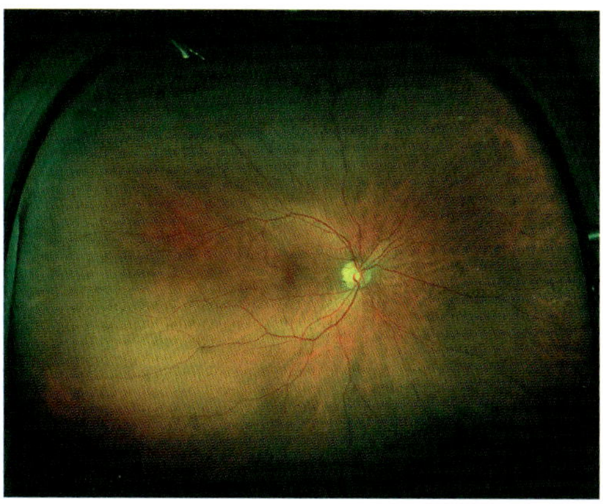

Abb. 11.4 Normaler Fundus [M638]

▸ Abbildung 11.4 zeigt eine Übersicht über den Fundus. Die normale **Fundusfarbe** ist rötlich, nasal und temporal etwas dunkler. Die **Arterien** sind hellrot, haben einen breiten Reflexstreifen und zeigen keine Pulsationen; pulsierende Arterien sind immer pathologisch. Die dunkelroten **Venen** sind etwas dicker als die Arterien. Sie haben einen schmalen Reflexstreifen und pulsieren manchmal etwas, da der intraokulare Druck und der Gefäßdruck fast gleich sind. Die feinen Aufzweigungen der Gefäße sind in der Regel nicht zu erkennen. Die Macula lutea ist völlig gefäßfrei, die zentral gelegene Fovea centralis zeigt den äußeren Ring- bzw. Wallreflex und den sichelförmigen Zentral- oder Foveolarreflex. Der Normalbefund der Papille ist ausführlich in ▸ Kap. 12.2 beschrieben.

11.2.2 Farbsinnprüfung und -störungen

11.2.2.1 Farbsinnprüfung

Auf **pseudoisochromatischen Tafeln nach Ishihara oder Stilling-Hertel** wird ein Mensch mit einer Störung des Farbsinns irregeführt, da er bestimmte Farben anhand ihres Helligkeitswerts identifiziert. So kommt es zum typischen Verwechseln oder Nichterkennen bestimmter Bildinhalte. Eine sichere Differenzierung der Farbsinnstörung erfolgt am **Anomaloskop nach Nagel.**

11.2.2.2 Farbsinnstörungen

Unterschieden werden Farbanomalien bei abnormen Farbpigmenten und Farbanopien, bei denen Zapfenpigmente fehlen (▸ Tab. 11.1). Die häufigste Störung ist die Grünschwäche **(Deuteroanomalie).**

Tab. 11.1 Häufigkeit und Ursachen der angeborenen Farbsinnstörungen

Defekt/Zustand	Benennung	Physio- bzw. Pathologie	% der Bevölkerung
Normale Farbwahrnehmung	Trichromasie	Zapfenpigmente	über 90
Grünschwäche	Deuteroanomalie	abnorme Zapfenpigmente	4,4
Rotschwäche	Protanomalie	abnorme Zapfenpigmente	1,0
Grünblindheit	Deuteroanopie	nur 2 Zapfenpigmente	1,5
Rotblindheit	Protanopie	nur 2 Zapfenpigmente	1,1
Monochromasie		nur 1 Zapfenpigment	sehr selten
Achromatopsie		keine Zapfenpigmente	sehr selten

Männer sind mit 8 % häufiger betroffen als Frauen (ca. 1 %), da die rezessiven Gene für die Zapfenpigmente auf dem X-Chromosom liegen.

11.2.3 Sehschärfenmessung

Die Sehschärfenmessung bestimmt das **maximale optische Auflösungsvermögen der Fovea centralis.** Der **Visus cum correctione** (c. c. = Sehschärfe) gibt das maximale Auflösungsvermögen bei bestmöglicher Korrektur mit Brillengläsern an, der **Visus sine correctione** (s. c. = Sehleistung, Rohvisus) wird bei Prüfung ohne Gläser ermittelt.
Bei der **Prüfung des Fernvisus** werden in 5 m Entfernung standardisierte Testtafeln mit verschieden großen Buchstaben oder Zeichen wie Landolt-Ringen bzw. Pflüger-Haken aufgestellt. Geprüft wird, welche Zeichengröße der Patient noch scharf sehen kann. Die **Prüfung des Nahvisus** erfolgt analog in 30 cm Entfernung. Die Berechnung des Visus erfolgt nach der Formel

Ist-Entfernung/Soll-Entfernung = 5 m/50 m = 1/10.

Ein durchschnittlich guter Wert wäre bei dieser Berechnung ein Visus von 1. Bei der ebenfalls möglichen Angabe in Prozenten entspräche das Ergebnis der Berechnung einem Visus von 10 % (= 0,1), der durchschnittlich gute Wert wäre in diesem Fall 100 %. Menschen mit sehr gutem Sehvermögen erreichen auch Werte über 1 bzw. über 100 %.

11.2.4 Weitere Untersuchungen

Die **Fluoreszenzangiografie** liefert Informationen über den **Zustand des Gefäßsystems** der Netzhaut. Nach intravenöser Injektion einer Fluoresceinlösung werden mit einer Spezialkamera Serienaufnahmen des Augenhintergrundes gemacht. Die Gefäße erscheinen in den Frühphasen hell vor der Netzhaut, die späten Phasen zeigen Exsudationen und die sehr späten Phasen schließlich Farbstoffansammlungen in pathologischen Geweben.
Seit Kurzem werden für diese Untersuchungen auch **Laser-Scanning-Ophthalmoskope** eingesetzt, die das Auflösungsvermögen verbessern. Die elektrophysiologische Untersuchung mittels des **Elektroretinogramms** der Netzhaut kommt besonders bei tapetoretinalen Degenerationen zur Anwendung. Der Begriff tapetoretinale Degenerationen ist ein Oberbegriff für erbliche degenerative Netzhauterkrankungen unter Mitbeteiligung des Pigmentepithels und der Aderhaut.

11.3 Gefäßerkrankungen

11.3.1 Retinopathia diabetica

Die **diabetische Retinophatie** stellt in den Industrieländern die häufigste mikrovaskuläre Folgeerkrankung dar und ist die Hauptursache für Erblindungen im Alter von 30–60 Jahren. Etwa 90 % aller Diabetiker weisen nach 20 Jahren retinale Veränderungen auf. Bei Typ-II-Diabetikern sollten bei Diagnosestellung, bei Typ-I-Diabetikern spätestens nach fünf Jahren Erkrankungsdauer jährliche augenärztliche Kontrollen durchgeführt werden.
Die proliferative diabetische Retinopathie betrifft 5–10 % der Diabetiker. Typ-I-Diabetiker sind besonders gefährdet.

Ätiologie

Die Basalmembranen der Gefäßendothelien verdicken sich beim Diabetes, wahrscheinlich durch Glykolysierung von Proteinen. Dieser Prozess hat Gefäßsklerose und Kapillaraneurysmen zur Folge, später Mangelversorgung. Die Perfusionsminderung in Kapillargebieten führt zu **harten Exsudaten** (Ablagerung pathologischer Lipoide) und zu einer Gefäßproliferation in der Netzhaut und im angrenzenden Glaskörpergewebe mit der möglichen Folge einer **Traktionsablatio** (▸ Kap. 11.5.2). Ein Hypertonus begünstigt das Voranschreiten der diabetischen Retinopathie.

Klinik und Diagnose

Der Diabetiker bemerkt eine Verminderung seiner Sehkraft erst im Spätstadium. Die Diagnose wird durch eine Augenhintergrundspiegelung gestellt. Für eine stadiengerechte Behandlung sind zusätzlich eine Fluoreszenzangiografie und eine OCT-Untersuchung (▸ Abb. 11.2) erforderlich.

Der **juvenile Diabetes (Diabetes Typ I)** unterscheidet sich in seiner Symptomatik vom Altersdiabetes. Der jugendliche Diabetiker entwickelt frühzeitig **Vasoproliferationen** (▸ Abb. 11.5). Zuerst findet sich eine Erweiterung der Kapillaren, gefolgt von der Entstehung von Kapillaraneurysmen, denen besenreiserartige oder fächerförmige Gefäßneubildungen folgen. Kleine Kapillarblutungen, kalkspritzerartige weiße Herde und Gefäßwandverdickungen können ebenfalls beobachtet werden. Im Bereich der Vasoproliferationen tritt bei der Fluoreszenzangiografie Farbstoff in das Gewebe aus.
Beim **Altersdiabetes (Diabetes Typ II)** stehen **Kapillaraneurysmen, Verfettungen und fleckförmige Blutungen** im Vordergrund. Die Verfettungen fin-

Alte eher weniger Proliferation... kann aber auch

Diabetisches Makulaödem: Flüssigkeit im Extrazellularraum der Retina durch defekte Blut-Hirn-Schranke, Entzündung, pro-angiogen. Faktoren

VEGF-Hemmer: Ranibizumab noch wirksam!

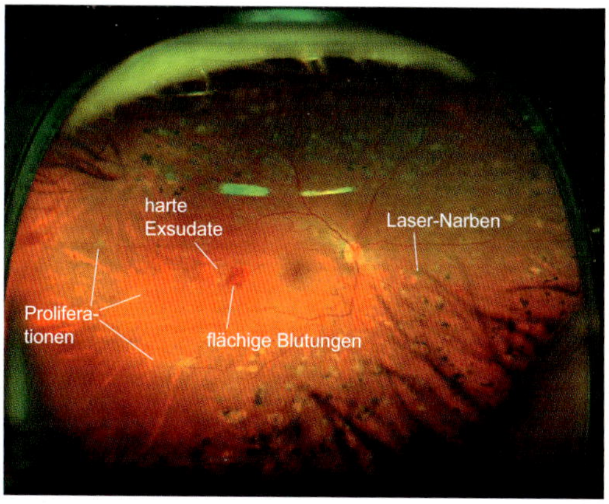

Abb. 11.5 Proliferative diabetische Retinopathie [M638]

den sich im Spätstadium kranzförmig um die Makula herum. Häufig entsteht auch ein **Ödem** am hinteren Augenpol (▶ Abb. 11.6), das einen plötzlichen Visusabfall hervorrufen kann, wenn es sich auf die Makula ausdehnt. Dies kann das erste Mal sein, dass der Patient etwas von der Retinopathie merkt. Neovaskularisationen bilden sich beim Altersdiabetiker seltener und später als beim Typ-I-Diabetiker.

Praxistipp

Zum Zeitpunkt der Diagnose des Diabetes ist beim Typ-I-Diabetiker meist noch keine diabetische Retinopathie feststellbar, da durch die ausgeprägten Allgemeinsymptome die Diagnose meist früh im Verlauf der Erkrankung erfolgt. Im Gegensatz hierzu ist bei vielen Typ-II-Diabetikern bei Diagnosestellung schon eine diabetische Retinopathie vorhanden, da durch den langsamen Krankheitsbeginn die Erkrankung zum Zeitpunkt der Diagnose über Jahre bereits zu den Netzhautschäden geführt hat.

Therapie

Die gute medikamentöse und diätetische Diabeteseinstellung ist die wichtigste **Prophylaxe** der diabetischen Retinopathie. Hypoglykämien unter 5 mmol/l sollen die Vasoproliferation fördern. Allerdings kann eine diabetische Retinopathie auch bei konsequenter Diät auftreten.

Ein entscheidender Kofaktor bei der Entstehung einer diabetischen Retinopathie ist eine unbehandelte Hypertonie. Nach den Richtlinien der Hochdruckliga sollte der Blutdruck bei 130–139/80–85 liegen. Bei jedem Diabetiker sollte außerdem mindestens einmal jährlich der Augenhintergrund untersucht werden.

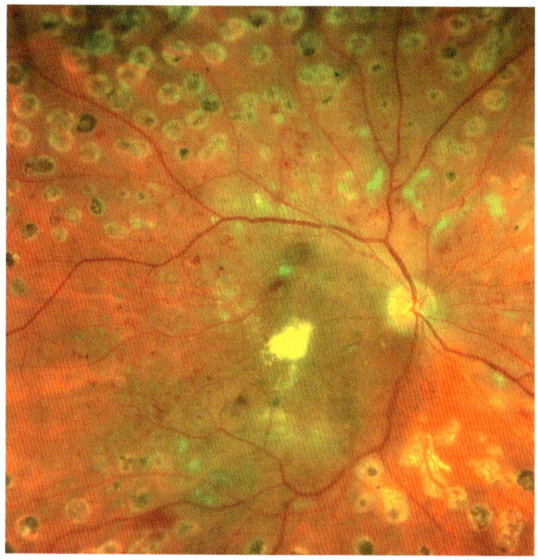

Abb. 11.6 Diabetisches Makulaödem [M638]

Mit Hilfe der **Laserkoagulation** kann das Fortschreiten der Erkrankung verlangsamt werden. Dabei werden vor allem bei Typ-I-Diabetikern über die ganze Netzhaut verteilt (außer Makula und Umgebung der Papille) kleine Herde in der Netzhaut koaguliert. Beim Typ-II-Diabetes wird zurückhaltender koaguliert. Vasoproliferationen sind hierbei eine Indikation zur flächenhaften Koagulation.

Eine Neovaskularisation mit Blutung weist ein 30-prozentiges Risiko für einen Sehverlust auf, das durch die Laserkoagulation auf etwa 7 % reduziert werden kann. Die Lasertherapie soll zur Involution der Neovaskularisation führen.

Bei Vorliegen eines diabetischen Makulaödems ist gelegentlich eine lokale Lasertherapie und in den meisten Fällen eine Behandlung durch die intraokulare Injektion von Anti-VEGF-Substanzen (z. B. Ranibizumab) indiziert.

Eine **prophylaktische Vitrektomie** wird in einigen Zentren zur besseren Sauerstoffversorgung der Netzhaut propagiert. Generell ist die Vitrektomie jedoch nur für die Behandlung von Sekundärkomplikationen wie z. B. persistierender Glaskörperblutung oder Traktionsamotio zu empfehlen.

Komplikationen

traktive Netzhautablösung

Die Vasoproliferationen können zur **Traktionsablatio** (▶ Kap. 11.5.2) und zu **Einblutungen in den Glaskörper** führen, die eine **Vitrektomie** (mikrochirurgische Teilentfernung des Glaskörpers, Corpus vitreum) erforderlich machen können, wenn sie nicht resorbiert werden. Außerdem kann es zur **Rubeosis iridis mit Sekundärglaukom** (ausgeprägte Blutfüllung der Iris mit Abflussbehinderung, ▸ Kap. 9.3.4) und zur **diabetischen Katarakt** (▸ Kap. 6.3.3.2) kommen. Möglich sind auch eine transitorische Myopie und Akkommodationsstörungen bei stark schwankenden Blutzuckerwerten.

11.3.2 Diabetische Hintergrund-Retinopathie

Bei der diabetischen Hintergrund-Retinopathie finden sich typischerweise Mikroaneurysmen (winzige rote, runde Punkte, die zuerst temporal der Fovea zu beobachten sind), Netzhautblutungen in der retinalen Nervenfaserschicht oder intraretinal, Makulaödeme durch Kapillarleckage sowie harte Exsudate. Letztere werden durch ein chronisch umschriebenes Ödem mit Exsudation von Lipoproteinen und lipidgefüllten Makrophagen verursacht.

Patienten mit einer leichten Hintergrund-Retinopathie benötigen keine ophthalmologische Therapie. Es sollten aber mindestens jährliche Kontrollen stattfinden.

11.3.3 Arteriosklerose

Bei der Arteriosklerose finden sich typische Veränderungen am Augenhintergrund. Dazu gehören **unregelmäßige Reflexstreifen** über den großen Arterien am Augenhintergrund, die später in weiße Randkonturen und **Kaliberunregelmäßigkeiten** (sklerotische Veränderungen sowie Einschränkung des Gefäßlumens) übergehen können. An den Kreuzungsstellen von Arteriolen und Venolen erscheinen die Venolen eingeengt: dieses Phänomen wird **Gunn-Zeichen** genannt.

Auch das **Salus-Kreuzungszeichen** (omegaartiger Bogen einer Vene über eine Arterie an einer Kreuzung) wird von manchen Autoren sowohl der Arteriosklerose als auch der Hypertonie zugeordnet, ebenso wie die vermehrte Schlängelung der Gefäße. Zu bedenken ist dabei, dass die Arteriosklerose oft Folge einer Hypertonie ist und die Zeichen am Fundus sich dementsprechend vermischen können.

Allgemein zeigt sich ein blasser, reflexarmer Fundus (auch **trockener Fundus** genannt). Nach längerem Bestehen der Arteriosklerose bilden sich die gelblich-weißen **Drusen,** hyaline Veränderungen in hypoxämischen Bezirken. Außerdem können kleine rundliche oder streifenförmige Blutungen beobachtet werden, Letztere insbesondere im Bereich der im Spätstadium möglichen Venenastverschlüsse an Kreuzungsstellen.

11.3.4 Hypertonie

Merke

Das Stadium des Bluthochdrucks lässt sich an der Retina gut erkennen.

Auch beim Hypertoniker zeigt das Fundusbild klassische Befunde. Im Gegensatz zum trockenen Augenhintergrund bei der Arteriosklerose erscheint der Fundus glänzend **(„durchsaftet“).** Die Befunde bei der hypertensiven Retinopathie lassen sich mehreren Stadien zuordnen. Die ersten beiden Stadien fallen unter den Begriff **„Fundus hypertonicus“**, die Stufen III und IV unter den Begriff **hypertensive Retinopathie** (▸ Abb. 11.7) bzw. **Retinopathia angiospastica.**

Die Einteilungen der Stadien des Fundus hypertonicus nach Keith-Wagener-Baker bzw. Thiel sind in ▸ Tab. 11.2 und ▸ Tab. 11.3 dargestellt.

In den ersten beiden Stadien kann durch eine **Blutdruckeinstellung** eine Remission der Veränderun-

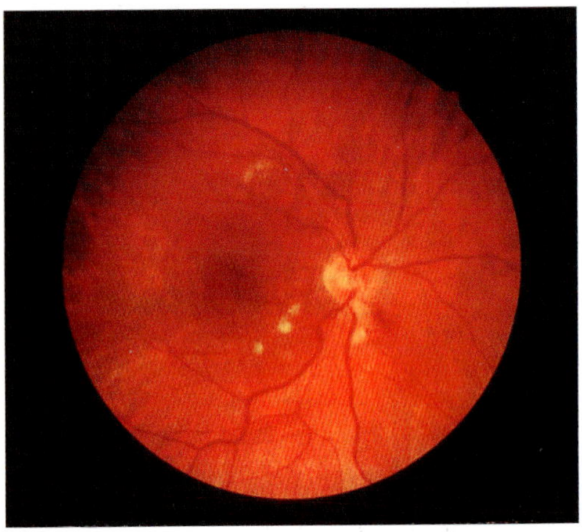

Abb. 11.7 Fundus hypertonicus bzw. hypertensive Retinopathie Stadium IV. Erkennbar sind eine dezente nasale Randunschärfe i. S. eines Papillenödems, eine deutliche Engstellung der Netzhautarteriolen sowie eine retinale Blutung nahe der Papille i. S. einer Blutung im Netzhautparenchym. Man sieht außerdem gelbliche Flecken am Fundus, die ggf. Exsudaten im Netzhautparenchym (= Lipidablagerungen) entsprechen, wie sie u. a. beim Fundus hypertonicus und bei der diabetischen Retinopathie vorkommen. [T407]

Tab. 11.2 Keith-Wagener-Baker-Klassifikation des Fundus hypertonicus

Stadium	Manifestation
I	• leichte, generalisierte Verengung der Arteriolen • auffällige Tortuositas (Schlängelung) • keine fokalen Engstellen
II	• starke, generalisierte Gefäßengstellung mit fokalen Engstellen • positives Gunn-Zeichen
III	zusätzlich Blutungen, harte Exsudate, Cotton-Wool-Herde
IV	zusätzlich Papillenödem und Optikusatrophie

Tab. 11.3 Stadieneinteilung des Fundus hypertonicus nach Thiel

Stadium	Manifestation
I	funktionelle Gefäßveränderung mit arteriolärer Vasokonstriktion und leicht vermehrter Venenfüllung
II	• ausgeprägte Gefäßengstellung mit Kaliberschwankungen • an arteriovenösen Kreuzungsstellen: die Vene kreuzt im stumpfen Winkel oder taucht an der Kreuzungsstelle in das Netzhautgewebe (Salus-Zeichen, omegaartiger Bogen einer Vene über eine Arterie an einer Kreuzung)
III	• Kupferdrahtarterien • Gunn-Zeichen • streifige Blutungen • Cotton-Wool-Flecken (weiße Flecken im Augenhintergrund) • harte Exsudate (Fettablagerungen)
IV	• Papillenschwellung • Silberdrahtarterien

gen herbeigeführt werden, in den beiden letzten Stadien in der Regel nicht mehr.

Praxistipp

Der Hypertonus als Differenzialdiagnose des Papillenödems wird oft übersehen. Zur Abklärung einer unscharfen Papille gehört auch immer die Messung des Blutdrucks!

11.3.4.1 Retinopathie bei schwangerschaftsinduziertem Hochdruck

Am Augenhintergrund entwickeln sich, u. U. akut innerhalb weniger Tage, die Zeichen eines **Stadiums IV nach Thiel** (▸ Tab. 11.3).

11.3.5 Arterieller Gefäßverschluss

Ätiologie

Ursachen eines arteriellen Gefäßverschlusses der Zentralarterie oder einer ihrer Äste sind häufig embolischer Natur, aber auch Gefäßspasmen bei schlechter Zirkulation können einen Verschluss auslösen. Prädisponierende Faktoren sind Arteriosklerose (Abscheidungsthromben), Hypertonie, Herzvitien (Embolien), Thrombenbildung bei Gefäßerkrankungen wie Endarteriitis obliterans und die Riesenzellarteriitis (▸ Kap. 11.3.6).

Klinik

Kardinalsymptom ist die **schlagartige schmerzlose Erblindung** des betroffenen Auges, meist einseitig, „als wenn das Licht ausginge". Wenn nur ein Gefäßast betroffen ist, kann alternativ auch die obere oder untere Hälfte des Gesichtsfeldes erloschen sein. Typischerweise ist in der Gesichtsfelduntersuchung der Ausfall in der horizontalen Mittellinie scharf begrenzt.

Die mittelweite Pupille zeigt einen afferenten Defekt der Pupillomotorik. Sie reagiert nur schwach auf direkte Belichtung, jedoch normal auf Belichtung des zweiten Auges. Die Augenhintergrunduntersuchung zeigt ein milchig-weißes, ischämisches **Netzhautödem** mit insgesamt unscharfen Konturen. Die weißliche Verfärbung entsteht durch Anschwellen der Nervenfaserschicht. Da in der Makula jedoch keine Nervenfasern vorhanden sind, schimmert hier die Aderhaut durch und führt so zum **kirschroten Fleck der Makula.** Bei Vorhandensein eines zilioretinalen Gefäßes bleibt der von diesem versorgte Bezirk normal. Die Papille ist blass und unscharf begrenzt. Die Arteriolen sind fadendünn, evtl. mit minimaler Restströmung. Bei Astarterienverschlüssen entsteht das Ödem innerhalb des versorgten Bezirks, der Rest der Netzhaut bleibt normal. Es kommt zu einer relativen afferenten Störung der Pupillomotorik des betroffenen Auges, die Efferenz (z. B. indirekte Lichtreaktion) ist nicht beeinträchtigt.

Therapie

Cave

Der arterielle Gefäßverschluss in der Retina ist ein Notfall! Die Therapie muss sofort eingeleitet werden, da die Netzhaut innerhalb von kurzer Zeit absterben kann. Umgehender Notfalltransport in die Augenklinik!

Der erstbehandelnde Arzt entscheidet über das Ausmaß des Schadens. Die Fundusgefäße sind Endgefäße, und die Überlebenszeit der Netzhaut beträgt bei vollständigem Gefäßverschluss nur bis zu 30 Minuten; eine evtl. verbleibende Restperfusion kann aber die Chancen etwas verbessern. Eine sofortige Parazentese durch einen ophthalmologisch erfahrenen Arzt und Ablassen einiger Tropfen Kammerwassers kann durch plötzlichen Abfall des intraokularen Drucks dafür sorgen, dass der Thrombus in ein peripherer gelegenes Gefäß wandert und die Durchblutung des Stammastes wiederhergestellt wird. Für den Nicht-Augenarzt sind eine sofortige Dextraninfusion, Heparin i.v. und Augendrucksenkung mögliche Notfallmaßnahmen. Nach **Notfalltransport in die Augenklinik** dort Weiterbehandlung, z.B. durch Parazentese, Antikoagulanzien, Kortikoide, Augeninnendrucksenkung und Behandlung der Grundkrankheit. Die Thrombolyse mit Urokinase hat sich in der Ophthalmologie nicht bewährt.

Komplikationen

Unbehandelt geht bei Zentralarterienverschluss die Netzhaut zugrunde, der Sehnerv wird atrophisch. Bei Astarterienverschluss entsteht ein Skotom in dem entsprechenden Bereich. Eine zilioretinale Arterie kann den Bereich der Makula retten.

11.3.5.1 Amaurosis fugax

Die Amaurosis fugax ist eine **für Sekunden oder Minuten auftretende Erblindung** eines oder beider Augen. Dieses Phänomen weist auf eine **Karotisstenose** hin, die zeitweise zu einer Mangelversorgung der A. ophthalmica führt. Dabei schießen kleine losgelöste Plaques als Mikroembolie in die A. ophthalmica. Die diagnostische Abklärung erfolgt mit der Doppler-Sonografie. Therapie ist die gefäßchirurgische Versorgung.

11.3.6 Arteriitis temporalis (Riesenzellarteriitis Horton)

Ätiologie und Pathologie

Die Ursachen der Riesenzellarteriitis Horton sind unbekannt. Diskutiert wird eine Autoimmunerkrankung. Sie tritt in der Regel jenseits des 50. Lebensjahres in den Aa. temporalis und occipitalis auf, kann aber prinzipiell alle Arterien befallen, auch die A. ophthalmica. Drei von vier Erkrankungsfällen betreffen Frauen.

Eine **Assoziation mit der Polymyalgia rheumatica** wird beobachtet. Histologisch findet sich eine bilaterale granulomatöse Entzündung kleiner und mittlerer Arterien mit starker Verdickung der Intima und konsekutiver Verengung des Gefäßlumens. Die Beteiligung der Augen entsteht durch Beteiligung der A. ophthalmica und der Gefäßversorgung des Sehnervs.

Klinik und Diagnose

Charakteristisch sind **starke ein- oder beidseitige Kopfschmerzen.** Prodromi können Appetitlosigkeit, Gewichtsverlust, Müdigkeit, Unwohlsein und subfebrile Temperaturen sein. Zum Teil werden anamnestisch Amaurosis fugax (flüchtige Verdunkelungen, intermittierende Sehstörungen; ▸ Kap. 11.3.5.1), Visusverlust oder Doppelbilder beschrieben. Im akuten Stadium ist die A. temporalis meist ein geröteter, schmerzhafter, pulsloser, verhärteter sowie geschlängelter Strang. An Allgemeinsymptomen finden sich Übelkeit, heftiger Schläfenkopfschmerz und Fieber.

Die Hälfte der Erkrankten entwickelt eine Augenbeteiligung, die von kleinen Skotomen bis zur völligen Amaurose reichen kann.

Äußerlich ist das betroffene Auge unauffällig. Am Fundus finden sich je nach Ausprägung ein unveränderter Augenhintergrund oder streifige Randblutungen, hochgradig verengte Arterien und ein ischämisches Papillenödem, nach dessen Rückbildung sich eine atrophische Papille zeigt, die später eine pathologische Exkavation entwickeln kann. Als dritte Möglichkeit kann auch das Vollbild des arteriellen Gefäßverschlusses beobachtet werden (▸ Kap. 11.3.4).

Die Diagnose wird anhand des **Fundusbildes** (blasse, sektoriell geschwollene Papille mit Streifenblutungen) und der **Laboruntersuchung** gestellt.

Im Labor finden sich eine sehr hohe Blutsenkung sowie Anämie, Leukozytose, Eosinophilie und ein erhöhtes CRP. Durch Probeexzision aus der A. temporalis kann die Diagnose gesichert werden.

Im Gesichtsfeld findet sich häufig ein horizontaler Trenner.

Therapie

Bereits bei Verdacht auf eine Arteriitis temporalis ist eine **hoch dosierte systemische Steroidgabe** zum Schutz vor einem irreversiblen Visusverlust indiziert, die unter Kontrolle der Blutsenkung fortgeführt wird. Hämorheologische Maßnahmen wie beim Zentralarterienverschluss werden ebenfalls angewendet.

Prognose

Das zuerst befallene Auge erblindet sehr oft durch eine anteriore ischämische Optikusneuropathie. Ohne Therapie ist die Prognose für das zweite Auge ebenfalls schlecht. Komplikationen wie apoplektische Insulte verschlechtern auch die vitale Prognose.

11.3.7 Venöser Gefäßverschluss

Ätiologie

Die Zentralvenenthrombose ist häufiger als ein arterieller Verschluss. Beim zentralen Verschluss (Prädilektionsstelle: Durchtritt durch die Lamina cribrosa) ist die gesamte Netzhaut betroffen. Astverschlüsse (Prädilektionsort: Kreuzungsstellen der Gefäße) betreffen umschriebene Bereiche. **Begünstigende Faktoren** sind: Hypertonie, Arteriosklerose, Gerinnungsstörungen, Tuberkulose, Lues, Polyglobulie, Morbus Behçet, Sichelzellanämie, Thalassämie und Nikotinmissbrauch. Auch orale Kontrazeptiva sollen Zentralvenenverschlüsse begünstigen, ebenso wie die Strömungsverlangsamung bei Herzinsuffizienz.

Klinik und Diagnose

Die Folgen eines retinalen Venenverschlusses sind retinale Blutungen (bei einem Zentralvenenverschluss in allen vier Netzhautquadranten, bei einem Venenastverschluss im betroffenen Quadranten), dilatierte Venen und ggf. Cotton-Wool-Herde, d. h. kleine Infarkte der Netzhaut, sowie ggf. ein Papillenödem. Je nach Ausdehnung ist die Sehschärfe in unterschiedlichem Ausmaß herabgesetzt.

Durch Austritt von Flüssigkeit (Blut/Exsudat) in die Netzhaut kann es im Makulabereich zu einem sog. zystoiden Makulaödem, d. h. einer blasig-zystischen Schwellung der Netzhautmitte kommen, was zur Sehbeeinträchtigung führt. Die Exsudate sind durch **wächserne, gelbliche Läsionen mit relativ scharfen Rändern** charakterisiert. Sie entstehen an der Grenze zwischen normaler und ödematöser Netzhaut.

Die Ausbildung einer Thrombose kann mehrere Tage dauern. Der Patient beschreibt eine **anfangs nur schleierartige, später starke Verdunkelung** und den Verlust der Sehschärfe bei Makulabefall. Die Diagnose wird **ophthalmoskopisch** gesichert. Im Vorstadium (Präthrombose) finden sich strotzend gefüllte Venolen mit Kaliberschwankungen und einzelne Blutungen. Bei voll ausgeprägter Thrombose imponieren ausgedehnte Hämorrhagien im Bereich des betroffenen Astes oder der gesamten Retina. Die Blutungen sind streifig, man spricht auch von **flammenartigen Blutungen** (► Abb. 11.8).

Dazu kommen ein hyperämisches Papillenödem, prall gefüllte, gestaute und geschlängelte Venen und vereinzelte Cotton-Wool-Herde. Die Arterien sind fast unsichtbar. Die **Fluoreszenzangiografie** zeigt als pathologischen Befund schon früh Farbstoff, der aus den Gefäßen ins Gewebe austritt.

Je nach Ausmaß der Kapillarverschlüsse kann man zwischen ischämischen und nicht-ischämischen Formen der retinalen Venenverschlüsse unterscheiden. Bei der **ischämischen Form** kann es zur Neubildung von Blutgefäßen (Neovaskularisationen) an Netzhaut, Sehnerv und Kammerwinkel kommen, die zur Erblindung und auch zum Verlust des Auges führen können (► Abb. 11.9).

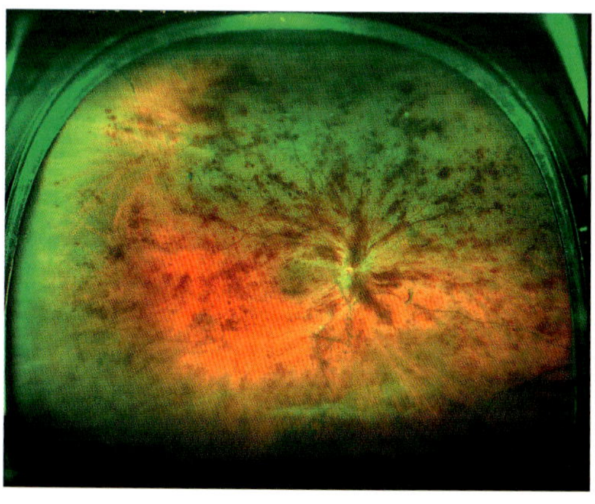

Abb. 11.8 Fundus bei Zentralvenenverschluss [M638]

Daher ist es wichtig, bei retinalen Venenverschlüssen mittels einer Fluoreszenzangiografie das Ausmaß der Netzhautischämie zu ermitteln, um ggf. schon prophylaktisch eine retinale Laserkoagulation vornehmen zu können, bzw. regelmäßige Kontrollen durchzuführen.

Therapie

Standardtherapie ist die isovolämische **Hämodilution mit Senkung des HKT auf etwa 35 % und Antikoagulation.** Bei Gefäßproliferationen und Glaskörperblutungen kann eine **Laserkoagulation** der entsprechenden Bezirke erforderlich werden.

Bei Vorliegen eines Makulaödems gehört die intraokulare Anwendung von Steroiden (Ozurdex®, retinales Dexamethason-Implantat) und Anti-VEGF-Substanzen (Ranibizumab) zur Therapie der Wahl.

Komplikationen

In den betroffenen Bezirken können **Gefäßneubildungen** auftreten, die Blutungen in Netzhaut und Glaskörper verursachen können. Ein kaum zu beeinflussendes Sekundärglaukom, das **hämorrhagische Glaukom,** kann die Folge sein. Schließlich kommt es auch zum **Makulaödem** mit **Makuladegeneration** (▸ Kap. 11.4.1).

Prognose

Beim Vollbild mit einem Ausgangsvisus unter 0,6 ist meist mit einer bleibenden hochgradigen Sehschwäche zu rechnen. Bei einem Ausgangsvisus über 0,6 ist die Prognose relativ gut, sogar eine vollständige Abheilung wird beobachtet.

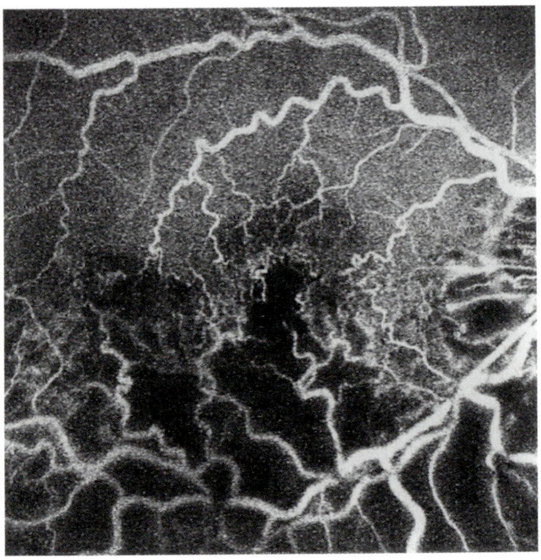

Abb. 11.9 Typisches Bild eines retinalen ischämischen Venenverschlusses mit Ischämie entlang des unteren Gefäßbogens bis in die Makula [T407]

11.3.8 Periphlebitis retinae (Morbus Eales)

Ätiologie

Bei der Periphlebitis retinae finden sich schleichend verlaufende Venenwandentzündungen, die zu schmerzlosen, rezidivierenden venösen Netzhaut- und Glaskörperblutungen führen und in erster Linie bei jungen Männern auftreten (Verhältnis Mann : Frau 3 : 1).

Klinik und Diagnose

Die Patienten klagen über **Visusminderung und verschleiertes Sehen (rotschwarze Schleier).** Bei der Augenspiegelung finden sich dann die Einblutungen. Im Anfangsstadium ist der Fundus oft nicht einsehbar. Später finden sich weiße Einscheidungen und Kaliberschwankungen der Venen, Gefäßinfiltrate, Gefäßneubildungen, die Ausbildung von Anastomosen (**„Wundernetz"**) sowie Mikroaneurysmen, Glaskörper- und Netzhautblutungen. Die Entstehung von bindegewebigen Strängen weist auf eine fortschreitende Retinopathie hin, die zur Traktionsablatio führen kann. Bei der **Fluoreszenzangiografie** finden sich Farbstoffaustritte aus neugebildeten Gefäßen.

Therapie

Bei akuter Blutung **Ruhigstellung des Auges** durch eine Lochbrille, dazu **Hämostyptika** (blutstillende Medikamente). Die Neovaskularisationen können mit dem **Laser** (frühzeitig!) **koaguliert** werden, solange sie nicht zentral liegen; gleiches gilt für nicht durchblutete Netzhautbezirke.

11.4 Degenerative Erkrankungen

11.4.1 Makuladegeneration

Ätiologie

Makuladegenerationen finden sich als **erbliche Leiden** mit z. T. frühem Krankheitsbeginn und als senile Degeneration. Die juvenile, X-chromosomal-hereditäre Form kann in jedem Alter auftreten und befällt beide Augen. Die **altersabhängige Makuladegeneration (AMD)** zeigt ein sehr vielfältiges Bild und tritt bevorzugt nach dem 60. Lebensjahr auf, bei bis zu 5 % der Population. Sie beginnt meist an einem Auge, Veränderungen lassen sich aber häufig auch am zweiten Auge nachweisen. Die Altersdegeneration lässt sich nach dem Befund am Fundus in eine trockene und eine feuchte Form unterscheiden. Ihre Ursache ist unbekannt.

Merke

Die AMD ist die häufigste Ursache für Erblindung.

Klinik und Diagnose

Die **Sehverschlechterung** zeichnet die Makuladegeneration aus; sie kann schleichend oder plötzlich einsetzen und ist schmerzlos.

Metamorphopsie (Verzerrtsehen) kann das erste, typische Symptom sein. Der Nachweis erfolgt am **Amsler-Netz** (ein regelmäßiges Gitter, dessen Linien bei Metamorphopsie verzerrt oder wellenförmig erscheinen). Später führen Zentralskotome zum Verlust des zentralen Sehvermögens. Ursachen sind subretinale Neovaskularisationen, die aus der Aderhaut in die Netzhaut vordringen. Sie sind labil und bluten leicht. Die Netzhautperipherie bleibt meist erhalten, mit einem minimalen Restvisus von bis zu $^1/_{10}$.

Mit dem **Augenspiegel** finden sich bei der **juvenilen Form** zunächst helle und dunkle Flecken in der Makula. Diese wachsen und nehmen später einen orangegelben Farbton an. In der Folge vereinigen sie sich zu einem großen, graugelben Herd in der Netzhautmitte.

Bei der **trockenen senilen Makuladegeneration** zeigt der Fundus **Drusen** (gelblich-weißliche Flecken, hyaline Ablagerungen unter dem Pigmentblatt, ▸ Abb. 11.10), die meist asymptomatisch sind und keinen Einfluss auf das Sehvermögen haben, solange sie nicht genau in der Sehgrube liegen (selten). Drusen sind Ausdruck einer nachlassenden Phagozytose-Aktitvität des retinalen Pigmentepithels (RPE) und bestehen aus einer Ansammlung von Stoffwechselendprodukten. Pigmentepithelverschiebungen oder eine Atrophie des retinalen Pigmentepithels können ebenfalls nachweisbar sein (▸ Abb. 11.10). Nach längerem Verlauf (Jahre) tritt die **Metamorphopsie** auf. Jetzt findet sich eine Pigmentblattabhebung, die als schmutzig-grauer Fleck imponiert und Neovaskularisationen Vorschub leistet.

Wenn diese Neovaskularisationen das Pigmentblatt durchbrechen, geht die Makuladegeneration in die **feuchte** (exsudativ-proliferierende) **Form** über. In der **Fluoreszenzangiografie** zeigen sich Farbstoffaustritte im Bereich der Gefäßneubildungen. Dazu finden sich kleine Blutungen, der Visus fällt plötzlich ab und Metamorphopsien (Verzerrtsehen) können auftreten. Im weiteren Verlauf entstehen harte Exsudate (▸ Abb. 11.11) und später Proliferationen der Glia, die zu einer scheibenförmigen Degeneration mit grauweißer Vorwölbung der Makula führen. Es folgt das Narbenstadium mit Atrophie der zentralen Netzhaut und Zentralskotom.

Therapie

Eine kausale medikamentöse Therapie der trockenen AMD ist nicht bekannt. Nikotinkarenz und die Behandlung von Grunderkrankungen

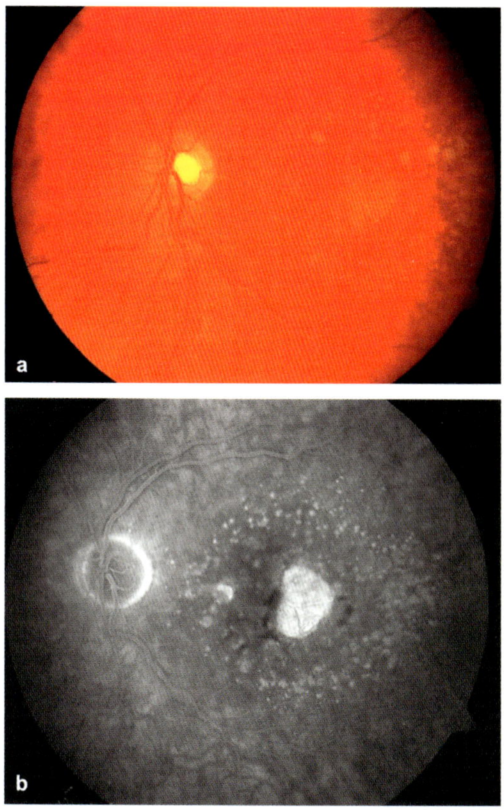

Abb. 11.10a Typischer Befund einer trockenen altersbedingten Makuladegeneration. Man erkennt die für die AMD typischen gelben Flecken der Makula (Drusen). Die zentrale Aufhellung entsteht durch eine Atrophie des RPE. [T407]

Abb. 11.10b In der Fluoreszenzangiografie erkennt man eine Hyperfluoreszenz im Bereich der Drusen und der RPE-Atrophie. [T407]

wie Hypertonie sind angezeigt. Antioxidanzien können unterstützen, aber nicht heilen.

Neu ist die Behandlung mit Substanzen, die die Wirkung von **VEGF** (Vascular Endotehlial Growth Factor) im Auge blockieren und dadurch zu einer Rückbildung von subretinalen Neovaskularisationsmembranen und einer Abdichtung der intraokularen Gefäße führen. Hierzu gehören Substanzen wie Ranibizumab (Lucentis®), Bevacizumab

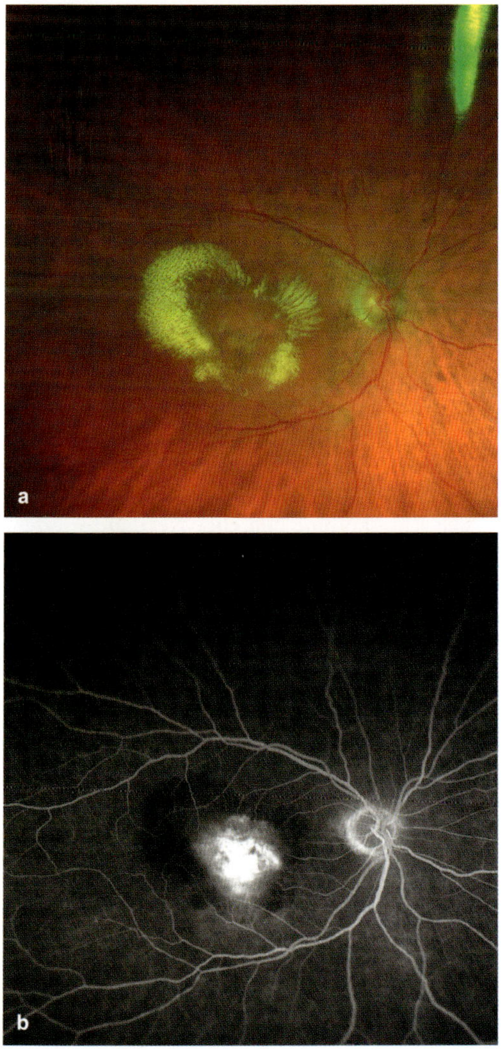

Abb. 11.11a Harte Exsudate bei florider exsudativer AMD [M638]

Abb. 11.11b Spätphase des Angiogramms des Patienten aus ▸ Abb. 11.11a. Es findet sich eine große sogenannte okkulte Membran mit starker Exsudation. [M638]

(Avastin®, nur als Off-Label-Behandlung), Aflibercept (Eyelea®) und **Pegaptanib-Natrium** (Macugen®). Eine Argon-Laserkoagulation wird nicht mehr angewendet.

In Einzelfällen kann eine photodynamische Therapie Erfolg haben. Dabei wird dem Patienten ein Photosensitizer (Verteporfin) intravenös verabreicht. Anschließend wird der Makulabereich mit einem Laser einer bestimmten Wellenlänge bestrahlt. Der Laser aktiviert in den krankhaften Gefäßen den Photosensitizer und führt zu einer Koagulation der pathologischen Netzhautgefäße.

Die Anpassung vergrößernder Sehhilfen oder eine Übungstherapie zur Schulung des monokularen Sehens kommen bei weit fortgeschrittenen Stadien in Betracht.

11.4.2 Retinopathia centralis serosa (RCS)

Ätiologie

Die **zentrale seröse Chorioretinopathie** ist eine Makulaerkrankung, bei der sich **subretinal Flüssigkeit** ansammelt. Es kommt es zu einer serösen Netzhautabhebung, die durch einen **Defekt der äußeren Blut-Retina-Schranke** verursacht wird (schwellungsbedingte Netzhautablösung). Lokale Dysregulationen stehen im Verdacht, die im Zusammenhang mit psychischem oder physischem Stress stehen können. Als Ursache werden eine aggressive Persönlichkeit zusammen mit Stress diskutiert. Möglicherweise spielt ein erhöhtes Serum-Epinephrin eine Rolle. In weniger als 20 % der Fälle sind beide Augen betroffen. Es erkranken vor allem Männer zwischen 20 und 45 Jahre.

Klinik

Die Patienten klagen über **Metamorphopsie, Mikropsie** und ein **positives Skotom** (subjektive Wahrnehmung eines Skotoms).

Am hinteren Pol findet sich eine Prominenz der Retina durch die eingelagerte Flüssigkeit.

Die Fluoreszenzangiografie zeigt eine Störung der Blut-Retina-Schranke; mit ihrer Hilfe kann im aktiven Stadium ein Quellpunkt mit Rauchfahne dargestellt werden (▸ Abb. 11.12).

Im Amsler-Netz ist ein relatives Skotom erkennbar. Bei Rezidiven kann bei extrafovealer Lage des Quellpunkts eine Lasertherapie in Betracht gezogen werden.

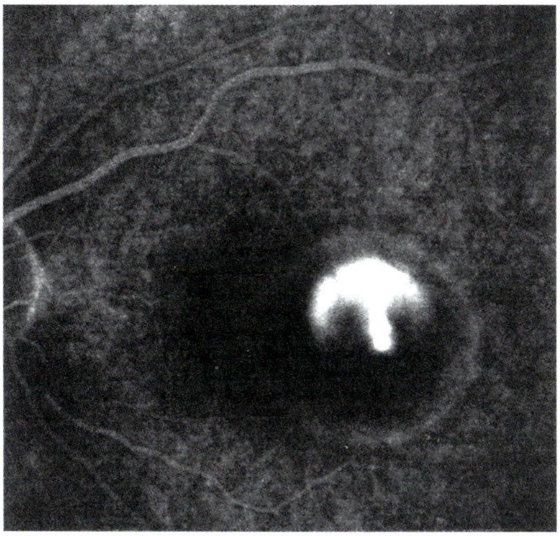

Abb. 11.12 Das Fluoreszenzangiogramm zeigt einen Quellpunkt unter der Makula, aus dem Fluorescein in einen subretinalen Spaltraum aufsteigt. [T407]

Therapie

Beim ersten Auftreten ist keine spezifische Therapie erforderlich. In 80–90 % der Fälle bildet sich die Erkrankung innerhalb von 1–6 Monaten vollständig oder nahezu vollständig zurück. Daraus erklärt sich auch die konservative Therapie durch Abwarten. In Einzelfällen kann durch Laserkoagulation, photodynamische Therapie oder Anti-VEGF eine Besserung erreicht werden.

Eine entwässernde Therapie mit einem Carboanhydrasehemmer wie Acetazolamid kann bei der RCS versucht werden. Hierbei handelt es sich jedoch nicht um eine kausale Therapie.
Eine topische (Augentropfen, Hautcremes) oder systemische Therapie mit Steroiden ist bei einer RCS kontraindiziert, da es unter einer Kortison-Therapie zu einer Verschlechterung der Befunde kommen kann.

11.4.3 Myopische Degeneration

Zur myopischen Degeneration ▸ Kap. 15.3.1.1 „Progressive Myopie".

11.4.4 Retinopathia pigmentosa

Ätiologie

Diese **tapetoretinale Dystrophie** wird zu 80–85 % autosomal-rezessiv vererbt, die übrigen Erbgänge sind autosomal-dominant bzw. X-chromosomal.

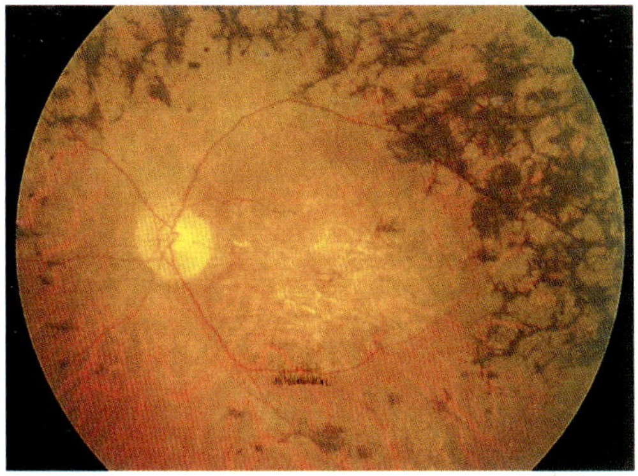

Abb. 11.13 Netzhautbefund bei Retinopathia pigmentosa: typische braunschwarze, knochenbälkchenartige Pigmentierung der Netzhautperipherie [T407]

Mittlerweile wurde ein **Gendefekt im Rhodopsin-Gen** lokalisiert.

Klinik und Diagnose

Schon im Kindesalter sind die Patienten durch Störung der Dunkeladaptation **nachtblind.** Meist vor dem 20. Lebensjahr beginnt die typische braunschwarze, knochenbälkchenartige Pigmentierung der Netzhautperipherie, die von einem **Gesichtsfeldverlust** in den befallenen Bereichen begleitet wird (▸ Abb. 11.13). Es finden sich **Ringskotome** und **enge Netzhautarterien.** Dieser Prozess setzt sich über bis zu 20 Jahre fort und führt zu einer konzentrischen Einengung des Gesichtsfeldes. Die Makula bleibt ausgespart, die zentrale Sehschärfe meist noch erhalten. Trotzdem gelten die Patienten als erblindet, da ihnen nur noch ein Gesichtsfeld von weniger als 5° bleibt, das sog. **Flintenrohrgesichtsfeld.** Eine Netzhaut- und Optikusatrophie mit wachsgelber Papille kennzeichnet schließlich Spätstadien. Bei vielen Patienten entsteht außerdem eine Cataracta complicata (▸ Kap. 6.3.3.1). Bei der autosomal-dominanten Form findet sich oft ein zystisches Makulaödem.
Im **Elektroretinogramm** verschwindet schon im Frühstadium die b-Welle, ehe noch ophthalmoskopische Zeichen zu finden sind. Diese Methode wird zur **Früherkennung** bei familiärer Belastung eingesetzt.

Therapie

Eine Behandlung gibt es nicht, die Erkrankung schreitet unaufhaltsam fort. Entscheidend ist die genetische Beratung der Familienmitglieder.

11.4.5 Morbus Stargardt

Der Morbus Stargardt ist eine sehr seltene **juvenile Makuladegeneration.** Es handelt sich um eine vom retinalen Pigmentepithel ausgehende Makuladystrophie. Sie wird nahezu ausschließlich autosomal-rezessiv vererbt. Es sind bislang vier beteiligte Genorte beschrieben worden.

Gelegentlich konnte allerdings bislang auch keine genetische Ursache nachgewiesen werden.

Der Morbus Stargardt ist durch eine progrediente Sehverschlechterung zwischen dem 10. und 20. Lebensjahr charakterisiert.

Der Patient muss nicht unbedingt Fundusveränderungen aufweisen. Auffällig sind Ablagerungen im Pigmentepithel der Netzhaut, die mit einer vermehrten Autofluoreszenz einhergehen und in einigen Fällen funduskopisch als fleckige Gelbfärbungen der Netzhaut sichtbar sind, weshalb die Krankheit auch als **Fundus flavimaculatus** bekannt ist.

Die Diagnose erfolgt mit dem multifokalen Elektroretinogramm. Eine kausale Therapie ist nicht bekannt, die Prognose ist schlecht.

11.4.6 Toxoplasmose am Auge

11.4.6.1 Konnatale Toxoplasmose

Ätiologie

Die Infektion mit *Toxoplasma gondii* im 5.–7. Schwangerschaftsmonat führt häufig noch intrauterin zu einer zentralen, meist einseitigen **Retinochoroiditis,** die unter Narbenbildung abheilt und die Funktion der Makula zerstört. Die Erkrankung kann im Laufe des Lebens rezidivieren.

Klinik und Diagnose

Die konnatale Toxoplasmose zeigt die typische Symptomentrias aus **Hydrozephalus, intrakraniellen Verkalkungen** und einer **chorioretinitischen Narbe** (▸ Abb. 11.14). Im Fundus zeigt sich ein flauschig aussehender, heller Netzhaut-/Aderhautherd; aber auch eine Netzhaut-/Aderhautnarbe mit Pigmentierungen kann im Fundus imponieren. Glasköperinfiltrationen können auftreten. Das betroffene Auge ist bei Befall der Makula **amblyop** und geht meist in Schielstellung. Sofern auf dem Auge noch Sehkraft erhalten ist, fallen lokalisierte oder schweifförmige Gesichtsfelddefekte auf. Mikrophthalmus und Optikusatrophie können hinzukommen. Die Diagnose wird gesichert durch den **serologischen Nachweis** (Komplementbindungsreaktion).

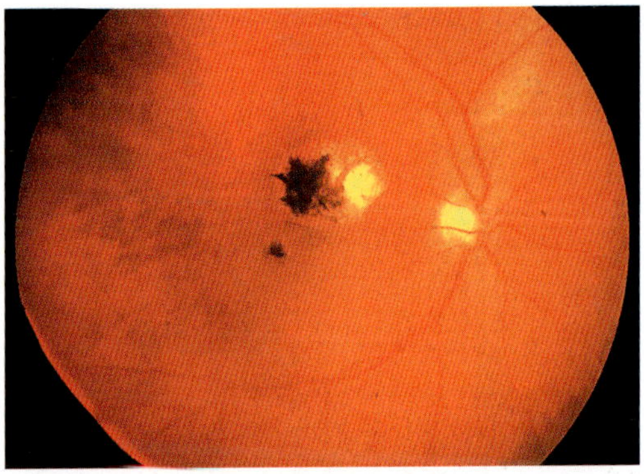

Abb. 11.14 Chorioretinitische Narbe nach Toxoplasmose [T407]

Therapie

Systemisch Pyrimethamin (Daraprim®), evtl. in Kombination mit Sulfonamiden. An **Blutbildkontrollen** denken! Bei akuter Chorioretinitis auch Kortikosteroide zur Dämpfung der Narbenbildung (▸ Kap. 7.4.4.1).

11.4.6.2 Nicht-konnatale Toxoplasmose

Zur nicht-konnatal erworbenen Toxoplasmose siehe Chorioretinitis disseminata (▸ Kap. 7.4.4.1).

11.4.7 Zytomegalie-Retinochorioiditis

Ätiologie

Die Zytomegalie-Retinochorioiditis (Zytomegalie-Retinitis) ist eine schwere Entzündung der Netz- und Aderhaut durch das Zytomegalie-Virus. Sie tritt vor allem auf bei Immunsuppression, insbesondere im Spätstadium von AIDS (gilt als **Indikatorerkrankung für AIDS**), sowie als kongenitale Infektion nach intrauteriner Übertragung.

Klinik

Leitbild sind trockene, gelbweiße retinale Nekroseherde (▸ Abb. 11.15). Die Patienten klagen über Verschwommensehen und sehen schwarze Punkte oder Schwebeteilchen vor den Augen.

Therapie

Neben der Therapie der Grunderkrankung kommen Ganciclovir und Foscarnet infrage, bei Versagen Cidovir und Probenecid.

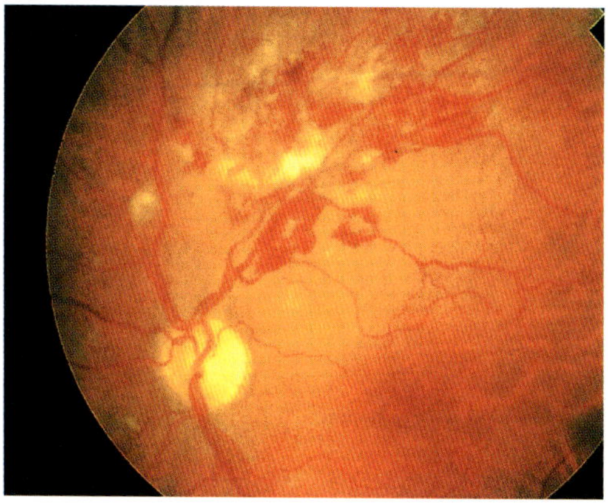

Abb. 11.15 Zytomegalie-Retinitis bei AIDS: retinale Nekroseherde [T407]

11.4.8 Retinopathie bei Resochin®-Einnahme

Chloroquin (Resochin®) wird zur Malariaprophylaxe, beim Lupus erythematodes und bei der rheumatoiden Arthritis eingesetzt. Die Substanz wird nur langsam ausgeschieden und sammelt sich in bradytrophen Geweben an.

An der Hornhaut entwickelt sich eine **Keratitis** mit grauen, wirbelförmigen Hornhauttrübungen. Sie sind nach Absetzen des Medikaments reversibel – im Gegensatz zu den Auswirkungen an der Netzhaut. Diese äußern sich durch **Degeneration der Netzhaut** und **perizentrale Skotome, Ringskotome** mit Optikusatrophie oder Nachtblindheit und **Farbsinnstörungen.** Im Elektroretinogramm zeigt sich früh eine verminderte Amplitude.

Die klassische **Schießscheibenmakulopathie** kann ab einer kumulativen Gesamtdosis über 300 g (250 mg/d für 3 Jahre) beobachtet werden. Sie ist durch ringförmige Hypo- und Hyperpigmentierungen im Bereich der Makula gekennzeichnet.

Wenn möglich, sollte bei Auftreten retinaler Veränderungen das Medikament unverzüglich abgesetzt werden.

Merke

Chloroquin sollte nicht länger als 1 Jahr gegeben werden, da nach dieser Zeitspanne Schäden sehr wahrscheinlich sind. Stets sollten mindestens alle 6 Monate augenärztliche Kontrollen (Visus, Gesichtsfeld, Farbensehen, Dunkeladaptation) die Therapie begleiten.

Tab. 11.4 Stadieneinteilung der Retinopathia praematurorum

Stadium	Merkmale
1	dünne, scharf begrenzte **Demarkationslinie** zwischen peripherer avaskulärer und zentraler vaskularisierter Netzhaut
2	zunehmende Ausdehnung der Demarkationslinie in Breite und Höhe (**„Leiste“**, kann weißlich oder rötlich gefärbt sein), retinale Gefäße können in die Leiste einsprossen
3	zusätzliche Gefäßneubildungen mit Ausdehnung in den Glaskörper
4a	traktive Abhebung der peripheren Netzhaut, Makula liegt an
4b	traktive Abhebung der peripheren Netzhaut, Makula abgehoben
5	totale traktive Netzhautabhebung mit Ausbildung eines zentralen Netzhauttrichters; je nach Konfiguration des Trichters können weitere Untergruppierungen vorgenommen werden

11.4.9 Retinopathia praematurorum (ROP)

Diese Erkrankung findet sich fast ausschließlich bei **unreifen Frühgeborenen** mit einem **Geburtsgewicht unter 1.500 g,** die mit Sauerstoff beatmet wurden. Die noch unreife Netzhaut reagiert auf die hohen O_2-Konzentrationen zuerst mit Vasokonstriktion und nach Beatmungsende mit der überschießenden Bildung neuer Gefäße. Diese proliferieren in den Glaskörper und führen zur Bildung einer gefäßreichen Bindehautplatte hinter der Linse, der **retrolentalen Fibroplasie.** Zur Prophylaxe gehören eine sorgfältige Dosierung des Sauerstoffs und regelmäßige ophthalmologische Kontrollen. Bei Bestehen einer Retinopathia praematurorum kommt je nach Ausprägung (▶ Tab. 11.4) eine Laser- oder Kryo-Therapie infrage. Die Anwendung von Anti-VEGF ist zurzeit noch experimentell, sieht aber sehr vielversprechend aus.

Bei einer Retinopathia praematurorum im Stadium 3 (extraretinale fibrovaskuläre Proliferation) sollte eine Laserkoagulation der avaskulären unreifen Netzhaut erfolgen.

11.4.10 Morbus Coats

Der Morbus Coats (auch **Retinitis exsudativa** oder **retinale Teleangiektasie** genannt) ist eine seltene, angeborene Erkrankung der Netzhautgefäße, die meist nur einseitig auftritt und zur Verschlechterung der Sehfähigkeit, nicht selten bis zur Erblindung, führt. Funduskopisch und fluoreszenzangiografisch finden sich angeborene teleangiektatische Veränderungen der Netzhautgefäße, die zu Exsudationen und letztlich zu einer exsudativen Netzhautablösung führen können. Das dadurch entstehende Netzhautödem lässt sich von außen als weißlich-graue Pupillenfärbung **(Leukokorie)** beobachten.

Im Frühstadium kommt es zu einer Visusreduktion, später zu einer Leukokorie oder einem einseitigen Strabismus. Unbehandelt kommt es infolge des Exsudats zu einer fortschreitenden entzündlichen Netzhautablösung und irreversiblen Schäden (▸ Abb. 11.16).

Der Morbus Coats tritt zumeist einseitig, in der Regel bei Jungen im Kindes- und Jugendalter auf. Die Therapie der Wahl ist die Verödung der Gefäßveränderungen durch Laser- oder Kryo-Applikation.

11.5 Netzhautablösung

Eine Netzhautablösung (**Ablatio retinae,** auch **Amotio**) entsteht, wenn sich die Retina vom Pigmentblatt, mit dem sie nicht verwachsen ist, ablöst (▸ Kap. 11.1.1). Die Ablösung verursacht eine Malnutrition der Rezeptorschicht und führt zu deren Zerfall. Im Bereich der Ablösung besteht ein Skotom.

11.5.1 Primäre Ablatio retinae

Ätiologie

Diese Form ist am häufigsten und wird auch **idiopathische** bzw. **rhegmatogene Ablatio** genannt.

Eine rhegmatogene Netzhautablösung ist Folge eines durchgreifenden Risses der neurosensorischen Netzhaut. Sie entsteht oft im Rahmen einer Glaskörperabhebung durch Traktion des Glaskörpers. Durch einen **Netzhautriss** oder ein **Foramen** dringt Flüssigkeit zwischen Pigmentepithel und die Zone der Stäbchen und Zapfen der Retina und hebt die Schichten voneinander ab (▸ Abb. 11.17, ▸ Abb. 11.18). Die Risse und Foramina sind Degenerationserscheinungen, die insbesondere bei

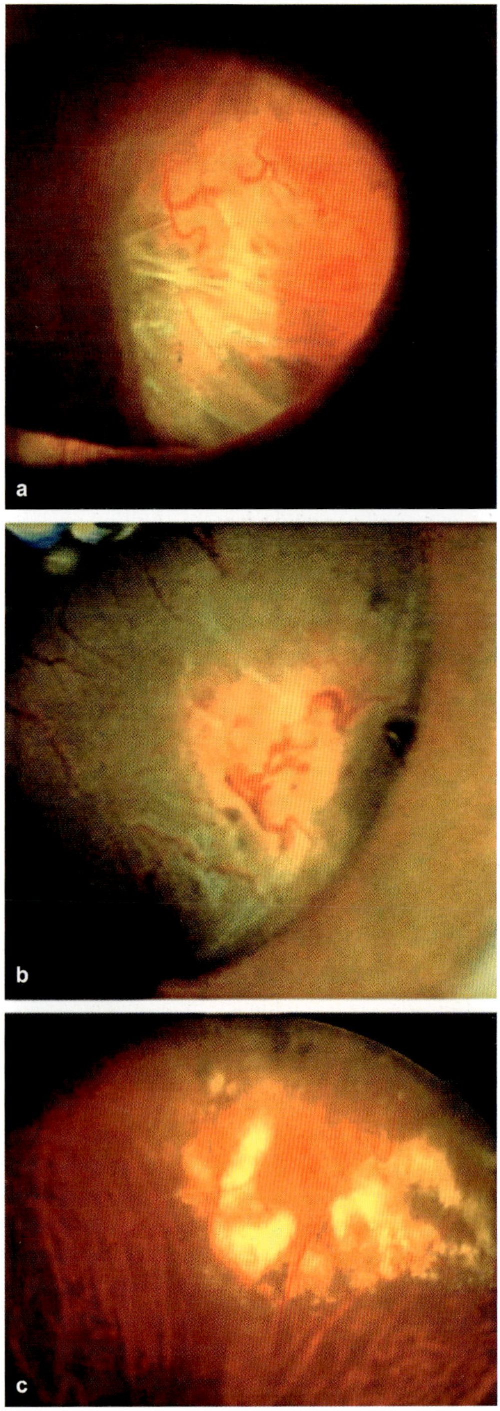

Abb. 11.16 Exsudative Retinopathie (Morbus Coats): periphere exsudative Amotio, dilatierte Arterien und Makroaneurysmen, Blutungen und fettige harte Exsudate [T407]

Myopie (die Achsenmyopie ist eine typische Prädisposition), im Alter oder bei Aphakie (Linsenlosigkeit nach Kataraktextraktion) auftreten. Weitere Auslöser können Netz- und Aderhauttumoren sein.

Bei einer **exsudativen Netzhautablösung,** z. B. infolge eines uvealen Effusionssyndroms, kommt es durch eine Abhebung des Ziliarkörpers und der Aderhaut von der darunterliegenden Sklera zu einer Ansammlung von Exsudat unter der Netzhaut. Das uveale Effusionssyndrom ist ein seltenes, idiopathisches Leiden, das am häufigsten hyperope Männer mittleren Alters betrifft. Es entsteht durch Abnormalitäten der Sklera, die einen erhöhten Widerstand des transskleralen Abflusses auslösen. Die Abflussstörung löst die uveale Effusion mit Ausbildung einer Amotio choroideae aus. Eine exsudative Ablatio retinae und streifenförmige Proliferationen des retinalen Pigmentepithels kommen hinzu.

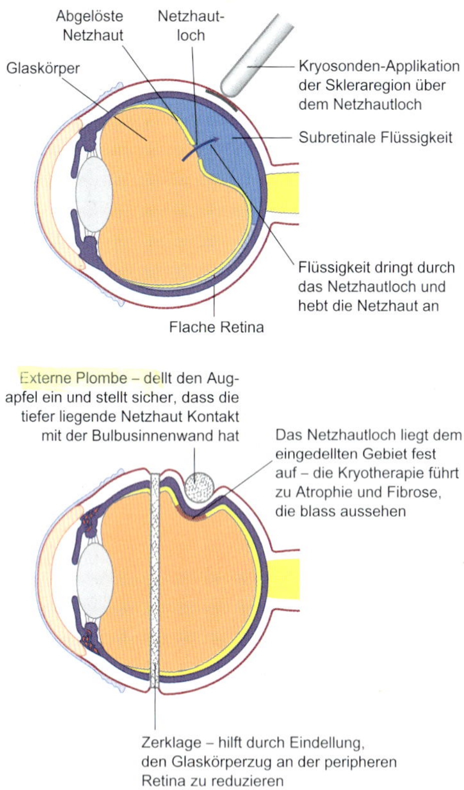

Abb. 11.17 Rhegmatogene Netzhautablösung [E811]

Bei einer **falciformen Netzhautablösung** infolge eines persistierenden hyperplastischen primären Glaskörpers (PHPV) handelt es sich um eine angeborene Veränderung. Es liegt zumeist eine einseitige Fehlbildung vor, bei der sich der embryonal angelegte Glaskörper nicht zurückgebildet hat. Die betroffenen Augen sind zumeist klein und hochgradig sehgestört, bei einer vollständigen Netzhautablösung erblindet. Linse und vorderer Glaskörper müssen im Säuglingsalter entfernt werden, um eine Phthisis zu vermeiden.

Klinik und Diagnose

Die Ablatio verursacht in der Regel keine Schmerzen. **Frühsymptome** sind plötzlich auftretende Lichtblitze (Photopsien), die auf Zugkräfte an der Netzhaut hinweisen. Auch verstärkt auftretende Mouches volantes (► Kap. 10.3.1) oder das Sehen schwarzer Punkte können ein Frühsymptom sein. **Spätsymptome** nach erfolgter Ablatio sind die Wahrnehmung eines Vorhangs vor dem Auge (Ablatio unten; evtl. morgens geringer) oder einer aufsteigenden Mauer (Ablatio oben). Verzerrtsehen, starke Visuseinschränkung und ein peripheres Skotom können hinzukommen. Bei der **Fundusuntersuchung** imponiert die Abhebung als blasige, graue Zone, die bei Augenbewegungen flottiert. In der Risszone schimmert die Aderhaut rot durch. Am Perimeter lassen sich die Gesichtsfeldausfälle bestimmen.

Differenzialdiagnose

Die **Retinoschisis** (primäre Netzhautspaltung als Entwicklungsanomalie, ► Kap. 11.5.4) kommt als Differenzialdiagnose infrage; hier findet sich jedoch kein Riss in der Retina.

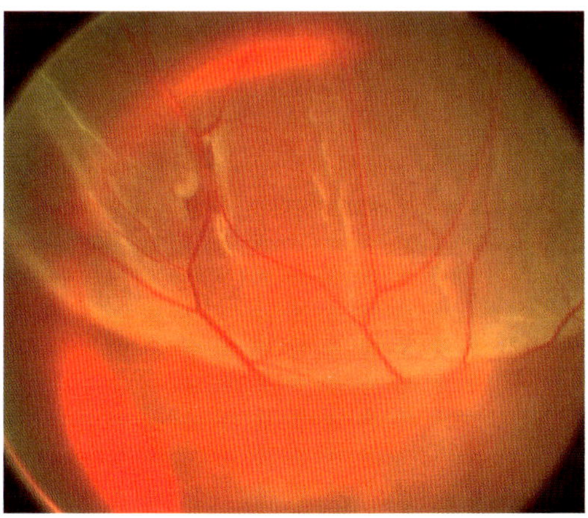

Abb. 11.18 Rhegmatogene Netzhautablösung [T407]

Therapie

Ohne Therapie schreitet die Ablösung weiter fort. Je größer der abgelöste Bezirk, desto schlechter ist die Prognose. Durch eine **Lochbrille** lässt sich das **Auge ruhigstellen,** dazu Bettruhe. Anschließend versucht man operativ, die beiden Blätter einander anzunähern und durch Laser- oder Kryo-Therapie vernarben zu lassen. Dies erfolgt durch **Plombenaufnähung** oder **Zerklage,** die sogenannten eindellenden Operationen (► Abb. 11.19).
Im Falle von intraokularen Narbensträngen wird der Glaskörper entfernt (**Pars-Plana-Vitrektomie,** PPV). Durch die Eingabe von Gas oder Öl wird dann die Netzhaut so lange von innen an das Pigmentepithel gepresst, bis die während der Operation gesetzten Kryo- oder Laserherde zu einer Verwachsung von Netzhaut und Pigmentepithel geführt haben.
Durch **Laserkoagulation** lassen sich kleinere Herde abriegeln, indem die Läsion durch einen Kreis von Koagulationspunkten umzingelt wird. An diesen kann sich die Ablösung nicht weiter fortsetzen. Diese Strategie kann auch zur prophylaktischen Abriegelung von Foramen und Rissen ohne Ablösung eingesetzt werden.

Merke

Bei Symptomen einer Netzhautablösung keine Zeit verlieren, sondern eine fachärztliche Untersuchung und ggf. Therapie einleiten.

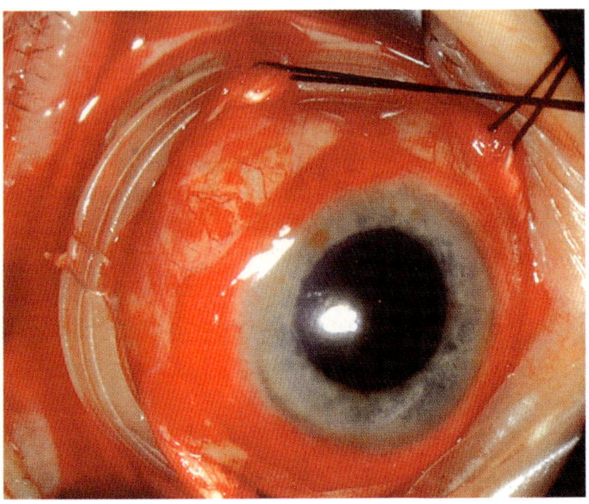

Abb. 11.19 OP-Situs einer Netzhautoperation mit liegender Zerklage (Silikonband). Das Aufnähen einer Zerklage oder einer (Silikon-)Plombe gehört zu den eindellenden Operationsverfahren. [T407]

11.5.2 Sekundäre Ablatio retinae

Ätiologie

Hier findet sich kein Riss oder Foramen. Auslösend sind in der Regel Verwachsungsstränge (**Traktionsablatio**), z. B. nach Iridozyklitis, Periphlebitis retinae oder diabetischer Retinopathie. Ursache können aber auch Prozesse sein, die aus Richtung des Pigmentepithels Druck ausüben, z. B. Aderhauttumoren, Aderhautblutungen oder ein entzündliches, subretinales Exsudat. Schließlich führen Glaskörperverlust oder -schrumpfung, Contusio bulbi sowie perforierende Verletzungen zur Ablösung durch nachlassenden intraokularen Druck.

Klinik, Diagnose und Therapie

Wie bei primärer Ablatio (► Kap. 11.5.1).

11.5.3 Makulaforamen

Ein Makulaforamen tritt typischerweise bei Frauen in der 6.–7. Lebensdekade auf. Der Patient bemerkt eine Herabsetzung der zentralen Sehschärfe oder entdeckt zufällig bei Abdecken des gesunden Auges eine Verschlechterung.
Ein Makulaforamen entsteht durch eine **anomale vitreofoveoläre Verbindung** (Verbindung zwischen dem Glaskörper und der Fovea centralis, ► Abb. 11.20); durch die Zugkäfte des Glaskörpers wird die Retina abgehoben. Es kann auch sekundär nach Erkrankungen der Netzhaut entstehen, die eine Laserkoagulation erforderlich machen (Netzhautforamen, Z. n. Venenthrombose, diabetische Retinopathie, etc.).

Therapeutisch sollte bei symptomatischen Patienten und einem Visus unter 0,5 eine operative Glaskörperentfernung **(Vitrektomie),** ggf. in Kombination mit einem Peeling epiretinaler Membranen, erfolgen.

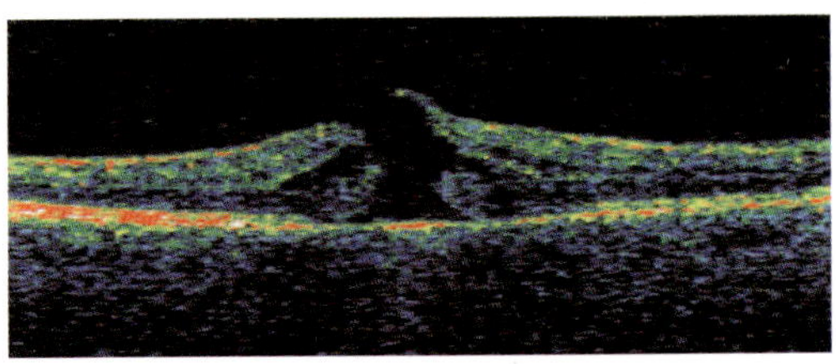

Abb. 11.20 Makulaforamen [T407]

11.5.4 Juvenile Retinoschisis

Die juvenile Retinoschisis wird X-chromosomal vererbt, sie betrifft ausschließlich Männer. Zwischen dem 20. und 30. Lebensjahr kommt es im Bereich der Makula zu einer Spaltbildung der Netzhaut. Klinisch wird dies als **„Radspeichenphänomen"** bezeichnet. Der Patient klagt über einen erheblichen Visusverlust. Jeder zweite Patient hat zusätzlich eine periphere Retinoschisis.

11.6 Tumoren

11.6.1 Retinoblastom

Häufigster intraokularer **Tumor im Kindesalter** ist das **Retinoblastom.** Der Tumor wächst in den Glaskörper und entlang des Sehnervs ins Gehirn vor.

Ätiologie

Die Ätiologie ist nicht endgültig geklärt. Zwei Drittel der Kinder erkranken bis zum 3. Lebensjahr. In bis zu 20–40 % der Fälle sind beide Augen betroffen. Familiäre Häufung kommt vor, die Familienanamnese sowie eine genetische Untersuchung und Beratung sind deshalb wichtig. Histologisch finden sich polymorphe, chromatinreiche Zellkerne, die Zellen sind in Rosettenform angeordnet.

Klinik und Diagnose

Erstsymptom ist häufig die **Leukokorie.** Dies ist ein Pupillenreflex, der aussieht, wie wenn das Auge in ein Blitzlicht schaut. Dieser Zustand wird auch teilweise nicht ganz korrekt bereits als das **amaurotische Katzenauge** bezeichnet. Das Auge weicht in Schielstellung ab, sobald die Makula betroffen ist. Am Fundus finden sich entweder eine weiße, wolkige Masse (endophytisches Wachstum) oder ausgedehnte Netzhautablösungen bei exophytischem Wachstum. Das Tumorgewebe färbt sich bei der **Fluoreszenzangiografie** an und lässt Farbstoff austreten. Ultraschall, Computer- und Kernspintomografie sowie die Diaphanoskopie sichern den Befund.

Differenzialdiagnose

Infrage kommen die retrolentale Fibroplasie, Glaskörperabszesse, ein persistierender primärer hyperplastischer Glaskörper oder die tuberöse Sklerose.

Therapie

Sind die Tumoren nicht größer als 2–3 Papillendurchmesser, so kann das Auge erhalten werden.

Als Behandlungsmethoden kommen **Strahlentherapie** durch Aufnähen von Strahlenträgern, **Kryo-** oder **Lichtkoagulation** infrage. Ausgedehnte Tumoren erfordern die **Enukleation des Auges,** um das Vordringen ins Gehirn zu verhindern. Bei einseitigem Retinoblastom immer das zweite Auge engmaschig untersuchen! Bei Auftreten eines Retinoblastoms sollte die Familie genetisch beraten werden.

Prognose

Diese hängt von der Tumorgröße ab. Bei kleinen Tumoren kann der Visus sogar erhalten bleiben. Bei rechtzeitiger Enukleation auch eines großen Tumors, der noch auf den Augapfel beschränkt ist, werden Überlebensquoten bis 88 % angegeben.
Die betroffenen Kinder haben eine erhöhte Wahrscheinlichkeit, an einem Osteosarkom, einem malignen Melanom oder dem Morbus Wilson zu erkranken. Ihre Angehörigen haben ein erhöhtes Risiko für Lungen- und Blasentumoren.

11.6.2 Aderhautmelanom

Ätiologie

Das Aderhautmelanom hat eine Inzidenz von etwa 5 pro Million und Jahr und betrifft beide Geschlechter gleich häufig. Es ist der häufigste primär intraokuläre Tumor des Erwachsenen. Der klinische Manifestationsgipfel liegt um das 60. Lebensjahr.
Der **Metastasierungsweg** erfolgt nach Anschluss des Tumors an das lokale Gefäßsystem primär hämatogen in die Leber und gelegentlich in Lunge, Knochen, Haut und Gehirn. Eine Metastasensuche sollte immer dann erfolgen, wenn der Tumor einen Basisdurchmesser > 16 mm aufweist.

Klinik und Diagnose

Oranges Pigment ist eine typische Veränderung, welche vermutlich durch eine Lipofuszin-Akkumulation hervorgerufen wird.

Funduskopisch zeigt sich zumeist ein prominenter gelbbrauner Tumor, oft mit begleitender exsudativer Netzhautablösung.

Differenzialdiagnose

Häufigste Diffenzialdiagnose ist ein Aderhautnävus, der harmlos ist. Ebenfalls infrage kommen eine Pigmentepithelhypertrophie, Metastasen anderer Tumoren, Hämangiome und eine Aderhautamotio.

Therapie

Eine **Brachytherapie mit einem Ruthenium-106- oder Jod-125-Applikator** ist häufig die Therapie der Wahl. Sie erfolgt bei Tumoren mit einem Basisdurchmesser < 20 mm. Die Tumorregression beginnt etwa 1–2 Monate nach der Therapie und setzt sich über einige Jahre fort. Es bleibt eine flache oder kuppelförmige Narbe zurück.

Es ist möglich, Tumoren mit einer Dicke von 5 mm mit einem Ruthenium-Applikator zu bestrahlen. Der Applikator wird entfernt, wenn die angemessene Dosis appliziert worden ist (mindestens 80 Gy an der Tumorspitze).

Eine regelmäßige Nachsorge ist auch nach 3 Jahren unerlässlich. Je nach erfolgter Therapie kann es auch nach langen Verläufen zu unterschiedlichen Komplikationen kommen. Des Weiteren treten in Abhängigkeit von der gewählten Therapie mit unterschiedlicher Häufigkeit lokale Rezidive auf.

Diabetische Augenerkrankung

Sehbehinderung durch:
- Makulaödem
- Mangeldurchblutung / ischämisch
- Blutung ins Augeninnere
- Netzhautablösung
- Sekundärglaukom (Augendruck↑)

Behandlung
- DM-Einstellung
- anti-VEGF, Steroide
- Laser
- Vitrektomie

12

Sehnerv (N. opticus)

IMPP-Hits

Folgende Themen wurden vom IMPP in den letzten zehn Examina abgefragt:

- Neuritis nervi optici
- Ischämische Optikusneuropathie
- Optikusatrophie

12.1 Anatomische Grundkenntnisse

Ohne Markscheiden ziehen die Neuriten der retinalen Optikus-Ganglienzellen aus der Retina zur **Papille** (auch **Sehnervenscheibe, Discus n. optici;** der intraokulär sichtbare, nicht myelinisierte Abschnitt des Sehnervs) und bilden den **N. opticus.** Der Sehnerv ist ein Teil des Gehirns. Er ist von Dura und Pia mater eingekleidet, mit dem Subarachnoidalraum verbunden und enthält rund 1 Million Nervenfasern.

Vom Bulbus zieht der Sehnerv leicht S-förmig gebogen durch die Lamina cribrosa (häufige Verletzungslokalisation), dann durch das orbitale Fett und den Canalis opticus zum Chiasma opticum.

Hier kreuzen die Fasern der nasalen Retinahälften zur Gegenseite. Die Anteile aus den rechten Retinahälften laufen im rechten Tractus opticus weiter, die aus den linken Netzhauthälften im linken.

Merke

Für den Sehnerv gilt: Temporal bleibt temporal.

12.2 Untersuchung

Die Papille wird i. d. R. mit dem Augenspiegel begutachtet. Die folgenden Punkte sollten dabei beachtet werden:

- **Farbe:** normalerweise zartrosa bis leicht gelblich. Die temporale Papillenhälfte ist immer heller als die nasale.
- **Niveau:** Die normale Papille ist flach mit trichterförmiger Exkavation an der Austrittsstelle der Zentralgefäße.
- **Form:** Die Papille ist ein fast kreisförmiges, senkrecht stehendes Oval mit einem Durchmesser von 1,5–1,7 mm.
- **Grenzen:** Temporal und unten ist die Papille scharf begrenzt, nasal ist die Begrenzung etwas weniger scharf. Die über den Papillenrand ziehenden Fasern bilden hier einen leichten Wulst. Gelegentlich ist am Papillenrand ein Pigmentsaum oder ein sichelförmiger Ausschnitt der Sklera zu sehen.
- **Gefäße:** Die arteriellen und venösen Zentralgefäße treten durch den Gefäßtrichter in den Augapfel und teilen sich in je einen nach oben bzw. unten ziehenden Ast auf (► Abb. 12.1). Diese teilen sich weiter.

Der Normalbefund des Fundus wurde ausführlich in ► Kap. 11.2.1 beschrieben. Zur Untersuchung gehören außerdem Visusbestimmung (► Kap. 11.2.3), Perimetrie (► Kap. 9.2.4), Fluoreszenzangiografie (► Kap. 11.2.4), Elektroretinogramm (► Kap. 11.2.4) sowie bildgebende Verfahren des Kopfes, aber auch des Sehnerven (OCT, B-Bild-Echografie, HRT).

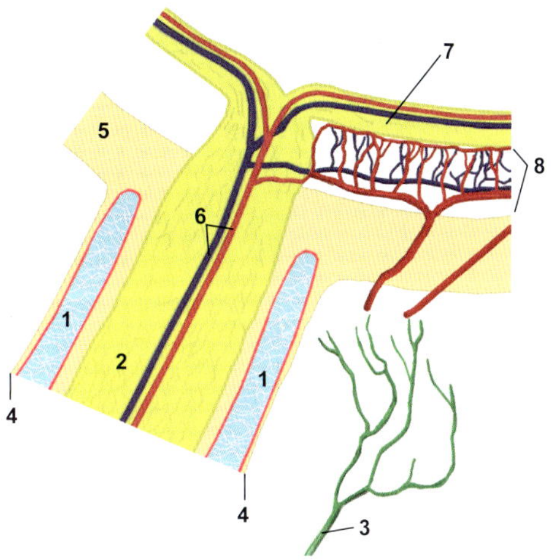

Abb. 12.1 Gefäßversorgung des N. opticus [L134]
Subarachnoidalraum (1) im Bereich des N. opticus (2). Beziehung zu den Lymphgefäßen (3) der Dura mater (4) im retrobulbären Abschnitt des N. opticus.
5 Sklera
6 A. + V. centralis retinae
7 Retina
8 Choroidea

12.3 Normvarianten

Markhaltige Nervenfasern ziehen weiß-glänzend flammenförmig vom Papillenrand zur Peripherie, wobei sie sich aufspalten und die retinalen Gefäße verdecken können. Meist ist nur der blinde Fleck leicht vergrößert.

Exkavation: An der Eintrittsstelle der Zentralgefäße in den Sehnerv besteht eine zentrale Einsenkung, die sich z. B. im Alter auch unter physiologischen Umständen vergrößern kann. Im Gegensatz zur Exkavation beim Glaukom ist der Randsaum der Papille erhalten und gut durchblutet, die Exkavation ist nicht randständig.

Bei der **Drusenpapille** finden sich sagokornähnliche, gelblich-weißliche hyaline Ablagerungen am Rand der Papille; der Papillenrand kann unscharf wirken. Meist ist dies eine familiär gehäuft auftretende harmlose Normvariante. Sie kann aber auch nach Hirnödem mit Stauungspapille, bei Retinopathia pigmentosa und Optikusneuritis entstehen.

Zilioretinale Gefäße finden sich bei etwa jedem zehnten Auge. Sie sind eine Anastomose zwischen retinalen und choroidalen Gefäßen und verlassen die Papille am temporalen Rand. Bei Verschluss der Zentralarterie können sie die Blutversorgung der Makula aufrechterhalten.

12.4 Erkrankungen

12.4.1 Stauungspapille

Ätiologie

Die Papille ist mit dem Subarachnoidalraum verbunden (▸ Abb. 12.1). Eine **Hirndruckerhöhung** überträgt sich deshalb über den Sehnerv auf die Papille. Häufigste Ursachen sind Hirntumoren. Auch subdurale Blutungen, Abszesse, Blutungen, Störungen der Liquorzirkulation und ein Hydrocephalus internus können eine Stauungspapille verursachen, ebenso eine Arteriitis sowie ein erniedrigter Augeninnendruck. Bei der Diagnose „Stauungspapille" muss immer nach dem Auslöser gesucht werden. ▸ Abb. 20.2 bildet ein diagnostisches Flussdiagramm zur Beurteilung der auffälligen Papille ab.

Klinik und Diagnose

Die Stauungspapille ruft lange Zeit keine Sehstörungen hervor, was sie differenzialdiagnostisch von der Neuritis nervi optici (▸ Kap. 12.4.2) unterscheidet. Vom Papillenbefund bei der hypertensiven Retinopathie (▸ Kap. 11.3.4) unterscheiden sie der normale Blutdruck und die nicht veränderten Fundusarterien. Perimetrie und Visusbestimmung grenzen am besten von der Papillitis (▸ Kap. 12.4.2.1) ab, der Bewegungsschmerz des Bulbus bei der Optikusneuritis ist ein weiteres Unterscheidungskriterium. Bei exakter Perimetrie lässt sich eine **leichte Vergrößerung des blinden Flecks** nachweisen. Erst im Spätstadium (Atrophie) finden sich auch Sehstörungen.

Die frische Stauungspapille zeigt eine **Prominenz des Sehnervenkopfs** von bis zu 6 dpt sowie eine **nasale Randunschärfe.** Die Gefäße knicken am Rand ab. Die Zentralvene ist gestaut, peripapillär finden sich streifige, radiäre Blutungen. Später kommen eine Papillenhyperämie mit Papillenödem und eine temporale Randunschärfe hinzu.

Therapie

Die Therapie richtet sich nach der Grunderkrankung.

12.4.2 Neuritis nervi optici

12.4.2.1 Papillitis

Ätiologie

Die Entzündung des ophthalmologisch sichtbaren Teils des Sehnervs heißt auch **intraokulare Neuritis nervi optici** oder **Neuritis nervi optici anterior.** Ursache können Virusinfektionen, multiple Sklerose, Arteriitis temporalis, Intoxikationen mit Blei, Tabak oder Alkohol, Tonsillitiden, Sinusitiden, Zahnerkrankungen, Diphtherie, Masern, Malaria, Typhus, Fleckfieber u. a. sein. Oft findet sich auch keine Ursache. Die Papillitis tritt meist einseitig auf.

Klinik und Diagnose

Der Patient kommt wegen eines **plötzlichen, einseitigen Sehverlusts** zum Arzt. Die Bewegung des Bulbus ist schmerzhaft, ein leichter dumpfer Schmerz verstärkt sich bei Druck auf den Bulbus. Der Fundus zeigt im Frühstadium eine Venenstauung und ein peripapilläres Ödem mit Netzhautblutungen und -ödem. Er ist oft kaum von dem der Stauungspapille (► Kap. 12.4.1) zu unterscheiden. Die Papille ist hyperämisch und randunscharf, ihr Durchmesser ist leicht vergrößert und eine Prominenz von 1–2 dpt ist feststellbar.

Am Perimeter lassen sich Gesichtsfeldausfälle nachweisen (► Abb. 12.2).

Merke

Der Arzt sieht ein Papillenödem, der Patient nichts.

Differenzialdiagnose

Fundus hypertonicus (RR messen), Stauungspapille (in der Frühphase keine Sehverschechterung oder Gesichtsfeldschädigung; ► Kap. 12.4.1).

Therapie

Zur Behandlung gehört immer die Suche nach anderweitigen Entzündungsherden und entzündlichen Systemerkrankungen **(Fokussuche).** Diese sollten saniert bzw. die Grundkrankheit soweit möglich behandelt werden. Die Neuritis selbst wird mit Kortikosteroiden bekämpft.

Prognose

In vielen Fällen bessert sich die Sehschärfe spontan wieder, gelegentlich kommt es auch zu vollständigen Remissionen. Bleibende Defekte und der Übergang in eine Optikusatrophie (► Kap. 12.4.3) werden jedoch ebenso häufig gesehen, insbesondere bei zu spät einsetzender Therapie.

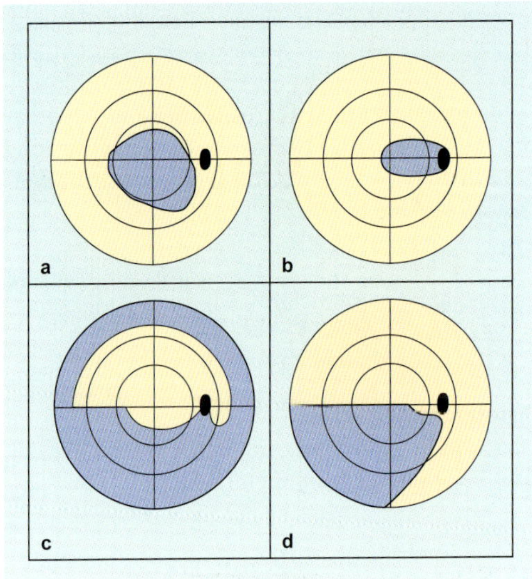

Abb. 12.2 Gesichtsfelddefekte bei Optikusneuritis [E940]
a Zentralskotom
b Zentrozökales Skotom
c Nervenfaserbündeldefekt
d Altitudinaler Gesichtsfelddefekt

12.4.2.2 Retrobulbäre Neuritis

Ätiologie

Bei der retrobulbären Form der Optikusneuritis ist der orbitale Anteil des Sehnervs entzündet. Oft liegt eine Multiple Sklerose vor, die sich auch so erstmanifestieren kann. Ansonsten kommen die gleichen Ursachen wie bei der Papillitis infrage. Der Erkrankungsgipfel liegt zwischen dem 20. und 45. Lebensjahr, Frauen erkranken häufiger. 20–40 % der Betroffenen entwickeln eine Encephalomyelitis disseminata.

Klinik und Diagnose

Der Patient klagt über plötzlichen, meist einseitigen Sehverlust und Bewegungsschmerz. Gesichtsfeldausfälle wie ein **Zentralskotom** (► Abb. 12.3) lassen sich nachweisen, ebenso eine Farbentsättigung. Der Fundus ist anfangs unauffällig. Bulbusschmerzen und -bewegungseinschränkungen finden sich hier ebenso wie bei der Papillitis (► Kap. 12.4.2.1). Erst nach mehreren Wochen **blasst die Papille temporal ab.** Diese Veränderung

bleibt als typischer Defekt nach Retrobulbärneuritis.
Die visuell evozierten Potenziale weisen früh eine verlängerte Latenzzeit auf. Eine afferente Pupillenstörung findet sich ebenso wie die Herabsetzung der Sehschärfe und ein Zentral- bzw. Zentrozökalskotom (▶ Abb. 12.3).

Merke

Der Patient sieht nichts, und der Arzt auch nicht.

Differenzialdiagnose
Hier kommen Prozesse im Bereich des Chiasma oder Hypophysentumoren infrage.

Therapie
Bei einem Visus über 0,5 wird nicht behandelt, da sich nach Abheilung die Patienten mit und ohne Therapie im Endvisus etc. nicht unterscheiden. Bei Visus unter 0,5 erfolgt eine hoch dosierte Steroid-Behandlung (1.000 mg Prednisolon tgl. für drei Tage). Die früher übliche Behandlung (niedrig dosierte Steroide, z. B. 100 mg für eine längere Zeit) ist nicht mehr üblich.

Prognose
Die Aussichten sind ähnlich gemischt wie bei der Papillitis (▶ Kap. 12.4.2.1).

12.4.3 Optikusatrophie

Ätiologie
Ursachen für einen **Schwund des Sehnervs** können Stauungspapille, Glaukom, Schädel-Hirn-Traumen, Phthisis bulbi oder erbliche Formen wie die Leber-Optikusatrophie (▶ Kap. 12.4.3.2) sein. Die primäre Atrophie des Sehnervs bildet sich ohne vorangegangene Stauungspapille oder Neuritis aus.

Klinik
Bei der **primären Atrophie** findet sich eine abgeblasste, grauweiße Papille mit scharfen Rändern und schüsselförmiger Exkavation. **Sekundäre Atrophien** zeigen eine schmutzig-weiße, unregelmäßig und unscharf begrenzte Papille. Bei der **glaukomatösen Form** liegt die Papille unter dem Netzhautniveau und zeigt eine kesselförmige Exkavation. Die **postneuritische Optikusatrophie** zeichnet sich durch enge Gefäße, eine weißliche Papillenabblassung und unscharfe Papillengrenzen aus.

Mögliche Ursachen einer Optikusatrophie
- Traumen, Stauungspapille, Glaukom, Arteriosklerose, Hypertonus, Netz- und Aderhauterkrankungen
- **Medikamente:** Antituberkulotika, MAO-Hemmer, Chloroquin
- **Intoxikationen:** Blei, Arsen, Brom, Chinin, Tabak und Alkohol.

Eine medikamentös-toxische Schädigung kann ausgelöst werden durch Ethambutol, Isoniazid und Streptomycin. Bei der Ethambutol-Therapie kommt es bei rund 1 % der Patienten zur Optikusschädigung mit akuter Visusverschlechterung. Erstsymptome sind Sehverschlechterung oder Rot-Grün-Störungen. Bei rechtzeitigem Abbruch der Behandlung geht die Visusminderung in der Regel wieder zurück.

12.4.3.1 Ischämische Optikusatrophie
Die ischämische Optikusneuropathie wird durch eine akute Durchblutungsstörung der Papille **(Infarkt der Papille)** auf Basis arteriosklerotischer Gefäßveränderungen hervorgerufen. Arterieller Hypertonus, Diabetes mellitus sowie Hyperlipidämien finden sich häufig begleitend. Die höchste Inzidenz liegt zwischen dem 60. und 70. Lebensjahr. Im Verlauf kann es zu einer einfachen Optikusatrophie kommen.
Differenzialdiagnostisch sollte eine Arteriitis (Morbus Horton) als Ursache der Visusminderung ausgeschlossen werden.
Therapie: Reduktion bzw. Optimierung kardiovaskulärer Risikofaktoren.

12.4.3.2 Leber-Optikusatrophie
Die hereditäre Leber-Optikusatrophie ist eine Erkrankung beider Sehnerven ohne weitere neurologische Symptome. Sie gehört in die Gruppe der **Mitochondriopathien.** 85 % der Patienten sind Männer. Die Erkrankung beginnt meist um das 20.–30. Lebensjahr herum. Ophthalmoskopisch findet sich zunächst ein Papillenödem, später eine Optikusatrophie.
Der Funktionsausfall richtet sich nach dem Ausmaß des Optikusschwunds. Bei vollständiger Atrophie ist das Auge blind und mit amaurotischer Pupillenstarre. Die Pupille des betroffenen Auges reagiert konsensuell, die des gesunden Auges dagegen nicht. Die Pupille des betroffenen Auges zeigt weiterhin die Konvergenzreaktion.

13

Sehbahn

IMPP-Hits

In den letzten zehn Examina wurden Fragen zu folgenden Themen gestellt:

- Erkrankungen (Gesichtsfeldausfälle wie z. B. bitemporale Hemianopsie und deren Diagnostik)
- Tractus opticus und Sehstrahlung
- Hirndurchblutungsstörung im Bereich der Sehrinde

13.1 Anatomische Grundkenntnisse

Die **Kreuzungsstelle** der Sehnerven, das **Chiasma,** liegt oberhalb der Hypophyse. Seitlich ziehen die Karotiden vorbei. Vom Chiasma opticum (▸ Kap. 12.1) führt der Tractus opticus die Nervenfasern weiter zum Corpus geniculatum laterale (▸ Abb. 13.1). Hier findet eine **Umschaltung** statt. Die Sehbahn zieht von hier als **Gratiolet-Sehstrahlung** im hinteren Schenkel der inneren Kapsel zum Sehzentrum in der Calcarina-Region des Hinterhauptlappens.

13.2 Untersuchung

Sehbahnschädigungen verschlechtern den Visus und lassen typische **Gesichtsfeldausfälle** auftreten, die einen Rückschluss auf die Läsion zulassen (▸ Abb. 13.1). Sie können außerdem die **Pupillomotorik** beeinträchtigen. Visusbestimmung ▸ Kap. 11.2.3, Perimetrie ▸ Kap. 9.2.4 und Pupillenreaktion ▸ Kap. 8.2.

13.3 Erkrankungen

13.3.1 Chiasma

Prozesse im Chiasmabereich führen zu meist beidseitigen Sehstörungen. Ein **Chiasmasyndrom** ist eine **Trias** aus **kongruenter, bitemporaler Hemianopsie** sowie **ein- oder beidseitiger Optikusatrophie** und **Sehschärfebeeinträchtigung.** Die häufigste Ursache sind Tumoren der Hypophyse, davon am ehesten Hypophysenadenome, Sella-Meningeome und Kraniopharyngeome. Andere Auslöser können sein: Aneurysmen der A. communicans anterior, Verkalkungen der A. carotis interna und Hirnprozesse, die von kaudal auf das Chiasma drücken.

13.3.2 Tractus opticus und Sehstrahlung

Nach Läsionen des postchiasmatischen oder intrazerebralen Verlaufs der Sehbahn kommt es zu einer **homonymen Hemianopsie** (▸ Abb. 13.1). Bei Schädigung des rechten Tractus opticus z. B. entwickelt sich eine linksseitige, homonyme Hemianopsie, bei Ausfall des linken Tractus eine homonyme Hemianopsie nach rechts. Der Ausfall der linken Gratiolet-Sehstrahlung führt zur homonymen Hemianopsie nach rechts und umgekehrt. Als weitere Symptome können eine hemianopische Pupillenstarre, ein Abblassen der Pupille nach Monaten und evtl. eine Stauungspapille hinzukommen.

Ursachen können sein: Tumoren in Stirnbein, Schläfenlappen, Thalamus, Vierhügelgegend oder Hirnbasis, basale Meningitis, Aneurysmen, Ischämien oder Blutungen sowie Erweichungsherde.

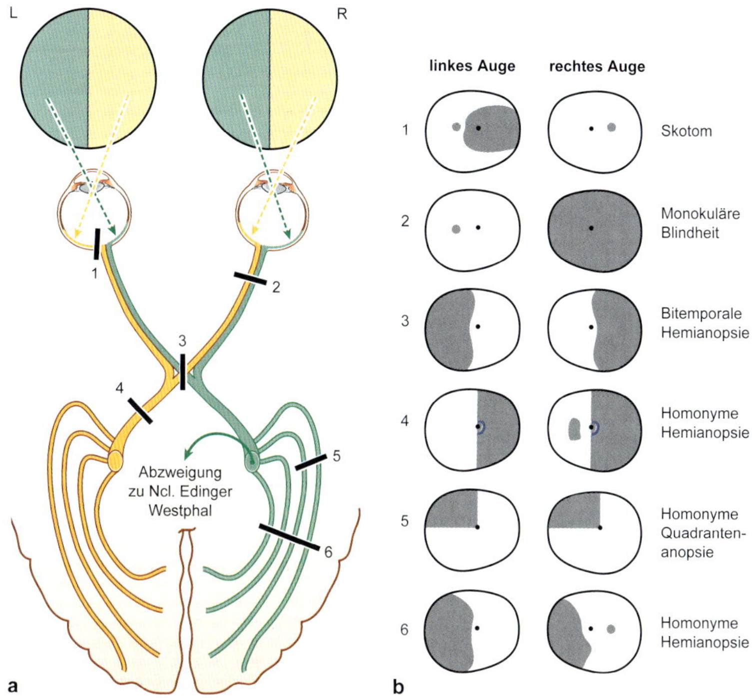

Abb. 13.1 Verlauf der Sehbahn und die entsprechenden Gesichtsfeldausfälle je nach Schädigungslokalisation. Die visuellen Eindrücke entstehen jeweils auf der entgegengesetzten Retinahälfte (ein Bild rechts vom Betrachter erscheint auf der linken Retinahälfte; in der Abbildung gelb dargestellt). [L106]

a Sehbahn, aufgeteilt in rechte und linke Gesichtsfeldhälfte, jeweils mit Projektion, Die Läsionen 1–6 sind durch schwarze Balken dargestellt.

b Konsequenzen der Läsionen in (A) für das Gesichtsfeld (Ausfälle grau):

1 Skotom rechts infolge einer Retinablutung
2 Monokuläre Blindheit des rechten Auges infolge einer den Sehnerv schädigenden Retrobulbärneuritis
3 Bitemporale Hemianopsie infolge einer Läsion im Bereich des Chiasmas
4 Homonyme Hemianopsie im rechten Gesichtsfeld nach einer Verletzung des Tractus opticus
5 Homonyme Quadrantenanopsie im linken Gesichtsfeld nach partieller Läsion der Sehstrahlung in ihren unteren temporalen Anteilen
6 Homonyme Hemianopsie nach einem Infarkt im Bereich der rechten Sehstrahlung oder Sehrinde, manchmal mit Aussparung in der Makula.

Die **Schädigungsorte** bei homonymen Gesichtsfeldausfällen können außer im Tractus opticus im Okzipitalhirn, in der vorderen Schleife der Sehstrahlung und im inneren Anteil der Sehstrahlung liegen.

13.3.3 Sehrinde

Zur **kortikalen Amaurose** (Rindenblindheit) kommt es bei beidseitigem Ausfall der Sehrinde. Netzhaut, Papille und Pupillomotorik sind normal, der Patient jedoch blind. Über Seitenschaltungen (Abgang im Corpus geniculatum) können durch optische Reize die endokrinen Funktionen der Hypophyse weiterhin beeinflusst werden.

Die **Seelenblindheit** entsteht bei intakten Augen und funktionierender Sehbahn. Der Patient kann die Seheindrücke nicht verarbeiten (kombinierte Läsion von Okzipital- und Parietallappen).

Flimmerskotome bei Zirkulationsstörungen sind anfallsartige Gesichtsfeldausfälle, die meist als homonyme Hemianopsie auftreten. Vorboten können Blitze und Funkenregen sein. Gefäßspasmen oder Arteriosklerose in den optischen Zentren lösen diese Phänomene aus. Kommt ein halbseitiger Kopfschmerz mit Übelkeit hinzu, heißt der Zustand **ophthalmische Migräne** oder **Hemicrania ophthalmica.** Kommen Augenmuskellähmungen hinzu, heißt das Krankheitsbild **ophthalmoplegische Migräne.**

14

Augenhöhle (Orbita)

IMPP-Hits

Das IMPP hat in den letzten zehn Examina diese beiden Themen abgefragt:

- Orbitabodenfraktur (Blow-out-Fraktur, Einklemmung des M. rectus inferior)
- Rhabdomyosarkom

14.1 Anatomische Grundkenntnisse

Die Orbita ist der nach vorn geöffnete knöcherne Trichter, in dem der Augapfel gelagert ist (► Abb. 14.1). Vorn schützen kräftige Knochenstrukturen, die inneren Knochenlamellen sind jedoch recht dünn. Insbesondere der Orbitaboden ist mechanischen Belastungen gegenüber sehr empfindlich. Die **mediale Wand** der Orbita grenzt an die Ethmoidalzellen, der **Boden** an den Sinus maxillaris, das **Dach** an den Sinus frontalis und der **Canalis opticus** liegt in Nachbarschaft des Sinus sphenoidalis. Vordere und mittlere Schädelgrube sowie die Chiasmaregion mit Hypophyse und Sinus cavernosus liegen ebenfalls in unmittelbarer Nähe. Diese Nähe begünstigt das Übergreifen von Infektionen.

Der Bulbus ist umhüllt von der bindegewebigen **Tenon-Kapsel,** die mit Bindegewebssträngen an der **Periorbita** aufgehängt ist. Die Periorbita ist die Auskleidung der Augenhöhle mit Periost, welches nur an den Durchtrittsstellen der Nerven und Gefäße fest mit dem Knochen verbunden ist (► Tab. 14.1). Die Orbita ist vollständig ausgefüllt. Jede Größenzunahme einer ihrer Strukturen führt zum Hervordrängen ihres Inhalts, dem **Exophthalmus** (► Kap. 14.3) oder bei Volumenverlust zum Einwärtssinken, dem **Enophthalmus** (► Kap. 14.4).

14.2 Untersuchung

Die **Bulbusmotilität** lässt sich mittels einfacher Inspektion beurteilen, indem man den Patienten in alle Richtungen sehen lässt. Exophthalmus und Enophthalmus sind hingegen im Frühstadium oft schwer zu erkennen. Genaue Aufschlüsse über den Grad eines Exophthalmus liefert das **Exophthalmometer** nach Hertel, das an den Orbitarändern auf die Haut gesetzt wird und die Bestimmung der Position des Hornhautscheitels ermöglicht.

Mit Hilfe der **Ultraschalluntersuchung** lassen sich **Orbitaveränderungen** nachweisen, wobei nach Möglichkeit beide Augenhöhlen beurteilt werden sollten. Auch Tumoren lassen sich mit der Echografie aufspüren. Bei **Röntgenuntersuchungen** sollten stets beide Augenhöhlen verglichen werden. Standarduntersuchungen sind die seitliche und die frontale Aufnahme. **Computer- und Kernspintomografie** kommen insbesondere bei Tumoren der Orbita, Ex- und Enophthalmus sowie Prozessen an den Durchtrittsöffnungen für Nerven und Gefäße zum Einsatz.

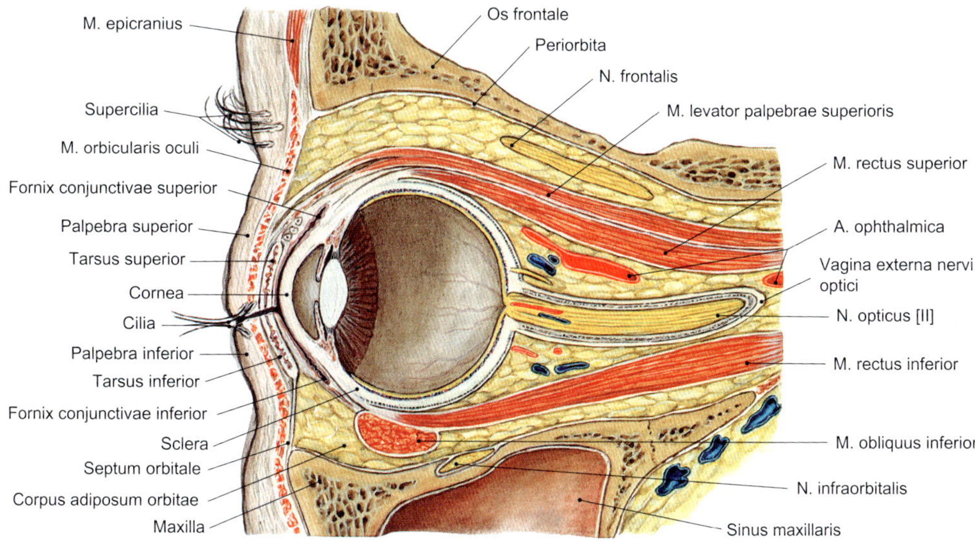

Abb. 14.1 Längsschnitt durch Orbita und Augapfel [S007-3-23]

Tab. 14.1 Gefäß- und Nervenkanäle der Orbita

Struktur	Durchziehende Nerven bzw. Gefäße
Canalis opticus	N. opticus, A. ophthalmica
Fissura orbitalis superior	N. ophthalmicus, N. trochlearis, N. abducens, N. oculomotorius, V. ophthalmica superior
Fissura orbitalis inferior	N. infraorbitalis, N. zygomaticus, V. ophthalmica inferior
Foramen ethmoidale anterior	N. ethmoidalis anterior, A. ethmoidalis anterior
Foramen ethmoidale posterior	N. ethmoidalis posterior, A. ethmoidalis posterior
Foramen zygomaticoorbitale	N. zygomaticus
Canalis nasolacrimalis	zieht von der Fossa sacci lacrimalis zur unteren Nasenmuschel

14.3 Exophthalmus als Leitsymptom

14.3.1 Entzündliche Orbitaerkrankungen

Sinusitiden können leicht auf die Umgebung übergreifen und dabei Abszesse, Orbitaphlegmone und Thrombosen des Sinus cavernosus verursachen.

Auch Traumen führen häufig zu Entzündungen der Orbita.

14.3.1.1 Orbitaphlegmone

Merke

Die Orbitaphlegmone ist eine lebensgefährliche Erkrankung, sie kann innerhalb kurzer Zeit auf die Meningen übergreifen.

Ätiologie

Ursachen der Orbitaphlegmone können fortgeleitete bakterielle Infektionen der Nasennebenhöhlen (häufigste Ursache beim Erwachsenen), infizierte Zahnanlagen (meist bei Säuglingen), eine Osteomyelitis im Oberkiefer oder selten auch Furunkel im Gesichtsbereich sein. Erreger sind meist Staphylo- oder Streptokokken.

Klinik und Diagnose

Die Lider schwellen an und lassen sich u. U. nicht mehr öffnen. Die gerötete Bindehaut kann eine Chemosis aufweisen, ein Exophthalmus kann beobachtet werden. Die Bulbusmotilität ist stark eingeschränkt. Starke Schmerzen, Fieber, erhöhte Blutungsneigung und eine Leukozytose fallen auf. Zur klinischen Abklärung gehört eine Röntgenaufnahme der Nebenhöhlen.

Therapie

Hoch dosierte Antibiotika. Bei Verletzungen ist eine chirurgische Revision der Wunde erforderlich.

14.3.1.2 Sinus-cavernosus-Thrombose

Ätiologie

Dieses **lebensbedrohliche Krankheitsbild** kann durch fortgeleitete Entzündungen der Orbita, Osteomyelitiden des Gesichtsschädels oder durch Furunkel im Gesichtsbereich (Fortleitung über die V. angularis und die V. ophthalmica superior) entstehen. Auch Hyperkoagulabilität und Thrombophlebitiden können Auslöser sein.

Klinik

Die Erkrankung kann blande verlaufen. Meist aber treten Kopfschmerz, Erbrechen und Benommenheit auf. Ein- oder beidseitiger Exophthalmus, Lidödeme mit Chemosis der Bindehäute, Störungen der Hornhautsensibilität und Visusstörungen können hinzukommen, ebenso Meningismus und epileptische Anfälle. Der Liquor ist entzündlich verändert. Die zerebrale Angiografie sichert die Diagnose.

caput medusae
Pulsierend!

Therapie

Antibiotika in hohen Dosen.

14.3.2 Kreislaufbedingte Orbitaerkrankungen

14.3.2.1 Exophthalmus intermittens

Der intermittierende Exophthalmus tritt meist einseitig beim Bücken, Luftanhalten oder Pressen auf. Seine Ursache sind **orbitale Varizen,** z. B. beim Morbus Osler. Nach Ende der Belastung verschwindet auch der Exophthalmus.

14.3.2.2 Exophthalmus pulsans

Der pulsierende Exophthalmus entsteht durch **arteriovenöse Aneurysmen** im Bereich des Sinus cavernosus oder **Läsionen der A. carotis interna** durch Traumen, Arteriosklerose, Lues oder Embolien. So gelangt arterielles Blut in die Orbitavenen und führt zu einem Exophthalmus mit tastbaren Bulbuspulsationen. An den Venen des Auges finden sich deutliche Stauungszeichen. Folgen können Sekundärglaukom und Optikusatrophie sein.

14.3.3 Tumoren, Pseudotumoren

Gemeinsames Symptom der Orbitatumoren ist der **einseitige Exophthalmus.** Hinzu kommen in

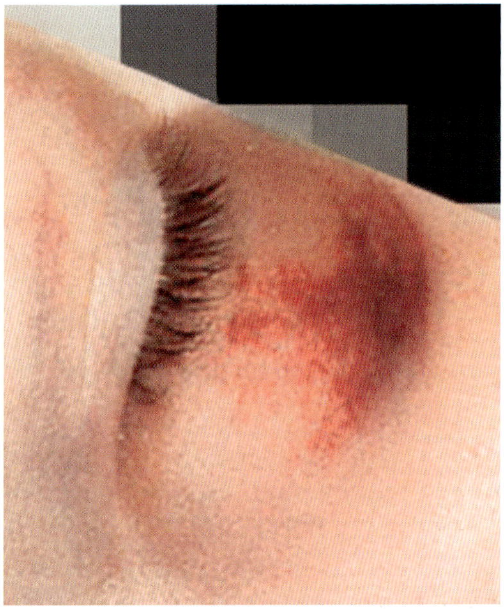

Abb. 14.2 Rhabdomyosarkom der Orbita [T407]

unterschiedlichem Ausmaß Schmerzen bei der Augenbewegung, Motilitätsstörungen des Bulbus, Diplopie (Doppelbilder), evtl. Stauungspapille und Optikusatrophie, Lidödeme, Chemosis und Netzhautfalten am hinteren Pol.

Zur Abklärung werden **Röntgenaufnahmen** im Seitenvergleich, **Ultraschall** sowie **Computer- und Kernspintomografie** eingesetzt, außerdem die **Exophthalmometrie.** In der Regel kommt als Therapieversuch nur die **Operation** infrage, bei malignen Geschwülsten meist nur die **Exenteratio orbitae** mit radikaler Ausräumung inkl. Periorbita. Bei unvollständiger Entfernung Nachbestrahlung; bei Metastasen Behandlungsversuch der Grundkrankheit.

> Das **Rhabdomyosarkom** ist ein hoch maligner Weichteiltumor; etwa 5 % der kindlichen Tumoren sind Rhabdomyosarkome – damit ist es das häufigste Sarkom bei Kindern unter 15 Jahre. Diese Tumoren können überall im Körper entstehen außer im Knochen. Am häufigsten treten sie im Kopf-Hals-Bereich, an den Extremitäten und im Urogenitaltrakt, etwas seltener in der Orbita (▸ Abb. 14.2) auf. Metastasen finden sich meist in den Lungen, im Knochen, in Lymphknoten, in der Mamma und im Gehirn.

Therapeutisch kommen Chemotherapie, Operation und Bestrahlung infrage, je nach Lokalisation,

Histologie und Tumorstadium. Die Heilungsrate beträgt ca. 70 %, sinkt jedoch stark mit dem Auftreten von Metastasen. Ein Orbitabefall ist eine vergleichsweise günstige Lokalisation.

14.3.3.1 Mukozele

Die **Verlegung eines Ausführungsgangs einer Nasennebenhöhle** führt zu einer Sekretretention, in deren Verlauf sich die knöcherne Wand in eine fibröse Kapsel umwandelt und sich in Richtung Orbita vorwölbt. Dadurch wird ein Exophthalmus hervorgerufen. Meist ist die Stirnhöhle betroffen. Die Operation hat eine gute Prognose.

14.3.3.2 Keilbeinmeningeom

Dieser Tumor ist im Röntgenbild an der **Hyperostose,** der Verstärkung der Knochensubstanz, zu erkennen. Er dringt in die Orbita ein und wächst verdrängend.

14.3.3.3 Einseitiger Pseudoexophthalmus

Ursache eines (auch einseitigen) Pseudoexophthalmus können eine **hohe Achsenmyopie** und die **Hydrophthalmie** sein, eine kongenitale Anomalie des Schlemm-Kanals und des Trabekelwerks.

14.3.3.4 Leukämie

Myelosen und **Lymphadenosen** können Lider, Tränendrüse und die Orbita in Mitleidenschaft ziehen und einen Exophthalmus hervorrufen. Im Verlauf einer akuten Leukämie kann auch ein **Chlorom** (seltene tumoröse Infiltration, grünlich schimmernd) im Periost der Orbita wachsen.

14.3.3.5 Metastasen

Der am häufigsten in die Orbita und das Auge metastasierende Tumor ist das **Mammakarzinom.**

14.3.4 Endokrine Ophthalmopathie

Ätiologie

Die endokrine Ophthalmopathie (EOP) tritt zu rund 80 % bei **Hyperthyreosen** auf, davon in 90 % d. F. beidseitig. Wahrscheinlich verändert eine Autoimmunkrankheit das orbitale Bindegewebe und die Augenmuskeln.

Klinik und Diagnose

Neben Allgemeinsymptomen der Hyperthyreose findet sich ein oft erheblicher Exophthalmus. Die Lidspalte ist erweitert, die Konjunktiven sind geschwollen **(Chemosis)** und gerötet **(Glanzauge).** Das Oberlid bleibt bei Blicksenkung zurück **(Graefe-Zeichen)** und die Lider weisen einen Tremor auf **(Rosenbach-Zeichen).** Ferner finden sich seltener Lidschlag **(Stellwag-Zeichen)** und eine Konvergenzschwäche **(Möbius-Zeichen),** die Sklera ist am oberen Limbus sichtbar **(Dalrymple-Zeichen).** Es kann ein blickrichtungsabhängig erhöhter Augeninnendruck beobachtet werden (Messung in Primärposition und Aufblick, Tensionserhöung beim Aufblick oft schon bei geringer Ausprägung der Ophthalmopathie).

Darüber hinaus können Augenmuskellähmungen und Paresen des M. levator palpebrae, Hornhautgeschwüre sowie Motilitätsstörungen auftreten.

Die **Diagnose** erfolgt durch Inspektion und Schilddrüsendiagnostik; Verlaufskontrollen ggf. mit dem Exophthalmometer nach Hertel.

> **Praxistipp**
>
> Auch beim einseitigen Exopthalmus ist die endokrine Orbitopathie die wichtigste Differenzialdiagnose, da Hyperthyreosen einfach so viel häufiger sind als die übrigen möglichen Ursachen. Auch wenn nur 10 % der EOP einseitig sind, ist die häufigste Ursache eines einseitigen Exophthalmus eine Schilddrüsenerkrankung.

Differenzialdiagnose

Bei einseitigem Auftreten: Orbitatumor.

Therapie

Die Behandlung der Grundkrankheit steht im Vordergrund. Bei extremer Protrusion **(maligner Exophthalmus)** verhindern Uhrglasverbände das Austrocknen der Hornhaut. Kortikoide und Ciclosporin werden gegen den Exophthalmus eingesetzt. Bei Versagen der **medikamentösen Therapie** kommen **Röntgenbestrahlung** der Orbitaspitze oder **operative Dekompression** der Augenhöhle infrage.

14.4 Enophthalmus als Leitsymptom

14.4.1 Traumatisch bedingter Enophthalmus

14.4.1.1 Blow-out-Fraktur, Orbitabodenfraktur

Ätiologie

Zu einer Orbitabodenfraktur kommt es meist durch stumpfe Gewalteinwirkung (Faustschlag,

Tennisball, Sturz, etc.). Bei frontaler Gewalteinwirkung auf die Orbita gibt meist der Orbitaboden als schwächste Struktur nach (Blow-out-Fraktur, ▸ Abb. 14.3). Durch Vergrößerung des Orbitavolumens kann ein Enophthalmus entstehen. Das Orbitafett dringt in die Kieferhöhle ein. Der M. rectus inferior wird im Bruchspalt eingeklemmt, dies ruft eine **vertikale Motilitätsstörung** hervor.

Klinik und Diagnose

Der Patient klagt über **Doppelbilder.** Bei der Untersuchung fällt der Enophthalmus auf.

Typische Symptome sind Hypästhesien im Bereich des Versorgungsgebiets des N. infraorbitalis sowie Doppelbilder bei Blickhebung durch Einklemmung des M. rectus inferior. Die vertikale Motilität des Bulbus ist gestört, wenn Augenmuskeln eingeklemmt sind.

Die **Röntgenaufnahme** zeigt die Fraktur, es fällt eine Verschattung der Kieferhöhle auf. Mit dem Exophthalmometer kann der Enophthalmus verifiziert werden. Im CT findet sich ein „hängender Tropfen".

Therapie

Innerhalb von 2 Wochen sollte eine Fraktur mit Dislokation operativ versorgt werden. Nach dieser Frist wird die Einklemmung irreversibel, Doppelbilder bleiben. Vom Sinus maxillaris her wird der Defekt mit lyophilisierter Dura gedeckt.

14.4.2 Nerval bedingter Enophthalmus (Horner-Syndrom)

Ätiologie

Ursache des Horner-Syndroms ist eine Läsion des zentralen oder peripheren Sympathikus, die konnatal oder nach Schädigung des Plexus brachialis, zervikaler Syringomyelie, bei Grenzstrangläsionen durch Karotisaneurysmen, Struma oder Tumor auftritt. Zur Differenzierung ▸ Kap. 8.4.5.

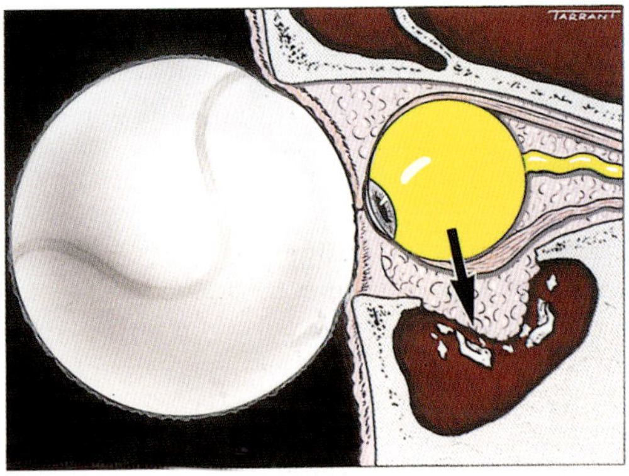

Abb. 14.3 Mechanismus der Blow-out-Fraktur; die Orbita gibt an der schwächsten Stelle nach [E940]

Symptome

Kennzeichen des Horner-Syndroms sind **Miosis** durch Lähmung des M. dilatator pupillae, **Ptosis** durch Lähmung des Müller-Lidhebers, **Anhydrosis** des Gesichts und **Enophthalmus** durch Lähmung des M. orbitalis.

Merke

Für das Horner-Syndrom gilt: Alles wird kleiner.

15 Optik und Refraktion

IMPP-Hits

In den letzten zehn Examina wurden Fragen zu folgenden Themen gestellt:

- Myopie
- Hyperopie
- Astigmatismus
- Brechkraftberechnung

15.1 Physiologische Grundkenntnisse

Die **Brechkraft** ist definiert als reziproker Wert der Brennweite in Metern. Ihre Einheit ist die **Dioptrie** (dpt). Bei einer Linsenbrennweite von 10 cm ist die Brechkraft 1 : 0,1 = 10 dpt.

Das Gesamtsystem Auge hat eine Brechkraft von 62–76 dpt. Davon entfallen 43 dpt auf die Hornhaut und 19–33 dpt auf die Linse, die sich durch Veränderung der Brechkraft auf wechselnde Objektentfernungen einstellen kann (► Abb. 15.1); dieser Prozess heißt **Akkommodation** (► Kap. 6.1.2).

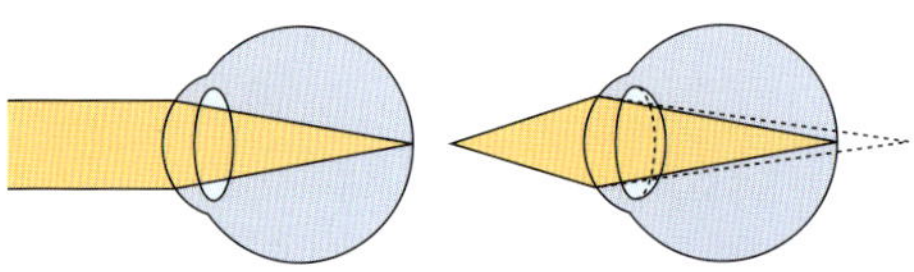

Abb. 15.1 Refraktionsverhältnisse bei Emmetropie (Normalsichtigkeit) [L141]

Im Laufe des Lebens ändert sich die **Akkommodationsbreite.** Dies ist der Bereich, in dem das Auge noch eine scharfe Abbildung schafft. Bei einem 15-Jährigen beträgt die Akkommodationsbreite rund 14 dpt, bei einem 45-Jährigen noch rund 4 dpt, und bei einem 65-Jährigen liegt sie unter 1 dpt. **Emmetropie** bezeichnet die Normalsichtigkeit. Ein Auge wird dann als emmetrop bezeichnet, wenn es ohne Akkommodationsaufwand einen optisch unendlich weit entfernten Gegenstand scharf abbildet (► Abb. 15.1).

15.2 Untersuchungsmethoden

Die Bestimmung der **Sehschärfe (Visus)** ist Bestandteil jeder Augenuntersuchung. Sie wird gemessen mit Hilfe eines Norm-Sehzeichens, z. B. dem **Landolt-Ring** (► Abb. 15.2). Die Prüfung in der Ferne erfolgt in einem Abstand von mindestens 5 m. Als Sehschärfe wird der maximal erreichte Wert angegeben. Die Kürzel „s. c." und „c. c" stehen für „sine correctione" und „cum correctione".

Eine Sehschärfe von 1,0 wird erreicht, wenn der Patient die Lokalisation der Lücke eines Landolt-Rings zuverlässig erkennen kann, bei dem die Kanten der Lücke sich aus der Sicht des Probanden in einem Abstand von einer Bogenminute befinden.

Eine Korrektur erfolgt durch das systematische Vorschalten von Probiergläsern unterschiedlicher sphärischer oder zylindrischer Stärke, bis der Patient die für ihn beste Sehschärfe erreicht.

In der täglichen Praxis wird die Sehschärfenprüfung häufig auch mit Zahlen oder (bei Analphabeten oder Kindern) Bildern durchgeführt. Diese Tests können schneller durchgeführt werden und führen zu ähnlichen, wenn auch nicht so genauen Ergebnissen.

Der **Nahvisus** dient der Bestimmung der Sehschärfe in der Nähe. Er wird mit Lesetafeln (**Nieden-Tafeln**) ermittelt.

Die **Skiaskopie** ist eine Methode zur objektiven Refraktionsbestimmung. Sie wird vor allem bei Kindern eingesetzt. Bei diesem Verfahren werden dynamische Reflexverläufe beobachtet und dabei die Versuchsparameter so lange variiert, bis ein bestimmtes Reflexverhalten (Flackern) auftritt. Sie kann orientierend ohne Zykloplegie oder exakt in medikamentöser Akkomodationslähmung durchgeführt werden.

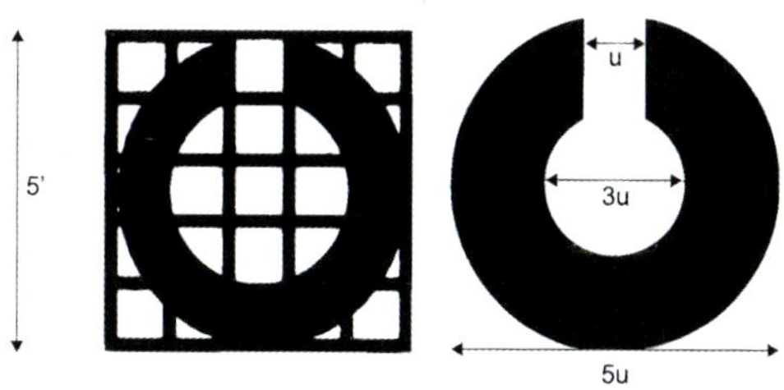

Abb. 15.2 Landolt-Ring, Außendurchmesser 5 Winkelminuten, Balkendicke 1,45 mm, Durchmesser 7,25 mm [G021]

15.3 Refraktionsanomalien

15.3.1 Myopie (Kurzsichtigkeit)

Ätiologie

Bei der Kurzsichtigkeit sorgt ein Brechungsfehler dafür, dass die **Strahlen vor der Netzhaut vereinigt werden** und somit kein scharfes Bild entsteht. Der Fernpunkt rückt aus dem Unendlichen in den endlichen Bereich. Bei der **Brechungsmyopie** ist die Brechkraft des Systems zu hoch, bei der häufigeren **Achsenmyopie** ist der Bulbus zu lang gebaut (▶ Abb. 15.3). Die Achsenmyopie wird auch als Schulmyopie bezeichnet, die erst bei Einschulung bemerkt wird. Meist bleibt sie nach dem 20. Lebensjahr stationär. Die Ätiologie der Kurzsichtigkeit ist unbekannt, eine familiäre Häufung lässt sich beobachten. Die Achsenmyopie ist eine typische Prädisposition für eine Netzhautablösung.

Auch ein vergrößerter axialer Linsendurchmesser, eine Verlagerung der Linse, ein verkleinerter Krümmungsradius der Hornhaut oder ein beginnender Altersstar können eine Myopie hervorrufen.

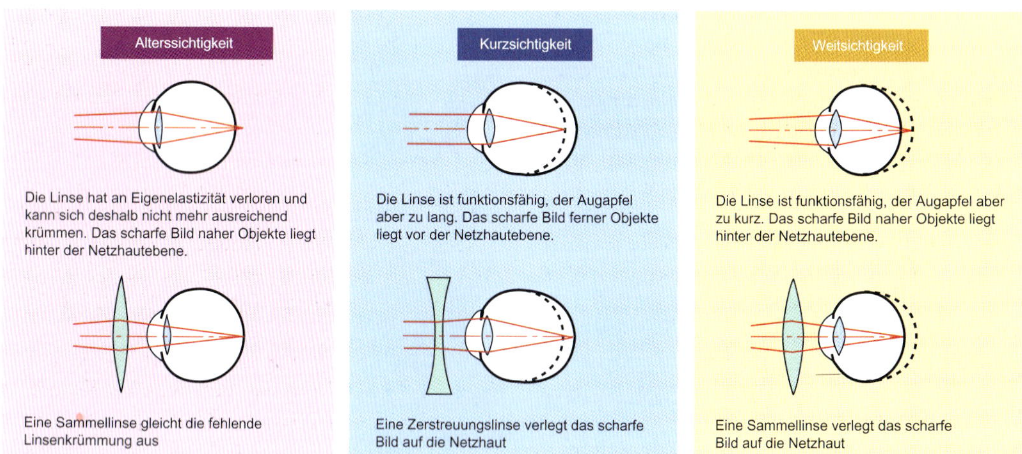

Abb. 15.3 Strahlengang bei den verschiedenen Fehlsichtigkeiten; oben ohne, unten mit Korrektur durch eine Brille [L190]

Diagnose

Die Diagnose wird durch **Sehschärfenbestimmung mit normierten Testtafeln oder Optotypen** gestellt. Durch Vorschalten verschieden starker Brillengläser lässt sich das Ausmaß des Brechungsfehlers feststellen. Dabei gibt der Patient an, bei welcher Gläserstärke er am besten sieht.
Die Bestimmung des Brechungsfehlers unter Ausschaltung der subjektiven Komponente geschieht mit **Refraktometern** oder der **Skiaskopie.**

Therapie

Die Myopie wird mit **Konkavgläsern** korrigiert, die die einfallenden Strahlen zerstreuen. Dabei sollte immer das schwächste Glas verwendet werden, mit dem der Kurzsichtige gut sieht. Bei hoher Myopie ab rund 8 dpt ist eine **Haftschale** indiziert, da die Brille zu schwer wird und das Gesichtsfeld einengt.
LASIK ist die derzeit populärste Methode für **refraktive Chirurgie** zur Behandlung einer Fehlsichtigkeit. Für eine LASIK-Operation wird zunächst die Hornhautdicke mit dem Ultraschall-Pachymeter bestimmt. Möglich ist eine LASIK von max. –10 bis +4 dpt sowie einer Hornhautdicke von ≥ 500 µm.
Mit einem **Mikrokeratom** (Hornhauthobel) oder einem **Femtosekundenlaser** wird eine dünne Lamelle (in der Regel 110–160 µm, „Flap") von der Hornhaut gelöst und zur Seite geklappt. Auf dem darunterliegenden Gewebe wird dann mittels **Laser** die Korrektur vorgenommen, indem **Hornhautzellen** (Kollagenfasern) **aufgespalten und abgetragen** werden. Anschließend wird die Hornhautlamelle wieder positioniert.
Eine weitere Möglichkeit ist die **Implantation einer phaken Vorderkammerlinse.** Diese wird entweder in die Hinterkammer zwischen die Iris und die natürliche Linse oder in die Vorderkammer implantiert. In der Hinterkammer schwimmt die Linse frei und wird durch die Iris dort fixiert. In der Vorderkammer kann die Linse entweder im Kammerwinkel oder an der Vorderseite der Iris befestigt werden. Phake Linsen eignen sich in erster Linie zur Korrektur einer Kurzsichtigkeit von über 8 dpt, können aber auch bei geringeren Werten angewendet werden, wenn eine LASIK aus medizinischen Gründen nicht möglich ist.

15.3.1.1 Progressive Myopie

Wenn die Verschlechterung der Kurzsichtigkeit nicht zum Stillstand kommt, spricht man von **progressiver (maligner) Myopie.** Die Gläserstärken müssen ständig erhöht werden, da sich der Bulbus fortwährend weiter dehnt. Da sich Ader- und Netzhaut nicht an die Dehnung anpassen können, kommt es zu Dehnungsveränderungen der Ader- und Netzhaut.

Diagnose

Im Fundusbild finden sich der **Conus myopicus,** ein weißer Hof um die Papille, in dem als Folge der übermäßigen Dehnung die Sklera durchscheint. Auch der hintere Pol kann sich dehnen, auf diese Weise entsteht das **Staphyloma posticum.** Weiter finden sich am Fundus eine Makuladegeneration mit Hämosiderineinlagerungen bzw. Wucherung des Pigmentepithels **(Fuchs-Fleck),** eine peripapilläre chorioretinale Atrophie, periphere Netzhautdegenerationen sowie Glaskörpertrübungen und -verflüssigungen bzw. eine hintere Glaskörperabhebung.

Komplikationen

Komplikationen der malignen Myopie sind Netzhautablösungen und eine subretinale Neovaskularisationsmembran mit Makulaödem oder rezidivierende Blutungen der Aderhaut wie sie auch bei der Makuladegeneration zu beobachten sind.

15.3.2 Hyperopie (Weitsichtigkeit)

Die Weitsichtigkeit beruht häufiger auf einem **zu kurzen Bulbus,** seltener auf einer **zu geringen Brechkraft** des optischen Systems. Der Vereinigungspunkt der parallel einfallenden Strahlen liegt hinter der Netzhaut (▸ Abb. 15.3). Jugendliche gleichen diesen Brechungsfehler durch Akkommodation aus. Bei ihnen lässt sich die Akkommodation daher nur in Zykloplegie (Lähmung der Akkommodation) genau bestimmen, ggf. mit Refraktometer oder Skiaskopie.
Dieser Ausgleich durch ständige Akkommodation insbesondere im Nahbereich kann zu einer überschießenden Konvergenz und zum Schielen führen, da Akkommodation und Konvergenz gemeinsam zentral gesteuert werden. Dadurch kann ein **Strabismus convergens** (▸ Kap. 16.5.2.1) entstehen.
Die Diagnose wird wie bei Kurzsichtigkeit durch **Sehschärfenbestimmung** gestellt. Die Korrektur erfolgt mit **Sammellinsen (Konvexgläsern).** Hier wird das stärkste Glas verordnet, das der Patient noch akzeptiert.

15.3.3 Astigmatismus

Ätiologie

Beim Astigmatismus (**Hornhautverkrümmung**) weicht die Korneaoberfläche von ihrer idealerweise sphärischen Form ab in Richtung einer zylindrischen Gestalt. Dadurch werden die Lichtstrahlen nicht mehr in einem Punkt gebündelt, sondern in einer Achse linienförmig verzerrt. Die meisten Astigmatismen sind angeboren oder entwickeln sich im Laufe des Lebens durch das normale Wachstum und Umbauvorgänge der Hornhaut. In Einzelfällen kann ein Astigmatismus aber auch durch erhöhte Lidspannung oder Raumforderungen im Bereich der Lider, Orbita, Bindehaut oder Hornhaut verursacht werden (► Kap. 4.5.3, Klinischer Fall).

Als Folge von Verletzungen der Hornhaut kann auch ein **irregulärer Narbenastigmatismus** mit unregelmäßiger Hornhautoberfläche oder eine **Anisometropie** mit unterschiedlicher Refraktion beider Augen entstehen.

Diagnose

Die Diagnose der Abweichung erfolgt mit dem **Ophthalmometer,** mit dem das Ausmaß der Abweichung exakt gemessen werden kann. Mit einer **Placido-Scheibe** lässt sich ein qualitativer Überblick gewinnen. Diese Scheibe ist in der Mitte durchbohrt und mit konzentrischen schwarzen und weißen Ringen bedeckt. Ihr verzerrtes Abbild auf der Hornhaut lässt die Irregularitäten erkennen.

Therapie

Die Korrektur des Astigmatismus erfolgt mit **zylindrisch geschliffenen Gläsern,** die der Abweichung der Hornhaut entgegenwirken. Beim irregulären Astigmatismus werden **Kontaktlinsen** verordnet.

15.4 Akkommodationsstörungen

15.4.1 Akkommodationsstörungen durch Medikamente

Pupillenwirksame Medikamente stören auch die Akkommodation durch Beeinflussung des Ziliarmuskels. Dabei führen **Miotika** außer zur Pupillenverengung auch zur verstärkten Akkommodation. **Mydriatika** erweitern die Pupille und heben die Akkommodation auf. Bei Intoxikationen mit **Chinin** finden sich Mydriasis, Farbsinnstörungen, Visusverschlechterung, Gesichtsfeldeinengung, Doppelbilder, Erblindung und Optikusatrophie.

15.4.2 Akkommodationsstörungen durch Allgemeinerkrankungen

Auch Allgemeinerkrankungen können die Akkommodation stören, z. B.:

- **Diabetes mellitus** (► Kap. 11.3.1)
- Meist erst 4 Wochen nach einer **Diphtherie** kann es zu einer beidseitigen Akkommodationslähmung bei intaktem M. sphincter pupillae kommen, die von einer Gaumensegellähmung begleitet wird. Diphtherieserum hat keinen Einfluss auf die Lähmungen, die sich spontan zurückbilden.
- Beim **Clivuskanten-Syndrom** wird der N. oculomotorius durch Tumoren oder eine Meningitis gegen die Clivuskante gedrückt und so eine Akkommodationsstörung ausgelöst.
- Augensymptome des **Botulismus** sind die Ophthalmoplegia totalis (beidseitige Akkommodationslähmung mit Pupillenlähmung), Doppelbilder (Diplopie), mangelnde Koordination der Augenmuskeln sowie Mydriasis und Ptosis.
- Bei **Atropin-Intoxikation** finden sich Paresen der parasympathisch innervierten Muskulatur, die zu Mydriasis, Akkommodationsstörungen und vermehrter Blendungsempfindlichkeit führen.

15.4.3 Presbyopie (Alterssichtigkeit)

Spätestens wenn die Arme nicht mehr lang genug sind, um Zeitung lesen zu können, kommt der Alterssichtige zum Augenarzt. Ursache der Presbyopie ist eine **nachlassende Verformbarkeit der Linse** mit daraus resultierender **Abnahme der Akkommodationsbreite.** Der Nahpunkt rückt weiter vom Auge weg. Das Nachlassen der Akkommodationsfähigkeit ist ein normaler Alterungsprozess. Die Presbyopie fällt im Mittel im 45. Lebensjahr auf. Im 70. Lebensjahr ist die Akkommodationsfähigkeit meist völlig aufgehoben.

Die **Diagnose** erfolgt mit Sehschärfenbestimmung im Nahbereich **(Nieden-Tafeln),** die **Korrektur** mit **(konvexen) Sammellinsen** (► Abb. 15.3). Durchschnittlich werden im 45. Lebensjahr Gläserstärken von +1,0 dpt, im 50. +2,0 dpt und im 60. +3,0 dpt benötigt.

15.4.4 Asthenopie

Die Asthenopie ist ein unspezifischer Symptomkomplex: Augen- und Kopfschmerzen, Augenbrennen, Verschwommensehen und schnelle Ermüdbarkeit bei optischer Anstrengung werden geschildert. Oft liegt ein nicht oder gar falsch korrigiertes **Refraktionsdefizit** zugrunde. Eine Refraktionsbestimmung in Zykloplegie sollte unbedingt vorgenommen werden.

15.4.5 Akkommodationsspasmus

Ein psychogen ausgelöster Akkommodationsspasmus ist eine inadäquate, lang anhaltende Kontraktion des Ziliarmuskels. Diesem kann eine Übererregbarkeit des Akkommodationszentrums zugrunde liegen.

Die Patienten schildern tief liegende Augenschmerzen. Sie können in der Ferne nicht scharf sehen, da die Linse durch den Spasmus runder wird und damit kurzsichtig **(akkommodativ bedingte Linsenmyopie).** Eine Therapie kann mit Zykloplegika erfolgen.

16 Motilität und Schielen

IMPP-Hits

In den letzten zehn Examina hat das IMPP Fragen zum Schielen bei Kindern und zur Therapie des Schielens gestellt.

16.1 Grundkenntnisse

Bis auf den M. obliquus inferior, der seinen Ursprung nasal am medialen Orbitaboden hat und parallel zum unteren Orbitarand zum Bulbus zieht, entspringen alle **äußeren Augenmuskeln** am Anulus tendineus in der Orbitaspitze bzw. an den um den Canalis opticus gelegenen Knochenstrukturen (▸ Abb. 16.1). Der M. obliquus superior zieht erst zum Orbitadach, wo er dann durch die Trochleaschlaufe umgelenkt wird (▸ Tab. 16.1).

16.2 Untersuchung

Zur **Prüfung des Parallelstands** (Orthophorie) beider Augen betrachtet der Patient eine Lichtquelle (z. B. eine Untersuchungslampe). Der Untersucher beobachtet die Reflexbildchen auf der Hornhaut. Diese müssen bei beiden Augen in der Mitte der Pupille liegen.

Bei der **Abdeckprobe** (Cover-Test) werden beide Augen wechselweise abgedeckt, während der Patient eine Lichtquelle fixiert. Dabei wird anhand der Reflexbilder beobachtet, ob es beim Abdecken eines Auges zu einer Einstellbewegung des offenen Auges kommt. In diesem Falle liegt ein manifestes Schielen oder Tropie vor. Hat das Auge zuvor nach außen geschielt (**Strabismus divergens** oder **Exotropie,** ▸ Kap. 16.5.2.1), beobachtet man eine Bewegung von außen nach innen, bei einem Schielen nach innen (**Strabismus convergens** oder **Esotropie,** ▸ Kap. 16.5.2.1) in umgekehrter Richtung (▸ Abb. 16.2).

Beim Aufdecken eines Auges beobachtet man wiederum die Bewegung des aufgedeckten Auges. Eine Einstellbewegung des aufgedeckten Auges weist auf ein latentes Schielen **(Heterophorie)** hin, das nur auftritt, wenn z. B. durch das Abdecken eines Auges die Fusion unterbrochen wird. Eine Bewegung von innen nach außen zeigt ein latentes Schielen nach innen **(Esophorie)**. Bei einem latenten Schielen

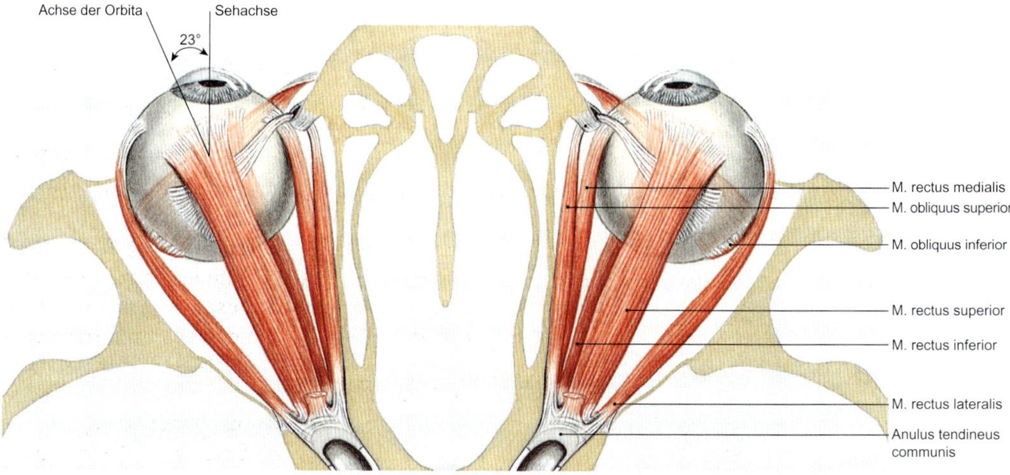

Abb. 16.1 Äußere Augenmuskeln, Ansicht von oben. Darstellung des Anulus tendineus communis (ZINN-Sehnenring) und der Muskelinsertionen am Augenbulbus. Die Sehachse (optische Achse) und die Achse der Orbita differieren um 23°. Deshalb liegt die Fovea centralis (Stelle des schärfsten Sehens) lateral der Papille (blinder Fleck). [S007-3-23]

Tab. 16.1 Funktion und Innervation der äußeren Augenmuskeln

Muskel	Hauptfunktion	Innervation
M. rectus lateralis	Bulbusdrehung um die vertikale Achse, nach außen	N. abducens
M. rectus medialis	Bulbusdrehung um die vertikale Achse, nach innen	N. oculomotorius
M. rectus superior	Heber, Adduktor und Einwärtsroller	N. oculomotorius
M. rectus inferior	Senker, Adduktor und Auswärtsroller	N. oculomotorius
M. obliquus superior	Senker, Einwärtsroller und Abduktor	N. trochlearis
M. obliquus inferior	Heber, Auswärtsroller und Abduktor	N. oculomotorius

nach außen (**Exophorie**) beobachtet man eine Bewegung von außen nach innen.

Die **Bestimmung des Schielwinkels** lässt sich am **Maddox-Kreuz** durchführen. Das führende Auge fixiert dabei ein Lämpchen in der Mitte des Kreuzes und folgt dann einem zweiten Lämpchen, das der Untersucher von der Mitte aus nach außen schiebt, bis das Hornhautreflexbildchen auf dem nicht führenden Auge in der Mitte der Kornea liegt. Am Kreuz kann jetzt der Schielwinkel abgelesen werden.

Zur **Prüfung des beidäugigen Sehens** dient der **Worth-Test,** der bei Kindern gut durchführbar ist. Der Patient schaut durch eine Brille, bei der ein Glas rot und ein Glas grün ist, auf zwei grüne, eine rote und eine weiße Leuchtmarke. Der binokular fixierende Normalsichtige sieht vier Punkte. Bei Exklusion eines Auges und monokularer Fixation nimmt der Patient die Farbe nicht wahr, die dem abgedeckten Auge vorgelagert ist.

Doppelbilder lassen sich mit dem **Synoptophor** überprüfen. Zwei Schwenkarme des stereoskopischen Geräts verschiebt der Patient dabei so, dass die Doppelbilder zur Deckung kommen. Anschließend lässt sich die Abweichung ablesen. Die Methode eignet sich ebenso zur Feststellung des Schielwinkels, der Fusionsbreite und des räumlichen Sehens.

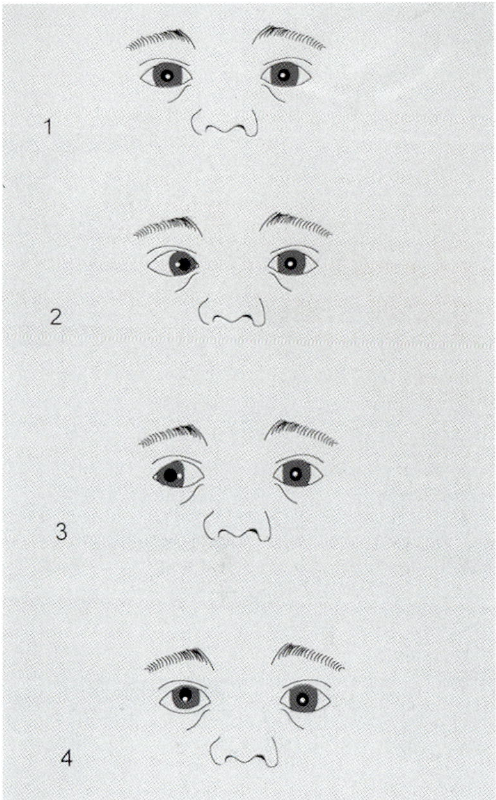

Abb. 16.2 Motilitätsstörungen: Lage der Hornhautreflexbilder bei einem nicht schielenden Augenpaar (1), beim Innenschielen rechts (2), beim Außenschielen rechts (3) und beim Höherschielen rechts (4) [L217]

16.3 Blicklähmungen

Blicklähmungen treten auf als **Motilitätsstörungen beider Augen mit Koordinationsstörungen** als Folge einer Schädigung der Augenmuskelkerne oder des hinteren Längsbündels. Dabei ist der Blick in eine bestimmte Richtung unmöglich. Der Patient hat jedoch keine Doppelbilder. Bei Herden im Zerebrum weicht der Blick zur gesunden Seite ab, bei Lähmung der Augenmuskulatur zur erkrankten Seite hin. Die **Richtung des Ausfalls** lässt Rückschlüsse auf den Ort der Schädigung zu. Ist der Seitwärtsblick unmöglich, weist dies auf eine Läsion in der Mittelhirnhaube hin. Sind Auf- oder Abblick unmöglich, so ist die Region der vorderen Vierhügelplatte betroffen. Unkoordinierte Augenbewegungen weisen auf den vorderen Kleinhirnwurm als Schädigungsort hin.

16.4 Nystagmus

- Der **optokinetische Nystagmus,** wie er beim Blick aus einem schnell fahrenden Auto auftritt, ist physiologisch.
- Ursache des **Pendelnystagmus (okulärer Nystagmus)** sind meist Schäden am Auge, wie kongenitale Trübung brechender Medien sowie Retina- oder Optikusdefekte.
- Die horizontale Ausrichtung sowie ein Wechsel von Frequenz und Amplitude kennzeichnen den **kongenitalen Nystagmus,** aus dem sich durch die dabei eingenommene Kompensationshaltung ein okulärer Schiefhals (▸ Kap. 16.7) entwickeln kann.
- Ein **latenter Nystagmus** begleitet angeborene Schielformen und wird erst nach Abdecken eines Auges sichtbar.

16.5 Schielen (Strabismus)

Merke

Schielen ist die Unfähigkeit, die Blickachsen beider Augen gleichzeitig auf einen Punkt zu richten. Die Fähigkeit zum beidäugigen Sehen geht mehr oder weniger verloren.
Der „Silberblick" ist kein hässlicher Schönheitsfehler, sondern eine ernste Erkrankung. Bei verschleppter Behandlung kann bei Kindern der weitgehende Verlust der Sehkraft auf einem Auge die Folge sein.

16.5.1 Lähmungsschielen (Strabismus incomitans oder S. paralyticus)

16.5.1.1 Ätiologie

Dem Lähmungsschielen liegt eine **Parese** zugrunde. Charakteristisch beim Erwachsenen ist beim akut auftretenden, einseitigen Lähmungsschielen der **inkomitante Schielwinkel** (der Schielwinkel nimmt bei Blickwendung in die Zugrichtung des gelähmten Muskels zu).
Am häufigsten sind der N. abducens und der N. trochlearis betroffen. Es kann konnatal (Geburtstrauma bzw. Aplasie der Okulomotorius-, Abduzens- oder Trochleariskerne), nach Schädelbasisfraktur, Enzephalitis, Meningitis, Tumoren, Arteriosklerose, rheumatischen Erkrankungen, Lues oder bei Multipler Sklerose auftreten. Bei Lähmung des M. rectus medialis sollte auch an eine Multiple Sklerose gedacht werden.

16.5.1.2 Klinik und Diagnose

Doppelbilder treten bei Abduzens- und Trochlearisparese auf, bei der Okulomotoriuslähmung nicht immer. Sie sind abhängig von der Blickrichtung (► Tab. 16.2).

Bei der **Motilitätsprüfung** ist die Augenbeweglichkeit in der Richtung des gelähmten Muskels eingeschränkt, der Schielwinkel nimmt bei Blick in diese Richtung ständig zu (► Abb. 16.3a).

Bei der **Trochlearisparese** bedeutet dies, dass die Diplopie beim Blick nach unten innen am größten ist (► Abb. 16.3a, b).

Oft nimmt der Patient eine **kompensatorische Kopfschiefhaltung** ein: Bei **Lähmung des rechten N. abducens** z. B. dreht der Patient den Kopf nach

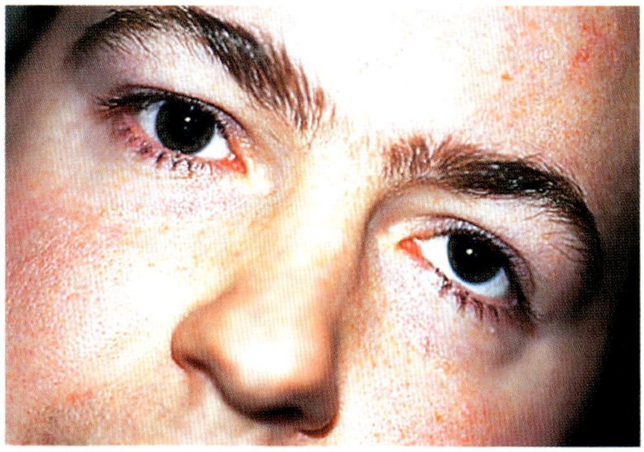

Abb. 16.3b Trochlearisparese links, Blick nach unten innen eingeschränkt [E282]

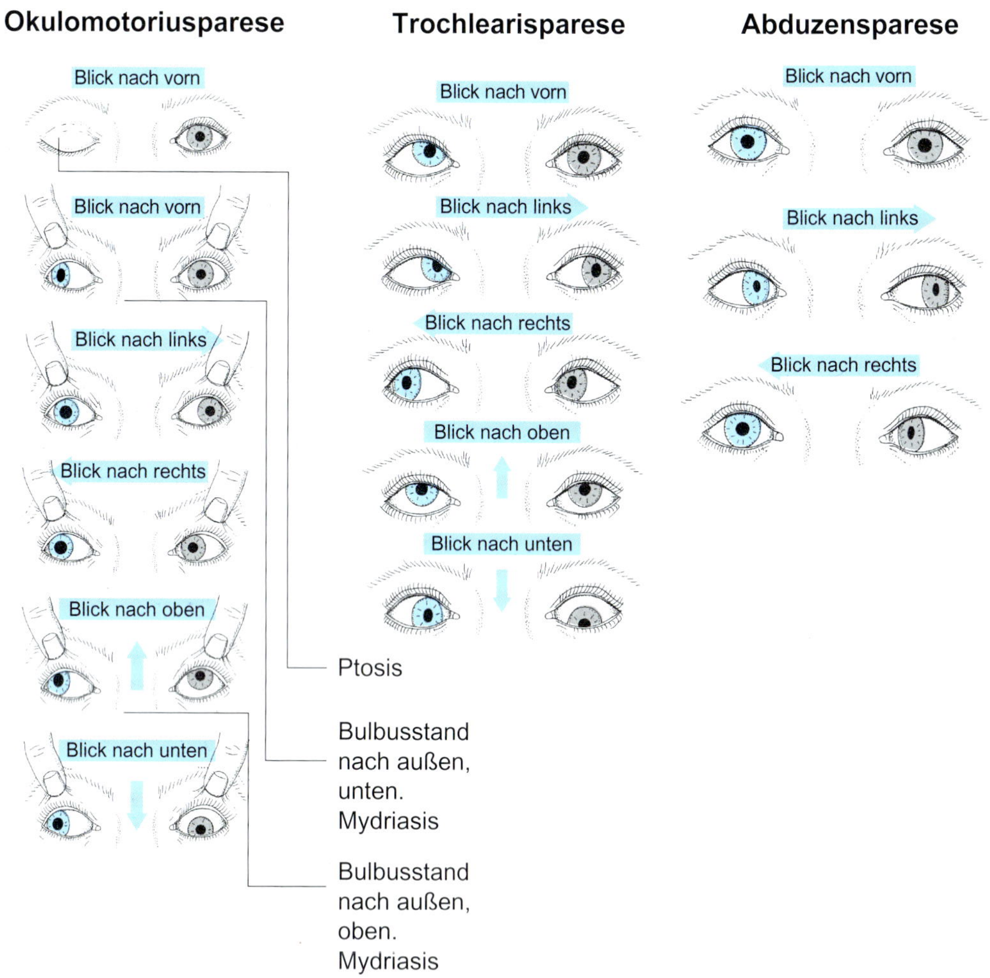

Abb. 16.3a Okulomotorius-, Trochlearis- und Abduzensparese, jeweils rechtsseitig [L190]

Tab. 16.2 Unterscheidung von Okulomotorius-, Trochlearis- und Abduzensparese

	N. oculomotorius (N. III)	N. trochlearis (N. IV)	N. abducens (N. VI)
Bei Inspektion fällt auf	Ptosis	überwiegend Höhenschielen; leichte Lähmungen können durch Kopfneigung kompensiert werden (kompensatorische Kopfhaltung)	Auge spontan in Einwärtsschielstellung
Motilität	beim Heben des Auges steht der Augapfel nach außen unten	Bielschowsky-Test: Kopf zur Seite des gelähmten Trochlearis neigen, das Auge mit dem paretischen Muskel rutscht nach oben innen ab, eine große Vertikaldifferenz entsteht	Doppelsehen, das sich beim Blick in Richtung des betroffenen Auges verstärkt. Beim Blick zur kranken Seite bleibt das kranke Auge mittig stehen, beim Blick geradeaus weicht es nach innen ab.
Pupille	meist normal; bei Unterbrechung des N. III weit und lichtstarr (Ophthalmoplegia interna et externa)	normal	normal

rechts. Der horizontale Doppelbildabstand vergrößert sich beim Blick nach rechts (▸ Abb. 16.3a).
Auch bei **Parese des M. rectus lateralis** versucht der Patient durch Kopfdrehung in Richtung des paretischen Muskels zu kompensieren. Außerdem beschreibt er ungekreuzte Doppelbilder.
Bei der **kompletten Parese des N. oculomotorius** finden sich Ptosis (Schwächung des M. levator palpebrae), ·Auswärtsschielen (Überwiegen des M. rectus lateralis, ▸ Abb. 16.3a) und eine weite Pupille (Ausfall der parasympathischen Fasern).
Diagnostisch wichtig ist der wechselnde Schielwinkel (Differenzialdiagnose ▸ Tab. 16.2). Dabei wird der **primäre** (bei Fixation des normalen Auges) vom **sekundären Schielwinkel** (bei Fixation des kranken Auges) unterschieden. Der sekundäre Schielwinkel ohne Fusion wird mit Hilfe des **alternierenden Prismenabdecktests** bestimmt. Er ist beim Lähmungsschielen größer als der primäre.

16.5.1.3 Therapie

Die Therapie richtet sich nach dem Grundleiden. **Doppelbilder** lassen sich durch Mattglas vor einem Auge ausschalten. Durch Prismenfolien oder -gläser lassen sich Doppelbilder manchmal in der Hauptblickrichtung (z. B. geradeaus) so weit bessern, dass für den Patienten zumindest in dieser Blickrichtung wieder räumliches Sehen und Doppelbildfreiheit erreicht werden kann.

Ist 10 Monate nach dem auslösenden Ereignis keine Besserung erfolgt, kann die Diplopie durch operative Verkürzung des betroffenen Muskels ausgeschaltet werden.

16.5.2 Begleitschielen

In Europa schielen etwa 4 % der Bevölkerung. Der Beginn des Schielens liegt in den ersten vier Lebensjahren (80 % in den ersten beiden Lebensjahren). Nach dem 4. Lebensjahr auftretendes Schielen ist meist Lähmungsschielen. Eine familiäre Häufung des **Strabismus** wird beobachtet.
Ursachen können Hyperopie (häufig), Fusionsschwäche, Anisometropie (ungleiche Refraktion der Augen) oder Muskelanomalien sein.
Das leider oft verharmlosend als „Silberblick" bezeichnete Schielen ist kein Schönheitsfehler, sondern eine Krankheit, deren Resultat oft ein schwachsichtiges Auge ist. Diese **Amblyopie** ist Ergebnis der zentralnervösen Suppression des Bildes des abgewichenen Auges, wodurch in der kindlichen Entwicklung die Sehzentren für das betroffene Auge nicht richtig entwickelt werden. Sie lässt sich nur durch frühzeitige Behandlung verhindern, bei der im Kindesalter das jeweils bessere Auge zeitweise durch einen Pflasterverband abgeklebt wird (Okklusion). Wird eine Amblyopie erst im Erwachsenenalter festgestellt, wenn die Entwicklung des Gehirns abgeschlossen ist, ist der Schaden irreversibel.

Ein **neu aufgetretenes Schielen** muss umgehend diagnostisch abgeklärt werden: Auch ein Retinoblastom kann sich durch Schielen ankündigen. Während der ersten Lebensmonate kann ein Säugling seine Augen noch nicht auf einen Gegenstand fixieren. Beim intermittierendem Schielen kann daher evtl. bis zum 6. Lebensmonat mit der Untersuchung gewartet werden. Eine konstante Schielstellung erfordert jedoch eine sofortige Abklärung, unabhängig vom Alter.

16.5.2.1 Formen des Begleitschielens

- Beim **Strabismus concomitans** begleitet das Schielauge das normal fixierende Führungsauge in alle Blickrichtungen (► Tab. 16.3).
  - Der **Strabismus convergens,** auch Einwärtsschielen genannt, ist mit 80–90 % die häufigste Form. (Mit-)Ursache kann eine Hypermetropie sein. Er kann als **Strabismus concomitans unilateralis** mit stets einseitiger Fixation sowie Schielstellung stets desselben Auges auftreten und birgt dann die Gefahr der Amblyopieentstehung; oder er tritt als **Strabismus concomitans alternans** mit abwechselnder Fixation und Schielstellung in Erscheinung. Bei dieser Form kommt es nicht zur Amblyopie, da beide Augen trainiert werden.
  - Als **Strabismus divergens** wird das Auswärtsschielen bezeichnet, das das sowohl intermittierend **(Strabismus divergens intermittens)** als auch dauerhaft auftreten kann.
- Beim **frühkindlichen Schielsyndrom** finden sich
  - eine kongenitale **Esotropie** (Einwärtsschielen),
  - vermindertes oder fehlendes Binokularsehen,
  - ein latenter Nystagmus, der nur bei monokularer Fixation auftritt und manchmal so dezent sein kann, dass man ihn nur bei der direkten Ophthalmoskopie während einer Fixationsprobe mit einem im Ophthalmoskop integrierten Fixationssternchen wahrnehmen kann, sowie
  - gelegentlich eine Störung der zentralen Fixation (bei Prüfung mit dem Fixationsstern wird nicht mit der Fovea, sondern meist einer Netzhautstelle nasal der Fovea fixiert) und der retinalen Korrespondenz.
- **Heterophorien** (► Kap. 16.1) verursachen in der Regel keine Beschwerden, können aber unter Alkoholeinfluss, bei Überanstrengung und Müdigkeit, Allgemeinerkrankungen und nach Gehirnerschütterung symptomatisch werden. Die Patienten klagen oft über Kopfschmerzen, brennende Augen, unscharfes Sehen und Beschwerden beim Lesen, die zusammengefasst als **asthenopische Beschwerden** bezeichnet werden. Auch der Übergang in ein manifestes Schielen ist möglich. Die Bewegungsmuster bei dekompensierten Heterophorien ähneln denen beim Begleitschielen. Es finden sich keine sich in bestimmten Blickrichtungen ändernden Schielwinkel wie beim Lähmungsschielen. Im Unterschied zu anderen Formen des Begleitschielens nimmt der Patient bei dekompensierten Heterophorien wie beim Lähmungsschielen jedoch Doppelbilder wahr.

Tab. 16.3 Differenzialdiagnose Strabismus paralyticus und concomitans

	Lähmungsschielen	Begleitschielen
Doppelbilder	ja; das Trugbild liegt in Aktionsrichtung des Muskels	nein, sondern Exklusion eines Auges, einseitige Fixation oder binokulare Anpassung
Schielwinkel	Schielwinkel ist inkonstant und nimmt in Blickrichtung des paretischen Muskels zu	konstanter Schielwinkel
Beginn	plötzlicher Beginn in jedem Alter	Beginn meist in den ersten Lebensjahren
Ursachen	Gehirnerkrankungen, Traumen	Hyperopie, Fusionsschwäche, Muskelanomalien
Blickfeld	am betroffenen Auge eingeschränkt	nicht eingeschränkt
Kopfhaltung	kompensatorische Schiefhaltung	keine Schiefhaltung
Binokulares Sehen	intakt	eingeschränkt

- Das scheinbare Schielen, der **Pseudostrabismus,** wird durch anatomische Varianten wie Epikanthus beim Säugling oder eine breite Nase vorgetäuscht, ebenso wie durch eine größere Abweichung der optischen Augenachse von der anatomischen Achse. Sehschärfe, Koordination und Fusion sind an beiden Augen intakt, bei der Untersuchung finden sich beim Abdecktest keine Einstellbewegungen.

16.5.2.2 Therapie des Begleitschielens

So früh wie möglich! Ist ein Refraktionsfehler Ursache eines Strabismus, so ist die Korrektur durch eine **Brille** notwendig. Durch **Okklusion** des besseren (nicht ambylopen) Auges wird versucht, ein unilaterales Schielen in ein alternierendes zu überführen und eine Amblyopie zu verhindern. Die Therapie ist sorgfältig zu überwachen, da durch zu langes Abdecken auch eine Amblyopie des eigentlich besseren Auges entstehen kann. Bei alternierendem Schielen ist im Vorschulalter eine **Schieloperation** möglich. Dabei werden an einem oder beiden Augen Sehnen und Muskeln so gekürzt oder durch Rücklagerung geschwächt, dass die Augen in Richtung einer normalen Augenstellung gebracht werden. Hierdurch wird einerseits die kosmetische Situation verbessert, andererseits kann aber auch funktionell in manchen Fällen eine rudimentäre Form des Binokularsehens erzielt werden.

16.6 Internukleäre Ophthalmoplegie und horizontales Retraktionssysndrom

Auslöser der **internukleären Ophthalmoplegie** ist eine Läsion des Fasciculus longitudinalis medialis auf der Seite des betroffenen M. rectus medialis. Die Adduktion auf dieser Seite ist eingeschränkt, es besteht ein **dissoziierter Nystagmus** (Blickrichtungsnystagmus, am nicht betroffenen Auge deutlich sichtbar, am betroffenen Auge nicht sichtbar, aber messbar). Bei jungen Menschen ist die Ursache meist Multiple Sklerose, bei Älteren sind es Durchblutungsstörungen oder Tumoren.

Das **horizontale Retraktionssyndrom** (auch **[Stilling-Türk-]Duane-Syndrom**) macht etwa 1 % der Schielformen im Kindesalter aus. Schuld ist ein gar nicht oder nur teilweise angelegter Abduzenskern ohne bekannte Ursache. Dies führt zur mangelhaften Innervation des M. rectus lateralis.

In der Folge werden Okulomotoriusfasern in diesen Muskel fehlgeleitet, es entstehen unterschiedliche Bewegungsstörungen. Bei teratogener Schädigung durch Thalidomid konnte ein gehäuftes Auftreten beobachtet werden.

16.7 Okulärer Schiefhals

Der **Torticollis ocularis** ist eine typische Schiefhaltung des Kopfes, um Doppelbilder auszuschalten. Diese Kopfzwangshaltung (von der Seite des betroffenen Auges fort) tritt auf bei Lähmung des N. trochlearis und damit verbundenem Ausfall des M. obliquus superior. Auch bestimmte Nystagmusformen können zum okulären Schiefhals führen (▸ Kap. 16.4).

Der Nachweis gelingt mit dem **Bielschowsky-Test,** bei dem der Kopf des Patienten zur Seite des gelähmten Muskels gedreht wird. Dabei wird das Binokularsehen für den Patienten unmöglich und das betroffene Auge gleitet ab. Es kann nicht nach nasal unten bewegt werden. Die Therapie richtet sich nach der Grundkrankheit.

17 Wichtige Leitsymptome

IMPP-Hits

Gerne werden vom IMPP folgende Leitsymptome (z. B. im Rahmen von Fallbeispielen) gefragt:

- Kopfschmerz mit Augenbeteiligung
- Doppeltsehen (Diplopie)

17.1 Schwellungen im Bereich des Auges

17.1.1 Nichtentzündliche Schwellungen

Nach Gesichtsschädelbrüchen kann ein Luftemphysem in den Lidern entstehen. Häufigste Ursache ist eine Siebbeinfraktur. Bei der Palpation findet sich das typische „Schneeballknistern". Das Emphysem bildet sich von selbst zurück. Eine antibiotische Abdeckung ist zu empfehlen, da sonst durch Keime aus den Nasennebenhöhlen eine Orbitaphlegmone entstehen kann.

Lidödeme können bei Hypothyreose im Rahmen des Myxödems oder bei der endokrinen Ophthalmopathie (► Kap. 14.3.4) auftreten, ferner bei Herzinsuffizienz, akuter Glomerulonephritis, dem nephrotischen Syndrom sowie bei Wasser- und Natriumretention.

Lidödeme kommen außerdem bei der angeborenen Elephantiasis vor, ebenso bei der durch Filarien-Infektion hervorgerufenen Elephantiasis tropica. Auch eine **Lymphstauung** bei Tumorerkrankungen kann Lidödeme hervorrufen.

Bei der **Neurofibromatose** finden sich Tumoren an Lid, Iris, N. opticus und Retina.

Pseudotumoren finden sich am Auge in der Tränendrüse (► Kap. 2.5) und in der Orbita (► Kap. 14.3.3).

Kontusionen und Prellungen führen zu **Hämatomen.**

17.1.2 Entzündliche Schwellungen

Rezidivierende Gersten- und Hagelkörner (► Kap. 1.6.1, ► Kap. 1.6.2) lassen an einen **Diabetes mellitus** denken.

Weitere Ursachen einer entzündlichen Schwellung können allergische Lidekzeme, Herpes simplex oder Vakzinepusteln sein. Auch Mykosen, eine Dakryoadenitis (► Kap. 2.4) oder Orbitaphlegmone (► Kap. 14.3.1.1) sowie Verätzungen (► Kap. 18.1) oder Bindehautentzündungen (► Kap. 3.3) können zu entzündlichen Schwellungen führen.

17.2 Schmerzen

Bitte sehen Sie dazu auch ► Abb. 20.1.

17.2.1 Schmerzen beim Lesen

Bei **asthenopischen Beschwerden** (Kopfschmerzen, brennende Augen, unscharfes Sehen, ► Kap. 16.5.2.1) geben die Patienten häufig auch Schmerzen beim Lesen an. Schuld können außer einer Heterophorie alle Refraktionsfehler oder eine Konvergenzschwäche sein. Eine akkommodative oder muskuläre Asthenopie kommt ebenso infrage wie eine Asthenopie durch Blendung bei ungünstigen Lesegewohnheiten. Auch in Mydriasis, bei Linsentrübungen oder bei nervösen Erschöpfungszuständen werden solche Beschwerden angegeben.

17.2.2 Schmerzen in der Augenregion

Schmerzen der Lider können ein Hinweis sein auf ein Erysipel, einen Lidabszess, ein Gerstenkorn (► Kap. 1.6.1), eine endokrine Ophthalmopathie (► Kap. 14.3.4) oder eine Orbitaphlegmone (► Kap. 14.3.1.1). Auch Entzündungen der Tränendrüse (► Kap. 2.4) kommen infrage. Ebenso kann eine Hyposekretion (► Kap. 2.3.2) Schmerzen (Brennen) auslösen.
Fremdkörpergefühl kann auf einen Fremdkörper auf der Binde- oder Hornhaut hinweisen, aber auch bei Konjunktivitis (► Kap. 3.3), Skleritis (► Kap. 5.2.1) oder Entzündungen der Hornhaut (► Kap. 4.4) entstehen. Häufige Ursache ist auch das „trockene Auge" (Sicca-Syndrom, ► Kap. 2.3.2), besonders bei Menschen, die am Bildschirm tätig sind.
Pulsierende Schmerzen weisen auf eine Orbitaphlegmone oder eine Sinus-cavernosus-Fistel hin.
Schmerzen im Augapfel geben Patienten in unterschiedlichem Ausmaß beim akuten Glaukom (► Kap. 9.3.2), bei Iritis (► Kap. 7.4.1) und Skleritis (► Kap. 5.2.1.1) oder bei der Ziliarneuralgie an.

17.2.3 Schmerzen bei Augenbewegungen

Schuld an schmerzhaften Augenbewegungen können Optikusneuritis (► Kap. 12.4.2), okuläre Myositis oder Fremdkörper (► Kap. 18.3) sein.

17.2.4 Kopfschmerz mit Augenbeteiligung

Vasomotorische Kopfschmerzen können auch auf das Auge ausstrahlen. Beim **akuten Glaukom** (► Kap. 9.3.2) findet sich ein starker bis unerträglicher Kopfschmerz, der in die Stirn ausstrahlt und auch gelegentlich auftreten kann. Auch Übelkeit und Erbrechen werden beobachtet.
Zu einer **Trigeminusneuralgie** gehört typischerweise der plötzlich auftretende, halbseitige, unerträgliche Schmerz. Auch die **Arteriitis temporalis** kann Kopfschmerzen auslösen.

17.3 Rotes Auge

17.3.1 Rötung ohne Entzündung

Eine Rötung ohne Entzündung verursacht das Hyposphagma (► Kap. 3.2.1.2). Auch ein Migräneanfall oder ein nichtentzündlicher Exophthalmus (► Kap. 14.3) kann eine Rötung auslösen.

17.3.2 Rötung mit Entzündung

Eine Rötung mit Entzündung wird hervorgerufen durch verschiedene Konjunktivitisformen (► Kap. 3.3), durch Keratitis (► Kap. 4.4), Iritis (► Kap. 7.4.1), akuten Glaukomanfall (► Kap. 9.3.2) sowie perforierende Verletzungen (► Kap. 18.4).

17.4 Tränenträufeln

Tränenträufeln kann hervorgerufen werden durch Einwirkung von Reizstoffen, Allergien, Konjunktivitis (► Kap. 3.3), Keratitis (► Kap. 4.4), Skleritis (► Kap. 5.2.1.1) und Iritis (► Kap. 7.4.1). Aber auch subtarsale Fremdkörper (► Kap. 18.3), Hornhautfremdkörper (► Kap. 18.3), Trichiasis oder eine Tränenwegsstenose (► Kap. 2.6) sowie Hypersekretion der Tränendrüse (psychisch, reflektorisch, thyreotoxisch; ► Kap. 2.3.1) und Pharmaka (Parasympathomimetika, Pilocarpin) können dazu führen.

17.5 Akute starke Sehverschlechterung

Für eine akute Sehverschlechterung kommen in erster Linie ein Zentralarterienverschluss (► Kap. 11.3.5), eine frische zentrale Chorioretinitis (► Kap. 7.4.4) sowie eine Neuritis nervi optici (► Kap. 12.4.2) oder eine retrobulbäre Neuritis (► Kap. 12.4.2.2) infrage. Auch an eine Netzhautablösung (► Kap. 11.5), einen Glaukomanfall (Hornhautödem, ► Kap. 9.3.2) oder eine Glaskörperblutung (► Kap. 10.3.2) sollte gedacht werden. Ein Zentralvenenverschluss (► Kap. 11.3.7) kann innerhalb von Minuten den Visus drastisch mindern.

17.6 Doppeltsehen (Diplopie)

Doppelbilder treten auf bei Lähmung äußerer Augenmuskeln, z. B. bei Multipler Sklerose, zerebralen Ischämien oder Hirntumoren. Auch die Verdrängung des Augapfels durch Tumoren der Orbita (▸ Kap. 14.3.3), bei endokriner Ophthalmopathie (▸ Kap. 14.3.4) sowie die Verlagerung der Linse (▸ Kap. 18.5.1) und die Iridodialyse (▸ Kap. 18.5.1) können Doppeltsehen zur Folge haben, ebenso eine Orbitabodenfraktur (▸ Kap. 14.4.1.1).

Monokulare Doppelbilder können auftreten bei Iridodialyse (▸ Kap. 18.5.1), traumatischer (Sub-) Luxation der Linse (▸ Kap. 18.5.1), Marfan-Syndrom (▸ Kap. 6.4) und Kernkatarakt (▸ Kap. 6.3).

Binokulare Doppelbilder entstehen am ehesten durch einen akut aufgetretenen **Strabismus paralyticus** (▸ Kap. 16.5.1).

17.7 Blendung

Blendung kann bei Keratitis punctata (▸ Kap. 4.4.6.2), Mydriasis (auch nach Atropinintoxikation), Aniridie (▸ Kap. 7.3.1) und Albinismus als Symptom vorkommen. Letzterer setzt durch den totalen Pigmentmangel die Retina stark dem Licht aus, weshalb die Betroffenen stets eine getönte Brille tragen sollten. Aber auch bei einer Katarakt (▸ Kap. 6.3) können häufig Blendungserscheinungen auftreten, z. B., wenn der Patient aus einem dunklen Raum in den hellen Sonnenschein tritt. Hornhautödeme (▸ Kap. 4.1) oder die Keratitis punctata (▸ Kap. 4.4.6.2) können ebenfalls zu Blendungserscheinungen führen.

Bitte sehen Sie als Ergänzung zu diesem Kapitel das Flussdiagramm zu häufigen Veränderungen am Auge (▸ Abb. 20.3).

18 Unfallophthalmologie

IMPP-Hits

Folgende Themen wurden in den letzten 10 Examina vom IMPP abgeprüft:
- Orbitabodenfraktur (Blow-out-Fraktur)
- Shaken-Baby-Syndrom
- Spaltlampenuntersuchung
- Keratitis photoelectrica (Fluoresceinanfärbung)

18.1 Verätzungen und Verbrennungen

18.1.1 Ätiologie

Am häufigsten ist die Kalkverätzung, gefolgt von Säuren- oder Laugenverätzungen. Säuren rufen eine **Koagulationsnekrose** mit Verschorfung, Laugen eine **Kolliquationsnekrose** mit tief greifenden Gewebszerstörungen hervor. Hitzeeinwirkung führt genauso zu Gewebsschäden. Die Symptome und die reaktive Entzündung weisen viele Gemeinsamkeiten auf. Verätzungsstadien ▶ Tab. 18.1.

18.1.2 Klinik und Diagnose

Verätzungen und Verbrennungen der Hornhaut führen zu stärksten Schmerzen und zum massiven krampfhaften Lidschluss (**Blepharospasmus**), hinzu kommen starkes Tränen der Augen und Lichtscheu. Gelegentlich ist es vor Ort wegen des Blepharospasmus und der Abwehr des Patienten nicht möglich, das Auge zu untersuchen. Die genaue Sicherung der Diagnose muss dann hinter den Sofortmaßnahmen zurückstehen.

18.1.3 Therapie

Sofortmaßnahmen bei schweren Verätzungen müssen unverzüglich eingeleitet werden, sie ent-

Tab. 18.1 Verätzungsstadien

Grad der Verätzung	Schaden an der Hornhaut	Schaden an der Bindehaut	Prognose
I	nur oberflächliche Läsion	Chemosis	gut
II	trüb, Iris aber sichtbar	Chemosis und Ischämie, weniger als ein Drittel betroffen	gut
III	Epithelverlust und Quellung des Stromas, Iris nicht mehr vollständig sichtbar	Ischämie, weniger als die Hälfte betroffen	zweifelhaft, meist Visusverschlechterung
IV	gekochtes Fischauge, kein Durchblick durch die Kornea mehr möglich	Ischämie betrifft mehr als die Hälfte	schlecht; häufig Symblepharon

scheiden über das Schicksal des Auges. Unter Umständen leisten die Patienten wegen der Schmerzen Widerstand: nicht beeindrucken lassen! Am wichtigsten bei Verätzungen ist **intensive Augenspülung mit reichlich frischem Wasser** oder physiologischer Kochsalzlösung – keine Neutralisierungsversuche, nur neutrale wässrige Flüssigkeiten verwenden! Während des **Notfalltransports in die Augenfachklinik** ununterbrochen weiter spülen. Wenn möglich, Ektropionieren und Kalkreste aus den Umschlagsfalten der Konjunktiva entfernen. Eine Spritzflasche erleichtert das Ausspülen. Lokalanästhetika und systemische Analgesie helfen, den Lidkrampf zu überwinden.

Merke

Sofortmaßnahme bei Verätzungen: Intensive Spülung mit reichlich Spülflüssigkeit – lieber zu viel als zu wenig! Keine Neutralisierungsversuche!

In der Klinik nach Schmerzausschaltung Inspektion und Spülung mit spezifischen Pufferlösungen, z. B. Ascorbinsäure oder Phosphatpuffer. Antibiotische Abdeckung gegen Sekundärinfektionen und Kortikosteroide gegen die Entzündungsreaktion folgen. Nekrotisches Gewebe wird chirurgisch entfernt.
Bei kurzer **Hitzeeinwirkung** wird das verschorfte Epithel abradiert, unter Antibiotika-Abdeckung regeneriert sich das Epithel in wenigen Tagen. **Schwerere Verbrennungen** führen zu starken Vernarbungen von Hornhaut und Lidern, die den Bulbus narbig einmauern. Die Kornea verliert ihre Durchsichtigkeit. In noch ungünstigeren Fällen zerstört eine massive Entzündung das Auge innerhalb von Stunden.

18.1.4 Prophylaxe

Schutzbrille tragen beim Umgang mit gefährlichen Substanzen.

18.2 Verletzungen der Lider und der Orbita

Die (recht seltene) **Fraktur der medialen Orbitawand** ist der häufigste Auslöser für ein Orbitaemphysem. Eine Erhöhung des intranasalen Drucks, z. B. durch Schneuzen, sollte unterbleiben.
Bei Unfällen nicht angeschnallter Autofahrer führen Armaturenbrett und die zersplitternde Windschutzscheibe zu schweren Traumen im Augenbereich. Orbitafrakturen, perforierende Bulbusverletzungen, Verletzungen der Lider und der ableitenden Tränenwege kommen dabei vor.
Sofortmaßnahmen: wenn der vitale Zustand (oft Polytrauma) es erlaubt, Transport in Augenklinik und dort mikrochirurgische Versorgung. Auf dem Weg dorthin steriler Augenverband **beidseits.**
Das **Brillenhämatom** ist oft das wichtigste Leitsymptom für eine Schädelbasisfraktur. Es kann sich aber auch aus Lidverletzungen und durch subkutane Blutungen nach Verletzung der Nasenwurzel entwickeln. Auch bei der selten auftretenden isolierten Jochbeinfraktur tritt es zusammen mit einer Abflachung des Jochbeinbogens, einer Stufenbildung der Bruchlinie und Parästhesien im Bereich des N. infraorbitalis auf.

18.3 Oberflächliche Verletzungen des vorderen Augenabschnitts

Subtarsale Fremdkörper rufen ein schmerzhaftes Fremdkörpergefühl und einen schmerzhaften Lidschlag hervor, die Augen tränen. Eventuell kommt ein Blepharospasmus hinzu. Durch den Lidschlag schrammen die Fremdkörper über die Hornhaut und rufen vertikale, Fluorescein-positive Linien auf der Kornea hervor. Die Therapie besteht in der Entfernung des Fremdkörpers nach Ektropionieren des betroffenen Lids.

Hornhautfremdkörper gelangen z. B. beim Schweißen oder Schleifen auf die Hornhaut. Da die Partikel oft glühen, können sie sich einbrennen. Metallene Fremdkörper erzeugen durch Oxidation einen **Rosthof.** Die Symptome entsprechen in etwa denen bei einem subtarsalen Fremdkörper. Die Therapie besteht in der Entfernung mit einer Fremdkörpernadel unter lokaler Tropfanästhesie. Rosthöfe werden mit dem Fremdkörperbohrer aus der Hornhautoberfläche ausgefräst (Facharzt!). Bleibt ein eisenhaltiger Fremdkörper zu lange in der Hornhaut, führt dies zur **Siderosis (Verrostung).**

Die **Hornhauterosion (Erosio corneae)** ist eine oberflächliche Verletzung der Hornhaut, hervorgerufen z. B. durch einen schnellenden Zweig oder Kinderfinger. Es kommt zu Epithelverlusten. Symptome sind Rötung, Tränen, starke Schmerzen, in schweren Fällen Lichtscheu und Blepharospasmus. Die Anfärbung des Defekts bei der Spaltlampenmikroskopie erfolgt üblicherweise mit Fluorescein. Zur Therapie lassen sich mydriatisch wirkende Tropfen gegen die Reizmiosis, antibakterielle oder blande Salben (auch Vitamin-A-haltige Salben) und ein Augenverband einsetzen. Kortisonhaltige Präparate sind bei dieser Diagnose zur lokalen Therapie kontraindiziert. Meist heilt die Erosio corneae folgenlos in kurzer Zeit.

18.4 Perforierende Verletzungen

18.4.1 Ätiologie

Häufigste Ursache für perforierende Verletzungen sind mangelnde Vorsicht und eine Schutzbrille, die im Regal liegt, anstatt auf der Nase zu sitzen. Großen Anteil haben Unfälle durch **Stahlsplitter,** die bei Arbeit mit Hammer und Meißel oder beim Gebrauch von Trennscheiben und Drehmaschinen mit hoher Geschwindigkeit den Bulbus penetrieren.

18.4.2 Klinik und Diagnose

Direkt nach dem Unfall ist das Auge noch einzusehen. Schon nach kurzer Zeit (Stunden) behindert jedoch eine zunehmende zellige Infiltration die Einsicht in den Fundus. Sie ist Vorstufe eines **Glaskörperabszesses,** wenn der Fremdkörper Keime in den Glaskörper verschleppt hat. Entsteht keine Infektion und wird der Fremdkörper nicht entfernt, kommt es bei eisenhaltigen Fremdkörpern zur **Verrostung (Siderosis),** die bis zur **Erblindung** führen kann. Weitere Symptome können Schmerzen, Linsentrübung, abgeflachte Vorderkammer, entrundete Pupille, weicher Bulbus, Irisvorfall und eine starke Visusminderung sein.

18.4.3 Komplikationen

Die Folge kann eine **Infektion** mit nachfolgender **Panophthalmie** oder **sympathischer Ophthalmie** sein (▶ Kap. 7.4.4). Sekundärglaukome, Netzhautablösungen und Phthisis bulbi werden ebenfalls beobachtet.

Besonders problematisch sind **Fremdkörper aus Kupfer,** die zu schweren Entzündungen führen. Kupfer depolymerisiert die Hyaluronsäure des Glaskörpers und verflüssigt diesen innerhalb von höchstens 24 Stunden. Dazu kommt eine massive zellige Infiltration. Nach 2 Wochen ist das Auge erblindet.

18.4.4 Therapie

Magnetische Fremdkörper wurden früher oft mit Magneten entfernt. Durch die Verbesserungen der Vitrektomie-Techniken werden heute nahezu alle Fremdkörper mikrochirurgisch unter Sicht und unter Schonung des nicht verletzten Augengewebes entfernt.

18.4.5 Prophylaxe

Schutzbrille tragen bei Umgang mit Bohrern, Trennscheiben, Hammer und Meißel usw.

Klinischer Fall

Ein 52-jähriger Patient sucht den augenärztlichen Notdienst auf, nachdem er beim Zersägen von Holz mit einem Spaltkeil in ein Sägeblatt geraten ist. Dabei sei sein Auge von einem Fremdkörper getroffen worden. Dieser Fremdkörper sei dann vom Auge abgeprallt und auf dem Boden aufgeschlagen.

Bei der Untersuchung ist die Sehschärfe des betroffenen linken Auges 1,0. Nasal knapp auf Höhe des Ansatzes des M. rectus medialis findet sich eine kleine Bindehautrisswunde, ca. 6 mm groß und weit klaffend. Die Sklera darunter kann in Tropfbetäubung inspiziert werden und

ist intakt. Außerdem ist auch der Augendruck normal, die Pupille rund und die Netzhaut anliegend unauffällig. Die Bindehautrisswunde wird durch Naht versorgt.
Eine Röntgenaufnahme z.A. eines intraokularen Fremdkörpers wird mit dem Patienten diskutiert und am Ende aufgrund des unauffälligen Augenbefundes und der Anamnese nicht durchgeführt. Auch eine Kontrolluntersuchung des Patienten einen Monat nach dem Unfall bestätigt den reizfreien Normalbefund.
Fünf Monate später sucht der Patient den Erstbehandler erneut auf. In den vergangenen Monaten war es zu einer zunehmenden Rötung des Auges, stechenden Schmerzen und Doppelbildern gekommen – in der Zwischenzeit hatte der Patient schon einen anderen Augenarzt und zwei Kliniken aufgesucht, wo der Patient wiederholt, aber erfolglos mit Steroiden behandelt worden war.
Bei der Untersuchung findet sich bei normalem Befund des Auges selbst eine ausgedehnte Rötung und Narbenbildung der Bindehaut medial. Es besteht eine Esotropie mit Doppelbildern. Ein Pinzettenzugtest ergibt, dass der Bulbus sowohl bei der Bewegung nach nasal als auch medial mechanisch eingemauert ist.
Aufgrund der Vorgeschichte wird zu diesem Zeitpunkt ein CT der Orbita durchgeführt. Dieses zeigt einen metalldichten Fremdkörper in der medialen Orbita am unteren Rand des M. rectus medialis (▸ Abb. 18.1).
Bei einer Eröffnung der Orbita findet sich in dem geschilderten Bereich ein großer eingemauerter Fremdkörper mit ausgedehnten Verwachsungen der Bindehaut und des Muskels. Der Fremdkörper wird entfernt und das Narbengewebe mobilisiert (▸ Abb. 18.2).
Wichtige Lehre aus diesem Fall: Bei Hammer- und Meißelverletzungen oder Verletzungen mit metallischen und motorbetriebenen Gegenständen lösen sich nicht selten metallische Bestandteile von Werkstoffen oder Werkzeugen, die sich mit der Geschwindigkeit einer Gewehrkugel auf das Auge zubewegen. Diese können das Gewebe des Auges oder der Adnexe mit einer solchen Geschwindigkeit durchschlagen, dass ein intraokularer oder intraorbitaler Fremdkörper unbemerkt bleiben kann, da sich die darüber liegende Haut/Bindehaut/Hornhaut nach dem Durchdringen des Fremdkörpers fast folgenfrei wieder spontan verschließt und eine Perforation so unentdeckt bleiben kann.
Bei Hammer-Meißel-Mechanismen oder Verletzungen wie in diesem Fall ist daher im Zweifel eine Röntgen-Übersichtsaufnahme der Orbita p. a. oder bei nicht metallischen Fremdkörper ein CT ratsam, um einen Fremdkörper auszuschließen.

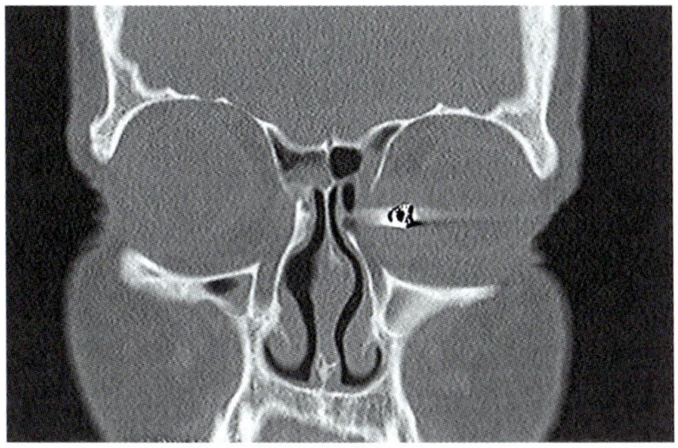

Abb. 18.1 CT der Orbita: Erkennbar ist ein metalldichter Fremdkörper in der medialen Orbita am unteren Rand des M. rectus medialis [O903]

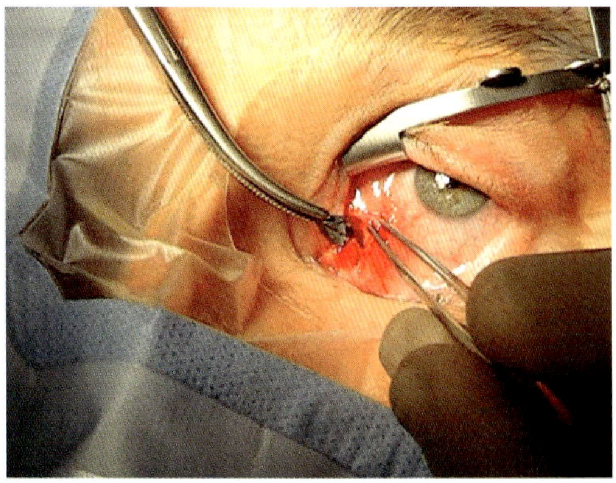

Abb. 18.2 OP-Situs [T609]

Hyposphagma
Hyphama

18.5 Contusio

18.5.1 Contusio des Augapfels

Häufige Ursachen von **Prellungen des Augapfels oder der Orbita** sind mit hoher Geschwindigkeit aufprallende Sektkorken, Tennis- oder Squashbälle oder Holzscheite, die sich beim Holzhacken selbstständig machen.
Diese Prellungen können zur Folge haben: Hyposphagma, Lidödeme und Luftemphysem der Lider, Sphinkterrisse und **Iridodialyse** (Abriss der Iriswurzel, ▸ Abb. 18.3).
Außerdem können eine Luxation der Linse mit **Phakodonesis** (Linsenschlottern) und eine Kontusionskatarakt sowie Netzhautrisse und -ablösungen auftreten, ebenso Schäden der Aderhaut (z. B. Ruptur), Sekundärglaukom und Blow-out-Fraktur.

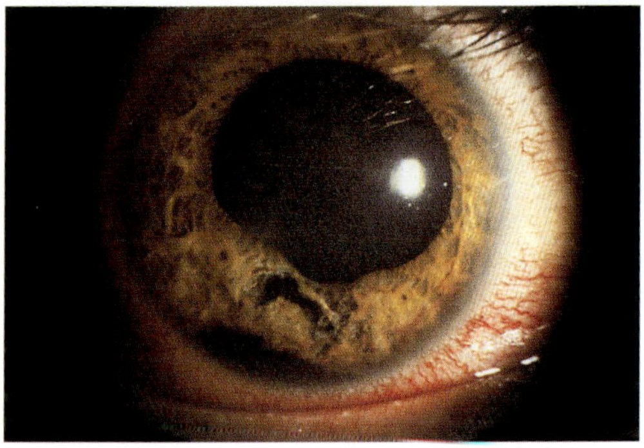

Abb. 18.3 Traumatische Iridodialyse [T407]

An der Netzhaut findet sich bei Prellungen häufig an der der Gewalteinwirkung entgegengesetzten Stelle das grauweiße **Berlin-Ödem.** Liegt dieses im Bereich der Makula, verschlechtert sich der Visus drastisch. Auch Makulalöcher können entstehen. Die Prognose ist in gering ausgeprägten Fällen gut. Innerhalb von 6 Wochen bilden sich die Veränderungen ohne Folgen zurück.

18.5.2 Contusio der Orbita

▸ Kap. 14.4.1

18.5.3 Purtscher-Retinopathie

Die Purtscher-Retinopathie kann nach schweren Schädel-Hirn-Traumen, Kompressionstraumen des Thorax oder Frakturen der langen Röhrenknochen auftreten. Am Augenhintergrund findet sich eine ein- oder beidseitige Mikroangiopathie mit intraretinalen Blutungen und **Cotton-Wool-Spots** im Bereich von Papille und Makula.
Sehstörungen treten sofort oder mehrere Stunden nach dem Trauma auf. Als Ursache werden Fettembolien der retinalen Gefäße oder ein plötzlicher Anstieg des intravasalen Drucks vermutet. Eine spezifische Therapie gibt es nicht.

18.5.4 Hypotonia bulbi

Eine Hypotonia bulbi ist ein erniedrigter Augeninnendruck unter 10 mmHg, oft vergesellschaftet mit einem palpatorisch weichen Augapfel. Schwere Bulbusverletzungen mit Skleraruptur, perforierende Verletzungen oder eine Phthisis bulbi (Augapfelschrumpfung) können die Hypotonia bulbi nach sich ziehen.

18.5.5 Shaken-Baby-Syndrom

Bei einem **Schütteltrauma** (Shaken-Baby-Syndrom) treten unterschiedlich starke prä- und subretinale Netzhautblutungen auf.
Hämatome im Gesicht und subkonjunktivale Blutungen finden sich häufig. Außerdem können sich eine schlechte visuelle Funktion und afferente Pupillendefekte nachweisen lassen. Bei bis zu 20 % der Patienten entsteht ein Visusverlust aufgrund einer Hirnschädigung (diffuse axonale Schädigung).

18.6 Lichtschäden

18.6.1 Ätiologie

Akute Lichtschäden durch UV-Licht treten in erster Linie an der Hornhaut auf.
Sie äußern sich als **Keratokonjunktivitis.** Der Lichtbogen von Elektroschweißgeräten, Höhensonnen oder das Licht in großer Höhe, insbesondere auf Schneefeldern, führen zu einem sehr schmerzhaften Verfall des Korneaepithels, wenn keine absorbierende Schutzbrille getragen wird.
Im Tierversuch lässt sich eine **Katarakt** durch UV-Licht erzeugen. In diese Richtung weisen auch Studien über Kataraktentstehung bei überwiegender Tätigkeit im Freien, also bei normaler UV-Belastung. Eine abschließende Beurteilung liegt noch nicht vor, zunehmende Augenschäden durch den Abbau des Ozongürtels werden jedoch erwartet.

18.6.2 Klinik und Diagnose

Der Prozess setzt rund 6–8 Stunden nach Exposition ein mit Bindehautrötung, Photophobie, Blepharospasmus, Tränen und Schmerzen am Auge, besonders beim Lidschlag.
Bei der Spaltlampenuntersuchung finden sich nach Anfärbung mit Fluorescein Hornhautepitheldefekte (Keratitis photoelectrica, Keratitis punctata superficialis) und eine Keratokonjunktivitis.

18.6.3 Therapie

Der Patient erhält **einmalig** zur Untersuchung ein **Lokalanästhetikum.** Zum Schutz gegen Sekundärinfektionen wird eine antibiotische Salbe appliziert, eine Vitamin-B-haltige Salbe fördert die Epithelisierung. **Beidäugiger Augenverband!** Das Epithel regeneriert sich innerhalb von 24–48 Stunden, die Keratoconjunctivitis photoelectrica heilt normalerweise folgenlos ab.

Cave

Lokalanästhetika setzen die Hornhautsensibilität herab, stören den Metabolismus durch Ausschaltung der Nervenfunktion, heben den Lidschlussreflex auf und können so schnell schwere Epithelnekrosen hervorrufen. Deshalb diese Medikamente **nicht in Patientenhand** geben! Der Patient sollte in jedem Fall darüber aufgeklärt werden, dass die Salbentherapie den Schmerz nicht beseitigt!

19 Blindenwesen und Begutachtung

IMPP-Hits

In den letzten zehn Examina wurde zu diesem Thema vom IMPP keine Fragen gestellt.
Als häufigste Erblindungsursache in den Industrieländern favorisiert das IMPP immer wieder das chronische Glaukom. Nach neueren Statistiken liegt allerdings die senile Makuladegeneration vorn.

Merke

Blindheit ist eine erworbene oder angeborene Behinderung, die das Leben des Betroffenen zutiefst beeinflusst – eine kompetente Behandlung und Führung der Patienten ermöglicht aber in vielen Fällen trotzdem ein erfülltes Leben.

19.1 Blindenwesen

Das Bundessozialhilfegesetz definiert die **hochgradige Sehschwäche** mit einer Sehschärfe unter $^1/_{20}$ bei funktionierendem Gesichtsfeld. **Blindheit** besteht, wenn die Sehschärfe weniger als $^1/_{50}$ beträgt. Eine völlige Lichtlosigkeit heißt **Amaurose.** Auch das Flintenrohrgesichtsfeld im Spätstadium der Retinopathia pigmentosa oder hochgradige Minderungen der zentralen Sehschärfe gelten als Blindheit.

Hilfsmittel für Blinde sind Blindenstock, Blindenhund und die Blindenschrift nach Braille. Auch hier hat die Elektronik in den letzten Jahren Einzug gehalten. Vorlesegeräte, Spracherkennung zum Schreiben, Sprachsteuerung von Computern und Geräten bis hin zu blindentauglichen Smartphones, die dem Sehbehinderten den Weg weisen, werden angeboten.

Blinde Kinder können in speziellen Blindenschulen gezielt gefördert werden, später Erblindete können in vergleichbaren Einrichtungen umgeschult werden. Geeignete **Berufe** sind z. B. Masseur oder Stenotypist. Spezielle Blindenbibliotheken halten Lesematerial in Braille-Schrift sowie Tonbandsammlungen bereit.

19.2 Begutachtung

Zur **Rentenbegutachtung** hat die Deutsche Ophthalmologische Gesellschaft Richtlinien herausgegeben. Ein blindes Auge mit uneingeschränkter Sehkraft bedeutet mindestens eine 25-prozentige Minderung der Erwerbsfähigkeit (MdE). Bei herabgesetzter Sehschärfe auf dem zweiten Auge auf 0,4 steigt die MdE auf 50 %. Eine 100-prozentige MdE ergibt sich durch zwei blinde Augen, d. h. mit einer auf 0,05 herabgesetzten Sehschärfe.

In den Industrieländern stehen senile Makuladegeneration, Glaukom und Diabetes mellitus als Erblindungsursachen an der Spitze, in Ländern der dritten Welt u. a. Trachom und Katarakt.

20 Diagnostische Flussdiagramme

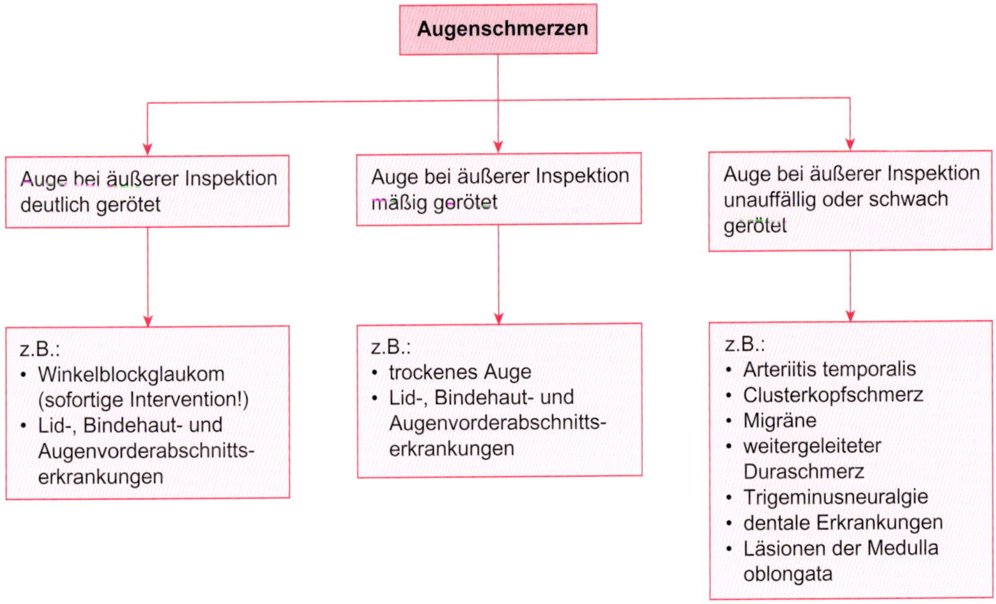

Abb. 20.1 Beurteilung von Augenschmerzen und gerötetem Auge [M637, L231]

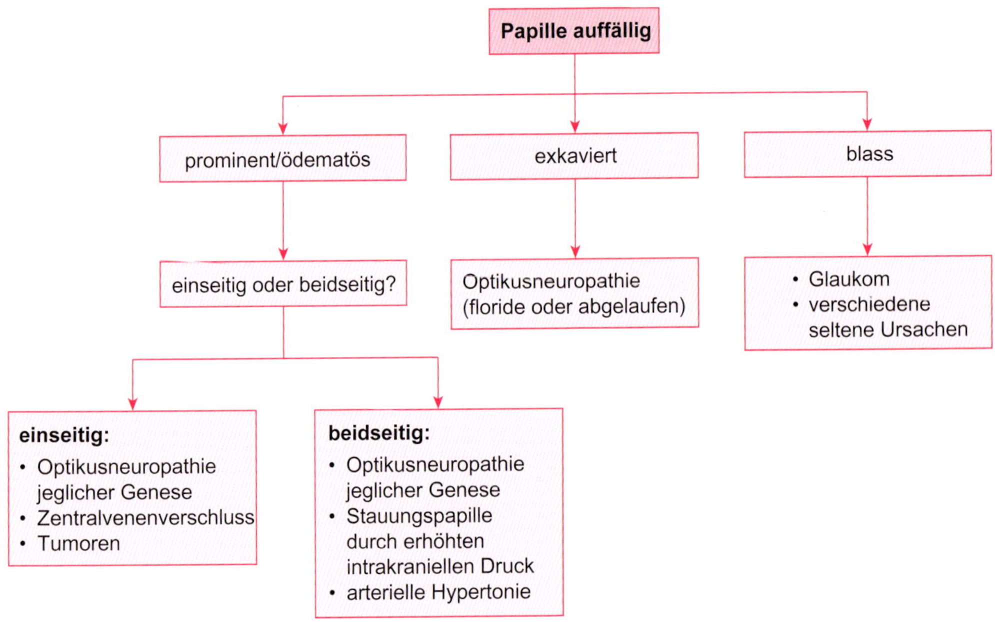

Abb. 20.2 Beurteilung der auffälligen Papille [M637, L231]

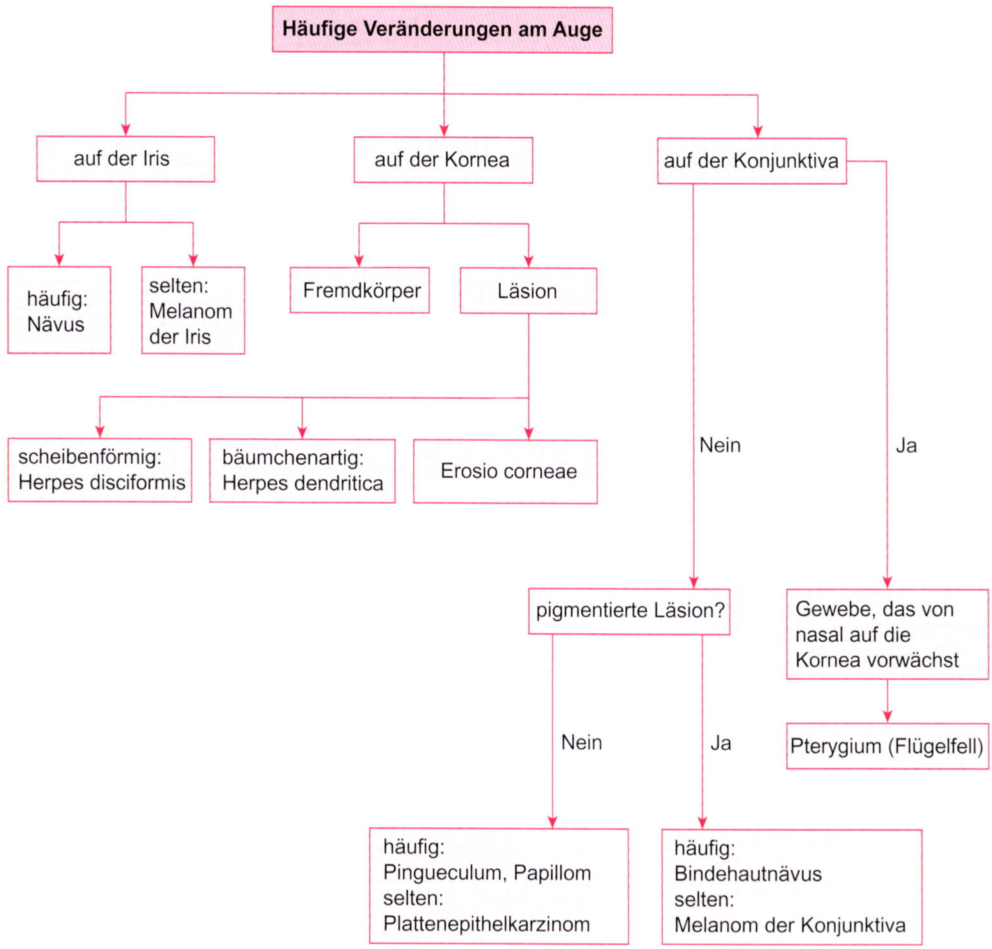

Abb. 20.3 Differenzialdiagnose häufiger Veränderungen am Auge [M637, L231]

21

Terminologie der Augenheilkunde

Lerntipp

Die Augenheilkunde ist ein Spezialgebiet, das sich stark von anderen Sparten der Medizin unterscheidet. Das schlägt sich auch in der Fachsprache nieder. Wo immer es geht, sind die ophthalmologischen Spezialbegriffe im Text erklärt. Zum Nachschlagen bei Unklarheiten dient dieses Kurzlexikon, vielleicht auch zum Wiederholen.

Ablatio
Auch Amotio; Netzhautablösung

Akkommodation
Fähigkeit des Auges, Gegenstände in unterschiedlicher Entfernung scharf abzubilden

Amaurose
Völlige Blindheit, Lichtlosigkeit, auch hell/dunkel wird nicht mehr gesehen

Amaurotisches Katzenauge
Gelbweißer Reflex der Pupille, lichtstarre Pupille und Erblindung des betroffenen Auges; z. B. bei Retinoblastom

Amblyopie
Schwachsichtigkeit mit Herabsetzung der zentralen Sehschärfe

Amotio
Ablatio, Netzhautablösung

Amsler-Netz
Ein regelmäßiges Gitter, dessen Linien bei Metamorphopsie verzerrt erscheinen

Anisokorie
Ungleiche Pupillenweite

Anisometropie
Unterschiedliche Refraktion der Augen

Ankyloblepharon
Verwachsung der Ober- und Unterlider

Aphakie
Linsenlosigkeit

Astigmatismus
Fehlsichtigkeit, die durch eine unregelmäßige Wölbung der Hornhaut hervorgerufen wird

Barkan-Membran
Persistierendes mesodermales Gewebe im Kammerwinkel bei kongenitalem Glaukom

Berlin-Ödem
Am hinteren Augenpol bei Contusio bulbi

Bielschowsky-Test
Zum Nachweis einer Trochlearisparese beim okulären Schiefhals

Bindehaut
Konjunktiva

Bitot-Flecken
Bei Austrocknung der Hornhaut oder im Frühstadium der Keratomalazie; mattweiße Flecken im Lidspaltenbereich

Bjerrum-Skotom
Ring- oder bogenförmiger Gesichtsfeldausfall, der vom blinden Fleck ausgeht; Ursache: Druckschädigung von Nervenfaserbündeln beim Glaukom

Blepharitis
Entzündung der Lidränder

Blepharophimose
Verengung der Lidspalte in horizontaler Richtung, angeboren oder erworben

Blepharospasmus
Lidkrampf

Blow-out-Fraktur
Orbitabodenfraktur mit Bulbusverlagerung durch frontale Gewalteinwirkung

Bowman-Membran
Äußere Grenzmembran der Kornea

Bulbus
Augapfel

Buphthalmus
„Ochsenauge", Vergrößerung des Bulbus durch erhöhten Druck beim kongenitalen Glaukom

Chalazion
Hagelkorn

Chalcosis bulbi
Olivgrüne bis bräunliche Verfärbung des Auges durch kupferhaltige Fremdkörper

Chemosis
Ödem der Bindehaut

Chiasma opticum
Kreuzungsstelle der beiden Sehnerven

Chorioretinitis
Entzündung von Ader- und Netzhaut

Chorioiditis
Entzündung der Aderhaut

Choroidea
Aderhaut

Chromatopsie
Auch Chromopsie; Sehstörung, bei der Gegenstände in einer bestimmten Farbe erscheinen
Chromopsie
► Chromatopsie
Conjunctiva
Bindehaut
Contusio bulbi
Bulbusprellung
Conus myopicus
Peripapillärer Schwund der Aderhaut bei höherer Myopie
Cornea
Kornea, Hornhaut
Cotton-Wool-Herde
Weiße Flecken (= Ödeme) am Augenhintergrund; z. B. bei Hypertonie
Credé-Prophylaxe
Ehemals gesetzlich vorgeschriebene Prophylaxe der Neugeborenen-Gonoblennorrhö
Dakryoadenitis
Entzündung der Tränendrüse
Dakryops
Retentionszyste der Tränendrüse
Dakryostenose
Verengung der ableitenden Tränenwege
Dakryozystitis
Tränensackentzündung
Dalrymple-Zeichen
Die Sklera ist beim Geradeausblick bei 12 Uhr sichtbar.
Deprivationsamblyopie
► Amblyopie
Descemet-Membran
Innere Grenzmembran der Kornea
Deuteroanomalie
Grünsehschwäche
Deuteroanopie
Grünblindheit
Diaphanoskopie
Durchleuchtung des Augapfels mittels einer auf die Sklera aufgesetzten Lichtquelle
Dioptrie
Einheit der Brechkraft optischer Linsen (dpt = m^{-1} Ist-Entfernung/Soll-Entfernung = 5 m/50 m = $^{1}/_{10}$)
Diplopie
Sehen von Doppelbildern
Distichiasis
Doppelte Wimpernreihe
Drusen
Gelb-weißliche Flecken am Augenhintergrund (hyaline Ablagerungen unter dem Pigmentblatt)
Drusenpapille
Angeborene Papillenanomalie
Eales, Morbus
► Periphlebitis retinae
Ektropionieren
Auswärtsklappen des Lids zu Untersuchungszwecken
Ektropium
Auswärtsdrehung eines Lids
Emmetropie
Normalsichtigkeit
Enophthalmus
Einwärtssinken des Orbitainhalts
Entropium
Einwärtsdrehung eines Lids
Enukleation
Operative Entfernung eines Augapfels
Epikanthus
Sichelförmige Hautfalte am inneren Rand des oberen Augenlids; auch Mongolenfalte genannt
Epiphora
Tränenträufeln
Episkleritis
Entzündung des auf der Sklera liegenden Bindegewebes
Erosio corneae
Epitheldefekt der Hornhaut nach Abschilferung
Esotropie
Einwärtsschielen, z. B. beim frühkindlichen Schielsyndrom
Exenteratio orbitae
Entfernung des gesamten Inhalts der Augenhöhle
Exkavation
Aushöhlung der Papille, zumeist als Folge erhöhten Augeninnendrucks oder als Normvariante
Exophthalmus
Hervortreten des Augapfels
Fibroplasie, retrolentale
Bindegewebsbildung im Glaskörper hinter der Linse, führt zur Erblindung und kommt fast nur bei unreifen Frühgeborenen unter 1.500 g Geburtsgewicht vor
Fovea centralis
Stelle des schärfsten Sehens, die vertiefte Stelle der Makula; enthält nur Zapfen
Fuchs-Fleck
Makuladegeneration mit Schwund des Pigmentepithels; bei progressiver Myopie

Fundus
Augenhintergrund
Fusion
Verschmelzung der visuellen Eindrücke beider Augen zu einem Bild
Gerstenkorn
Hordeolum
Gifford-Zeichen
Erschwertes Umstülpen des Oberlids; bei Morbus Basedow
Glaukom
Synonym grüner Star; intraokularer Druck erhöht
Gonioskopie
Spiegelung des Kammerwinkels mit dem Gonioskop
Goniosynechien
Verklebungen zwischen Iris und Trabekelwerk
Gonoblennorrhö
Konjunktivitis durch Gonokokken
Graefe-Zeichen
Bei Bewegung des Auges nach unten bleibt das Oberlid zurück; bei Hyperthyreose, retrobulbären Tumoren etc.
Gratiolet-Sehstrahlung
Verbindung zwischen dem primären Sehzentrum im Corpus geniculatum laterale und dem sekundären Sehzentrum im Hinterhauptlappen
Guist-Zeichen
Korkenzieherartige Schlängelung der Venen um die Makula herum; beim Fundus hypertonicus
Gunn-Zeichen
An Kreuzungsstellen verdecken die rigiden Arterien die darunterliegenden Venen, dadurch erscheinen die Venen sanduhrartig verengt; beim Fundus hypertonicus
Hagelkorn
Chalazion
Hemianopsie
Halbseitenblindheit durch Ausfall einer Hälfte des Gesichtsfeldes
Hemianopsie, heteronyme
Gekreuzte Hemianopsie; betrifft die beiden Schläfen- oder Nasenhälften des Gesichtsfelds; z. B. bitemporale Hemianopsie bei Chiasma-Prozessen
Hemianopsie, homonyme
Gleichseitige Hemianopsie, betrifft auf beiden Augen die linke oder rechte Hälfte des Gesichtsfelds; z. B. bei Läsion im Tractus opticus
Hemicrania ophthalmica
Migräne, ophthalmische
Heterochromie
Unterschiedliche Farben der rechten und linken Iris
Heteronyme Heminanopsie
► Hemianopsie, heteronyme
Heterophorie
Latentes Schielen, normalerweise kompensiert, tritt z. B. bei Ermüdung auf
Homonyme Hemianopsie
► Hemianopsie, homonyme
Hordeolum
Gerstenkorn
Horner-Syndrom
Ptosis, Miosis, Enophthalmus und Anhydriasis durch Sympathikus-Läsion
Hydrophthalmus
► Buphthalmus
Hyperopie
Weitsichtigkeit, Bulbus für Brechkraft zu kurz
Hyphäma
Einblutung in die Vorderkammer
Hypopyon
Eiteransammlung am Boden der Vorderkammer
Hyposphagma
Unterblutung der Bindehaut
Injektion
Sichtbarwerden der Gefäße von Konjunktiva und/oder Sklera
Iridodialyse
Ablösung der Iris vom Ziliarkörper
Iridodonesis
Irisschlottern
Iridozyklitis
Entzündung von Iris und Ziliarkörper
Ishihara-Tafeln
Farbige Tafeln zur Diagnose der Farbblindheit
Katarakt
Synonym grauer Star; Trübung der Augenlinse
Katzenauge, amaurotisches
► Amaurotisches Katzenauge
Keratitis
Entzündung der Hornhaut
Keratoglobus
Kugelförmige Ektasie der Kornea; deutlich seltener als der Keratokonus
Keratokonus
Pathologische, kegelförmige Vorwölbung der Hornhaut
Keratomalazie
Durch Vitamin-A-Mangel hervorgerufene Hornhautnekrose

Kolobom
Spaltbildung, z. B. in Iris, Linse oder den Lidern
Konjunktiva
Bindehaut
Konvergenzreaktion
Einwärtsdrehen der Augachsen bei der Naheinstellung
Kornea
Hornhaut
Kupferdrahtarterien
Verbreiterte Reflexstreifen der Arterien beim Fundus hypertonicus
Lagophthalmus
„Hasenauge"; erweiterte Lidspalte mit Schlussunfähigkeit, z. B. bei Fazialisparese
Leukokorie
Pupillenreflex, der aussieht, wie wenn das Auge in ein Blitzlicht schaut; Teil des amaurotischen Katzenauges, bei Retinoblastom
Limbus corneae
Seichte Rinne beim Übergang der Kornea in die Sklera
Macula lutea
Gelber Fleck, Stelle des schärfsten Sehens; auch Fovea centralis
Madarosis
Ausfall der Wimpern
Makrokornea
Zu großer Hornhautdurchmesser
Metamorphopsie
Veränderte optische Wahrnehmung, Oberbegriff für z. B. Mikropsie, Makropsie; Begriff wird teilweise auch für Verzerrtsehen benutzt
Migräne, ophthalmische
Anfallsartige Gesichtsfeldausfälle mit halbseitigem Kopfschmerz und Übelkeit
Migräne, ophthalmoplegische
Ophthalmische Migräne plus Augenmuskellähmungen
Mikrokornea
Zu kleiner Hornhautdurchmesser
Mikropsie
Gegenstände werden kleiner gesehen, als sie tatsächlich sind
Miosis
Enge Pupille
Möbius-Zeichen
Konvergenzschwäche bei Hyperthyreose
Morbus
▸ unter den Eigennamen; z. B. Eales, Morbus
Mouches volantes
„Fliegende Mücken", durch Glaskörpertrübungen hervorgerufene Wahrnehmung im Gesichtsfeld
Mydriasis
Weite Pupille
Myopie
Kurzsichtigkeit, Bulbus für Brechkraft zu lang
Nieden-Tafeln
Zur Sehschärfebestimmung im Nahbereich
Nystagmus
Unwillkürliches Augenzittern mit schnellen Rückstellbewegungen
Omega-Teilung
Gefäße gehen bei Teilung im stumpfen Winkel ab; bei Fundus hypertonicus
Ophthalmie
▸ Ophthalmopathie
Ophthalmopathie
Allgemein Augenentzündung; meistens gebraucht als endokrine Ophthalmopathie
Ophthalmoplegia totalis
Beidseitige Akkommodationslähmung mit Pupillenlähmung, bei Botulismus
Ophthalmoplegie
Augenmuskellähmung
Ophthalmoskopie
Spiegelung des Augenhintergrundes
Ora serrata
Übergangszone zwischen Retina und Ziliarkörper; hier ist die Netzhaut fixiert und der Glaskörper angeheftet
Orbita
Augenhöhle
Orthophorie
Beide Augen stehen parallel (Normalzustand)
Pannus trachomatosus
Gefäßhaltiges Granulationsgewebe der Hornhaut beim Trachom
Panophthalmie
▸ Panophthalmopathie
Panophthalmitis
▸ Panophthalmopathie
Panophthalmopathie
Eitrige Entzündung des gesamten Auges; Ursachen: septische Metastasen oder Trauma
Papille
Eintrittstelle des Sehnervs in den Augapfel
Perimetrie
Überprüfung des Gesichtsfeldes

Periphlebitis retinae
Auch Morbus Eales; juvenile, rezidivierende Glaskörperblutungen ohne auslösendes Trauma
Photopsie
Sehen von Lichtblitzen, Farben, Funken; vor allem bei Schäden im Okzipital- oder Temporallappen
Phthisis bulbi
Schrumpfung des Augapfels
Pinguecula
Lidspaltenfleck
Placido-Scheibe
Scheibe mit konzentrischen Ringen zur Beurteilung der Hornhautverkrümmung
Plica semilunaris
Schleimhautduplikatur am inneren Lidwinkel
Präzipitate
An der Hornhaut: Niederschläge pathologischer Beimengungen des Kammerwassers
Presbyopie
Alterssichtigkeit; durch Elastizitätsverlust der Linse ist das Nahsehen erschwert
Protanomalie
Rotsehschwäche
Protanopie
Rotblindheit
Protrusio bulbi
Vortreibung des Augapfels
Pseudoexfoliation der vorderen Linsenkapsel
Eingerissene vordere Kapsellamelle durch Ablagerungen, führt meist zum Sekundärglaukom
Pseudostrabismus
Scheinbares Schielen
Pterygium
„Flügelfell"; gefäßreiche Bindegewebsfalte, die bis auf die Hornhaut vorwachsen kann und dann entfernt werden muss
Ptosis
Herabhängen eines Oberlids
Pupille
Die von der Iris gebildete Öffnung
Pupillotonie
Schwache bzw. verlangsamte Pupillenreaktion
Refraktion
= Lichtbrechung; am Auge beschreibt die Refraktion die Beziehung der Gesamtbrechkraft zur Achsenlänge des Bulbus
Refraktometer
Messeinrichtung zur Bestimmung der Brechzahl von optischen Medien
Retina
Netzhaut
Retinopathie
Nichtentzündliche Netzhauterkrankung
Retinoschisis
Primäre Netzhautspaltung als Entwicklungsanomalie, ohne Riss oder Foramen
Retrolentale Fibroplasie
▸ Fibroplasie, retrolentale
Rhegmatogene Ablatio
Auch idiopathische oder primäre Ablatio retinae
Rosenbach-Zeichen
Die Lider weisen einen Tremor auf; bei Hyperthyreose
Rubeosis iridis
Starke Füllung der Blutgefäße der Iris; z. B. beim akuten Glaukom oder bei Diabetes mellitus
Salus-Zeichen
Auch Salus-Kreuzungsbogen; Venen am Fundus weichen den Arterien bogenförmig in die Tiefe aus; bei Fundus hypertonicus
Salus-Kreuzungsbogen
▸ Salus-Zeichen
Schirmer-Probe
Messverfahren zur Bestimmung der Tränensekretion
Sehnervenscheibe
= Papille
Sehzentrum, primäres
Im Corpus geniculatum laterale
Sehzentrum, sekundäres
Im Hinterhauptlappen (in der Umgebung des Sulcus calcarinus)
Sicca-Syndrom
Keratoconjunctivitis sicca und Xerostomie (trockene Mundhöhle), evtl. noch vergrößerte Tränen- und Speicheldrüsen
Siderosis bulbi
Verfärbung des Augapfels durch lösliche Eisensalze aufgrund eisenhaltiger Fremdkörper im Auge
Sjögren-Syndrom
Uneinheitlich definiert: entweder Sicca-Syndrom ohne Arthritis oder Sicca-Symptomatik bei rheumatoider Arthritis oder bei entzündlichen Erkrankungen des Bindegewebes
Skiaskopie
Verfahren zur Bestimmung der objektiven Refraktion durch Projektion eines Objekts auf den Augenhintergrund, dessen sicht- bzw. messbares Bild mit Hilfe vorgeschalteter Linsen scharf gestellt wird
Sklera
Lederhaut, „das Weiße im Auge"

Skleritis
Entzündung der Sklera
Skotom
Bezirk, in dem ein Gesichtsfeldausfall nachgewiesen wird
Sphärophakie
Kugellinse; z. B. bei Marfan-Syndrom
Stäbchen
Netzhaut-Sinneszellen; für Dämmerungssehen
Staphylom
Sklera-Ausdünnung, durch die die Aderhaut durchscheint
Staphyloma posticum
Ausbuchtung des hinteren Augenpols bei höherer Myopie
Star, grauer
Katarakt; Trübung der Augenlinse
Star, grüner
Glaukom; intraokularer Druck erhöht
Star, schwarzer
Schwarze Trübung der Augenlinse durch Cataracta nigra
Stellwag-Zeichen
Seltener und langsamer Lidschlag bei Hyperthyreose
Strabismus
Schielen
Symblepharon
Verwachsung von Lid- und Bulbus-Bindehaut, führt zur Immobilität des Augapfels
Synechie
Verwachsung der Iris mit der Linse (= hintere S.) oder der Hornhaut (= vordere S.)
Tapetoretinale Degeneration
Erbliche degenerative Netzhauterkrankung unter Mitbeteiligung des Pigmentepithels und der Aderhaut
Tarsus
Bindegewebsplatte des Lids
Tonometrie
Messung des intraokularen Drucks
Traktionsablatio
Netzhautablösung durch Ausbildung von Narbensträngen
Trichiasis
Scheuern der Wimpern auf der Hornhaut durch Entropium oder eine doppelte Wimpernreihe
Tritanomalie
Blau-Gelb-Sehschwäche
Tyndall-Phänomen
Bei Vorhandensein von Eiweiß wird eintretendes Licht gestreut
Usher-Syndrom
Retinopathia pigmentosa plus Schwerhörigkeit
Uvea
Sammelbegriff für Aderhaut, Ziliarkörper und Iris
Vitrektomie
Mikrochirurgische Teilentfernung des Glaskörpers, Corpus vitreum
Visus c. c.
Sehleistung mit Korrekturgläsern
Visus s. c.
Sehleistung ohne Korrekturgläser
Worth-Test
Zur Überprüfung des beidäugigen Sehens
Xanthelasmen
Periorbitale Lipidablagerungen
Xerophthalmie
Keratomalazie bei schwerem Vitamin-A-Mangel; Hornhautbenetzungsstörungen, Hornhautulkus bis hin zu Perforation und Verlust des Auges
Zapfen
Netzhaut-Sinneszellen; für Farben- und Tagessehen; besonders dicht in der Fovea centralis
Zilien
Wimpern
Zoster ophthalmicus
Herpes zoster im Bereich des N. ophthalmicus
Zykloplegie
Medikamentöse Lähmung der Akkommodation

Register

Q

R

S